森田心理疗法解析

李江波　著

北京大学医学出版社

SENTIAN XINLI LIAOFA JIEXI

图书在版编目（CIP）数据

森田心理疗法解析 / 李江波著 . —北京：北京
大学医学出版社，2019.9（2023.1 重印）
ISBN 978-7-5659-2053-0

Ⅰ.①森… Ⅱ.①李… Ⅲ.①精神疗法 Ⅳ.
① R493

中国版本图书馆 CIP 数据核字（2019）第 182390 号

森田心理疗法解析

　　著： 李江波
出版发行： 北京大学医学出版社
地　　址：（100191）北京市海淀区学院路 38 号　北京大学医学部院内
电　　话： 发行部 010-82802230；图书邮购 010-82802495
网　　址： http://www.pumpress.com.cn
E-mail： booksale@bjmu.edu.cn
印　　刷： 中煤（北京）印务有限公司
经　　销： 新华书店
责任编辑： 王　霞　**责任校对：** 靳新强　**责任印制：** 李　啸
开　　本： 880 mm×1230 mm　1/32　**印张：** 9.75　**字数：** 270 千字
版　　次： 2019 年 9 月第 1 版　2023 年 1 月第 3 次印刷
书　　号： ISBN 978-7-5659-2053-0
定　　价： 42.00 元

序

2002 年 8 月，第十二届国际精神医学学术大会在日本横滨召开，来自世界各国的几千名精神科医学专家参加了这一盛会。我有幸出席了此次国际精神医学最高级别的学术交流大会，并在这次大会上结识了李江波博士。当时，他是日本东京慈惠会医科大学的访问研究员，在我的一位日本朋友、时任日本森田疗法学会理事长的东京慈惠会医科大学精神医学部牛岛定信教授的领导下，从事森田疗法的研究。我作为中国心理卫生协会森田疗法应用专业委员会的主要成员，也在日本研究和学习过森田疗法，与李博士在这方面有共同语言。他向我介绍了日本近年来森田疗法的现状和一些研究进展，给我留下很深的印象。会议期间，牛岛定信教授及其团队的几位专家专程在横滨一家酒店设宴招待了我，共同畅谈会议心得，也探讨了今后的协作研究等事宜。李江波博士、黄菊坤博士也参加了这次招待会。此后，我们制订和实施了共同研究中日跨文化精神医学的课题计划。

2012年，我在第九届中国森田疗法学术大会上又见到了李江波博士，得知他已回国工作一年有余，他在此次会议上发表的"神经症发病的被束缚机制"讲演受到与会者的一致好评。2013年开始，李江波博士在芜湖市连续4年主办了4届中日森田疗法论坛，并承办了第十一届中国森田疗法学会年会，我也作为森田疗法专家多次被邀请到芜湖参加论坛。这些活动对我国森田疗法学界的森田理论学术交流和学会事业的发展都起到了推动作用。

通过多次交流，我感到李江波博士对森田疗法理论和治疗技术有着深入的理解，所以邀请李博士作为编者之一参加了我主编的《强迫障碍》的再版写作。本书在2017年1月出版以后受到广泛好评，其中也有李江波博士的功劳。我建议他能够努一把力，出版一本通俗易懂的森田疗法方面的图书。果然，他不负众望，写出了这部《森田心理疗法解析》。该书的森田疗法理论体系轮廓清晰，内容详尽，通俗易懂。同时，该书还对实际治疗案例进行了详细分析，解答了患者和学习者经常出现的疑问。相信该书的出版对广大神经症患者、森田疗法的学习者是一个利好消息，也相信各位读者一定能通过此书更深入地理解森田疗法。

北京大学第六医院教授　崔玉华

2019年8月于北京

前　言

　　笔者从事精神科临床医疗工作 30 多年了，在工作中经常会遇到许多神经症患者，他们有失眠、焦虑、恐惧、强迫等各种躯体不适症状，十分痛苦，虽到各家医院求治，经过多种治疗，花费大量时间和金钱，仍无法解除病痛。面对这样的患者，医师试图努力用各种心理疗法、药物疗法来治疗，但很多患者依然感觉效果不理想。1993 年，我有幸被卫生部公派到日本浅井病院研修，在那里我直接接触到原版的森田疗法书籍，反复阅读，受益匪浅。其实在那以前我就读过由日语翻译过来的森田疗法书籍，但并没有很好地理解森田疗法，对其存在认识上的误区。

　　随着对研究资料接触的增多，我对森田疗法的认识不断加深。众所周知，森田疗法的创始人森田正马先生（1874-1938）既是一位神经症患者，又是日本东京慈惠会医科大学的精神科教授。他将其个人患病、痊愈过程的体验和理论进行总结，创立了这一疗法。但其实，经过这些年的发展，森田疗法的内涵已不止于此，它更是森田疗法学派几代学者研究、探索出来的心理治疗技术的结晶。森田正马教授创造了森田疗法，但是对这一疗法的完善和发扬光大，则是森田学派几代学者的功绩。森田疗法中的"森田"不仅代表了创始人森田正马教授的姓氏，更代表着由他开始的这一学派几代学者逐渐发展完善起来的、治疗神经症及其他一些精神障碍的心理疗法和理论体系。他们将"森田"这个名词赋予了更加广泛、深刻的含义，它已经远远超越了一位日本学者的姓氏，代表的是一种有别于精神分析和认知行为疗法的心理疗法。它的核心任务是让患者打破被束缚状态，摆脱对症状的纠结，恢复社会功能。这样去理解森田疗法才容易对其深入了解和掌握，而不至于产生偏见。

关于"森田疗法"的命名，森田教授本人以及森田学派的学者们都进行了反复深入的推敲和探讨，却仍然没有找到一个十分贴切的名字，因此就用森田正马教授的姓来命名这一由他所创造的心理疗法，并一直沿用至今。森田疗法在日本可谓广为人知，而在中国，除了心理学、精神医学工作者和一些相关人士了解以外，对我国大多数人而言，这一疗法还是陌生的。很多心理治疗技术，我们只要听到其名就可大致猜到其内容，而对森田疗法却只能猜到这是一种治疗技术，不一定知道具体的内容是什么。所以，如果把"森田疗法"改为"森田心理疗法"，加上心理二字，看到它的人就容易理解了——这是一种有别于精神分析、认知行为疗法的心理疗法。

任何一种心理治疗技术都是为了广大人民服务的，让更广泛的人群知道这种技术的作用就可以帮助更多的人，使更多的人受益。本书通过对森田心理疗法的解析，使读者深入了解森田心理疗法的理论和治疗技术，扩大对森田心理疗法的认识范围，便于更多的人了解、学习、应用并最终受惠于这一心理治疗技术。

　　一些神经症患者曾说，如果能够深入理解森田心理疗法，就可以战胜自己，获得意想不到的疗效。确实，悟性好的患者通过研读森田心理疗法的书籍，就可以治好现代医学技术不能轻易治愈的神经症。日本有位企业家冈本常男，因为胃肠不好，不敢正常饮食，进而怕吃很多食物，到处就医无效，就这样病了十几年，日渐消瘦。后来，他的体重降到 37 千克，骨瘦如柴，守着数亿家产却奄奄一息。他的一位朋友看到此景，向他推荐了森田心理疗法的书。他读后十分振奋，很快改变了自己的行为方式、饮食方式和生活方式，体重也逐渐恢复正常。死里逃生的冈本常男无比感激森田心理疗法使他重获新生，因此捐出 40 亿日元，建立了日本心理卫生冈本纪念财团，旨在帮助森田心理疗法的研究和推广。由此可见，森田心理疗法拥有多么了不起的理论体系和治疗技术。医师在临床中运用森田心理疗法的理论和技法，会使很多久治不愈的神经症患者获得新生。

　　森田心理疗法的理论和特有的疗效已在国际上得到了广泛的认可，它的神奇促使我想深入地学习、了解它，搞清它的核心理论、有效机制。1999 年，我有幸来到森田心理疗法的发源地——东京慈惠会医科大学精神科，在日本森田心理疗法理事长中村敬教授的指导下研究森田心理疗法的被束缚理论。两年后，我将每周的时间分成两部分，一部分时间用于继续跟随中村教授研究被束缚理论，而在另一部分时间，我则到东京慈惠会医科大学总医院精神科，同中山和彦教授学习、研究精神医学。我跟随牛岛定信教授、中山和彦教授门诊，听他们主持的各种讲座，参加查房会诊。在各位导师的指导下，我用了 4 年多时间对日本文化、森田心理疗法的核心理论——被束缚（とらわれ）理论进行了深入研究，提出了新的神经症被束缚精神病理假说，开发了神经症被束缚自评量表。

　　不过，让我始终"耿耿于怀"的是，"被束缚"这一概念是从日语

"とらわれ"一词翻译过来的，是森田心理疗法的核心概念，但这一中文词似乎并不能完全包含日语原词"とらわれ"的内涵（とらわれ的语意包含了纠结、烦闷、执迷、心里放不下、心里疙瘩解不开、被束缚、被困扰等多种含义）。我试图找到一个更合适、更容易理解，能够包含"とらわれ"全部内容的词语来代替"被束缚"，也请教过无数精通日文的中国日语专家和精通中文的日本学者，但是都没有得到理想的结果。直到最近，我在准备一次"森田心理疗法的核心理论——被束缚理论"讲座的过程中，突然领悟到：是不是我被这个词"束缚"了？我顿悟了，其实"被束缚"一词的本意不用解释大家也一听就懂，它只能解释日语"とらわれ"词典上的意思。但是，森田心理疗法对这个词所赋予的含义早已超过了日本语词典所解释的含义，原封不动地翻译过来固然不能完全反映森田心理疗法这个概念的真正含义，如果能找到一个最恰当的中文词汇来概括当然很好，但如果找不到，就把森田心理疗法对"被束缚"一词所赋予的全部含义向大家解释清楚，让大家把它与普通的"被束缚"区别开来，这个问题不就迎刃而解了吗？

其实，我们被某个观念、规矩所束缚，而我们自己还蒙在鼓里的事例很多。森田理论的发展也是一样，森田的后辈尊重他的理论，在宣传这一理论时尽量从原文出发，但是森田时代的语言系统与现代语言差异极大，在后人看来堪称"古文"，对外国人而言就更难懂了，如果生搬硬套，在理解翻译过程中难免出现误解，尽管这也在情理当中，但这种误解会给森田心理疗法的交流、发展带来重大隐患。很多人对森田心理疗法产生过误解，说其理论太简单、不系统、不好理解等，即使是森田心理疗法专家对它的理解也因人而异。可能由于上述原因，给后来者带来很多学习和应用上的困惑。

笔者在日本学习、研究、生活多年，可以算得上是在日本学习、研究、实践森田心理疗法时间最长的中国学者之一，此后又在日本鹿儿岛大学攻读博士学位，因此对日本的语言、文化有较深的理解，这给学习、研究森田心理疗法带来了方便。2011 年，笔者回到国内，看到由于国内森田疗法专家们的多年努力，已经有很多人知道、喜欢、应用并受惠于森田心理疗法，但欣喜之余又看到还有更多的人需要森田心理疗法的帮助，因此感到有责任把森田心理疗法进行整理，让它更系统、全面、容易理解，遂决定撰写一部更通俗易懂、体系完备的森田心理疗法治疗理论和实践技术书籍，为森田心理疗法的普及、发展尽微薄之力。

很多人说，森田心理疗法是人生哲学。森田教授研究过中国古代哲学思想，森田心理疗法巧妙地包含了儒家、佛家、道家的一些哲学思想元素，因此用森田心理疗法理论指导神经症患者，会更容易被患者理解，增强战胜失败、挫折的信心，增强抗压能力，说森田心理疗法富含人生哲学不为过。不仅如此，它还包含着既浅显又耐人寻味的心理学理论，在这方面森田教授本人没有来得及更详细地总结出来，以至于后来森田心理疗法被误认为就是认知行为疗法。其实，在认知行为疗法问世的几十年前，森田心理疗法诞生时就已经有了思想矛盾对于神经症发病的影响（即认知方面问题阐述）和行为改变（提倡建设性意义的行为）对于治疗神经症意义的理论。森田心理疗法的很多方法是独特的，关键在于，森田心理疗法需要用更加简单易懂的语言将其理论系统地加以概括、描述、解析，因此，我们要挖掘出它内在的深层含义、原理，构建起系统的理论体系，让人们更容易理解和接受。这也是森田心理疗法学者们的责任和义务。

当前，全社会都十分注重各种文化知识和专业技能的培养和训练，而心理学教育似乎还没有达到应有的重视程度。如果一个人已经达到了大学甚至更高的文化程度，但是心理学知识匮乏，以至于人际交往、社会适应、应激应对，以及对烦恼、失败和挫折的应对能力十分薄弱，不仅不能成为对国家、对人民的有用之材，还可能因此经常引起人际关系紧张、社会适应不良乃至患心理疾病、心身疾病。心理学领域知识浩如烟海，从何学起似乎无从下手，森田心理疗法的理论富含人生哲理，又涵盖浅显易懂的生活心理学原理，不仅在神经症治疗领域发挥作用，还可以在儿童、青少年教育领域，在人际关系处理，危机干预，烦恼、失败、挫折应对等方面发挥作用。这些都需要人们对森田心理疗法理论的详细理解。基于这一目的，本书从森田心理疗法的核心理论入手，从该疗法需要解决的问题入手，深入浅出地解读了森田心理疗法的理论体系及实践应用方法，告诉那些为神经症困扰和烦恼、痛苦的人们，森田心理疗法是通往神经症治愈的捷径，使我们告别这些烦恼，告诉正在学习森田心理疗法的人怎样理解和运用这种理论，告诉打算治疗神经症的医师、心理治疗师、教师怎样应用森田心理疗法。

如果本书能为读者解决心理疾病困扰时提供一点帮助，对医学、心理学专业的学生，心理咨询师，心理学教师和临床医师在学习和应用森田心理疗法方面有所裨益，我将无比欣慰和荣幸。

中国心理卫生协会森田疗法应用专业委员会主任委员

芜湖市第二人民医院　李江波

2019 年 8 月于安徽芜湖

目 录

第一章 神经症概述

第一节 概述

一、神经症的概念

神经症是表现为焦虑、抑郁、恐惧、强迫、疑病症状、失眠或神经衰弱症状的一组精神障碍。该障碍有一定的人格基础，起病常受心理、社会（环境）因素影响。症状没有可证实的器质性病变基础。也就是说，虽然患者有很多痛苦的身体和心理症状，但是无论医师的身体检查、实验室和各种先进的医疗器械检查都不能发现异常的病理改变，患者的主观感受与客观的检查结果不相称。患者多数宁愿相信自己而不愿相信客观的检查结果，对检查得出的结果不满意甚至失望，对自身状态和疾病认知力完整或基本完整，病程较长，症状多持续存在。

二、神经症的患病率

1982 年，我国流行病学调查显示神经症患病率为 2.22％。2017 年卫计委发布的数据显示中国焦虑障碍患病率为 4.98％，可见神经症在人群中的患病率呈现上升趋势，患病人数众多，已经成为一种常见病、多发病。综合医院的内、外科就诊患者中，26％ 以上伴有焦虑、抑郁症状。另一项研究报道，躯体疾病合并抑郁障碍、焦虑障碍的，分别可占

8.6% 和 12.0%。这样推算，在全国范围内，患有心理疾病而本人却全然不知，每日徘徊在综合医院各种身体疾病科室的患者可达数十万人，数量十分庞大。

这些患者花费大量金钱和时间却得不到良好的疗效，因为他们并不清楚自己所患何病，或者不知道该怎样治疗。这些患者的主要症状是焦虑、抑郁，具体来说，他们大多患有神经症，但常常表现为躯体症状，比如头痛、头晕、心慌气短、胸闷、腹胀、腹痛、尿频等，因此，非心理科的临床医师也很难发现神经症与这些症状的关联，当然治疗上也就无法到位了。

与此同时，相当一部分患者意识到自己所患疾病是心理疾病，到综合医院的心理科或到精神病专科医院就诊，得到了神经症的诊断，但由于神经症的发病由诸多心理社会因素导致，所以治疗比较困难。上述原因导致了神经症的患病人数逐年增加。

三、神经症分类

神经症包括焦虑症、恐惧症、强迫症、躯体形式障碍、神经衰弱症等。这些疾病有着不同的临床症状和转归，但从发病和治疗方法上有许多共同之处。关于发病因素、发病机制，各家学派有着不同的解释和各种学说。本书重点介绍的是森田心理疗法的理论，这部分内容将在第二章的第一节到第三节中详细介绍。

第二节　神经症的常见临床表现

一、焦虑症

焦虑症是一种以焦虑情绪为主的神经症，是最常见的情绪障碍，世界卫生组织的研究表明，焦虑症的终身患病率很高，焦虑症患者多在

35 岁以前发病，女性往往多于男性。

常见临床表现

1. 广泛性焦虑症　又叫广泛性焦虑障碍，以经常的、无明确对象的紧张、焦虑不安为主要特征。这种焦虑可能与某些事有关联，也可能与任何事都没有关系，一般是由过度担忧所引起的。对现实生活中的一些问题过分担心或烦恼，如担心自己、家人得病或发生意外，担心生活贫困，过分担心工作或生活压力。主要表现为易发脾气、对声音敏感、心烦意乱、坐立不安、忧心忡忡、注意不集中，以致学习和工作、生活受到严重影响。这种紧张、担心或烦恼与现实的困难很不相称，却使患者感到难以忍受，无法摆脱。还可出现眼睑、面部肌肉或手指震颤，肢体肌肉紧张、疼痛或感到肌肉抽动，经常感到疲乏无力等症状。

患者还可出现各种身体症状，紧张焦虑的同时往往会伴有自主神经功能亢进的表现，如心慌、气短、口干、出汗、颤抖、脸红、尿频等，有时还会有濒死感，心里难受，对不适症状难以描述。

2. 惊恐障碍　患者在日常活动中突然感到心慌，好像心脏要从嘴里跳出来；胸闷、胸痛、胸前有压迫感；或呼吸困难，喉头堵塞，好像透不过气来，即将窒息。同时出现强烈的恐惧感，好像自己马上就要死了。这种紧张心情使患者难以忍受。有的患者出现过度换气、头晕、不真实感、多汗、脸红或苍白、步态不稳、震颤、手脚麻木、胃肠道不适等症状。此种发作历时短暂，一般 1~30 分钟。当然对于发作的时间，不是每个患者都会关注，所以当医师询问发作时间长短的时候，有的患者会说是 1~2 小时，与见过患者发作的人所描述的时间有差距。发作后，上诉症状可自行缓解，或在就诊、治疗（如输液）过程中缓解，使患者误认为到医院治疗或某种药物有效。

与广泛性焦虑症不同的是，惊恐障碍的焦虑具有发作性特点，因此其焦虑症状更加严重，使患者更加恐惧，手足无措。但是，此类患者经常是每次发作都到医院就诊，却查不到阳性结果，因为该病在缓解期时患者的状态是基本正常的，只是心有余悸，担心再次发病而惴惴不安。患者也可出现一些自主神经活动亢进的症状，担心发病时得不到帮助，因而主动回避一些活动，如不愿单独出门，不敢一人独处，不愿到人多、热闹的场所，不愿乘车旅行等，即继发广场恐惧症。

二、恐惧症

（一）常见临床表现

1. 广场恐惧症　多起病于 25 岁左右，35 岁左右是另一个发病高峰，女性发病多于男性。主要表现为对某些特定环境的恐惧，如恐惧空旷的地方、密闭的环境、拥挤的公共场所，或患者认为通风不好的地方等。患者害怕离家，害怕进入商店、剧场、车站或乘坐公共交通工具，或者害怕一个人外出，担心在这些场所出现恐惧感而得不到帮助、无法逃避，因而回避这些场所，有人陪伴时也许可以减轻外出时的恐惧。有些人则在家中也需要人陪伴。

2. 社交恐惧症　常发病于青少年期，男女发病概率差别不大。患者恐惧的对象是社交场合和与人接触。主要表现为害怕别人注视自己或害怕自己当众出丑，发现别人注意自己就不自然，不敢抬头，不敢与人对视，有的患者害怕当众说话或表演；有的男患者害怕去公共厕所解小便，甚至有别人在场时就无法小便；有的患者当众写字时控制不住手发抖；有的患者害怕脸红；有的患者认为眼睛的余光在窥视别人，可能已被人发现，自己无法控制，因而惶恐不安，旁边有人时就无法安心做事，而回避这种场面。此类患者常尽量避免与他人交往；恐惧见到异性、严厉的上司和未婚夫（妻）的父母等。可伴有自我评价低，害怕批评，可有手抖、恶心或尿频等症状，可伴有惊恐发作。

3. 特定的恐惧症　多发生于儿童早期，女孩发病多于男孩，部分严重患者可持续到成年。患者恐惧的对象是特定的物体或情景，如动物

（虫、鼠、蛇等）、特殊的环境（高处、黑暗、雷电、飞行、封闭空间，或在厕所大小便等）、注射、损伤，怕吃某些食物，怕进行牙科治疗等。还有性交恐惧，有的患者甚至结婚几年还是以各种理由拒绝性交；一旦性交则心慌气短、极端恐惧。有的患者不敢接触尖锐物品，害怕会用这种物品伤人；有人则不敢过桥，害怕桥会坍塌，自己会掉下去；有人害怕接触特定的疾病，如恐惧艾滋病、性病。有人极度怕见到血液，一见到血液就会出现晕厥，同时心跳缓慢，而不是心动过速。患者往往回避害怕的对象，担心接触之后会产生可怕的后果。

（二）恐惧症的共同特点

1. 患者对某些物体或环境有强烈恐惧，恐惧的程度与实际危险不相称。
2. 患者恐惧时有焦虑和自主神经紊乱的症状。
3. 患者有反复或持续的回避恐惧对象的行为。
4. 患者知道恐惧过分、不合理或不必要，但却无法自控。

三、强迫症

（一）常见临床表现

强迫症是一种以强迫症状为主的神经症，其特点是有意识的自我强迫和反强迫并存，两者强烈冲突使患者感到焦虑和痛苦；患者能意识到强迫症状不合理或不正常，但无法自控，社会功能受损。临床表现如患者反复洗手，反复检查门窗、煤气是否关好；反复思考毫无意义的问题或事；反复追问自认为是很重要的问题；反复做各种仪式性动作，如走路一定要先迈左脚，要是忘记了不管走多远都要重新回到起点再重走，如果控制不去做，就会难受、心慌等。为了避免焦虑的发生，患者只好被动地、自认为"傻乎乎"地去想、去做上述事。明知这些强迫症状（如反复洗手、检查门窗、检查煤气开关、反复思考、数数等）没有必要却无法控制，十分痛苦、无奈，严重时无法正常工作和生活。

（二）强迫症的人格特点

强迫症的人格特点，好的一面是办事认真细致，有板有眼，一般不出错，患者为人多正直，很少说谎；但另一方面则是过分追求完美、精确，常有不完善感，会纠缠细节、吹毛求疵。行为上要求按部就班，过分循规蹈矩，拘泥于形式、章程和次序，对一些生活细节也要求程序化、仪式化。患者常有强烈的不安全感，害怕被批评、出错，过分自我关注、自我克制，遇事犹豫不决。在情绪方面，此类患者往往不苟言笑，缺乏幽默感。

四、躯体形式障碍

（一）常见临床表现

1. 躯体化障碍　表现为多种、反复出现、经常变化的躯体不适症状为主的神经症。症状可涉及身体的任何部分和器官，各种医学检查不能证实有任何器质性病变可以解释其躯体症状，常导致明显的社会功能障碍，伴有明显的焦虑、抑郁情绪。女性发病多于男性，病程较长，并由于下列症状而长期徘徊在各大医院的各科求治却效果不佳。常见症状可归纳为以下几类：

（1）疼痛：头、颈、胸、腹、四肢等部位疼痛，疼痛部位不固定，疼痛性质一般不强烈，与情绪状况有关。患者情绪好或忙碌时可能不痛或痛感减轻，反之加重。疼痛可发生在月经期、性交和排尿时。应特别注意与躯体疾病所致的疼痛相鉴别。

（2）皮肤症状：可以在瘢痕部位、肢体或关节部位出现麻木，皮肤出现上下串着疼痛，皮肤瘙痒、烧灼感、刺痛感、麻木感、酸痛等。

（3）胃肠道症状：为常见症状，可表现嗳气、返酸、恶心、呕吐、腹胀、腹痛、便秘、腹泻等症状。

（4）泌尿生殖系统症状：常见的有尿频、排尿困难；生殖器或其周围不适感；性冷淡、勃起或射精障碍；月经紊乱、经血过多；阴道分泌物异常等。

（5）呼吸、循环系统症状：气短、胸闷、心悸等。

（6）假性神经系统症状：常见的有共济失调、肢体瘫痪或无力、吞咽困难或咽部梗阻感、失明、失聪、皮肤感觉缺失、抽搐等。

2. 疑病症　担心或相信自己患有某种严重的躯体疾病，如癌症、艾滋病、心脏病等，其关注程度与实际健康状况很不相符。有的患者确实患有某些轻微的躯体疾病，但这不能解释患者所述症状的性质、程度或患者的痛苦。多数患者伴焦虑与抑郁情绪。

不同患者的症状表现不一样，有的主要表现为疑病性不适感，常有明显焦虑抑郁情绪；有的疑病观念突出，而躯体不适或心境变化不显著。有的怀疑的疾病较模糊或较广泛，有的则较单一或具体。不管何种情况，患者的疑病观念未达到妄想的程度。患者希望通过反复的检查找出疾病所在，但对阳性检查结果感到更加不安，有时要求进行过度的治疗，如要求手术等，但结果肯定不能彻底缓解疑病观念，反而陷入更加痛苦的境地。

3. 躯体形式的疼痛障碍　是一种不能用生理过程或躯体障碍予以合理解释的持续而严重的疼痛，患者常感到痛苦，影响学习、工作和生活。情绪冲突或心理社会问题直接导致了疼痛的发生，医学检查不能发现疼痛部位有相应的器质性变化。病程多持续半年以上。常见的疼痛是头痛、非典型面部痛苦、腰背痛和慢性的盆腔痛。疼痛可位于体表、深部组织或内脏器官，性质可为钝痛、胀痛、酸痛或锐痛。发病高峰年龄为 30~50 岁，女性患者多见。患者常反复就医，服用多种止痛药物，甚至导致镇静止痛药物依赖。此病在诊断上极易误诊，单纯从症状、病程特点、性格特点、检查无异常还不能轻易下此诊断，应充分考虑到职业因素、外伤经历、个人行为特征、性格特征、生活习惯等因素。用现行的检查手段往往不容易发现一些由于职业因素、习惯性姿势引起的肌肉僵硬疼痛，外伤引起的关节紊乱导致的疼痛，而注意到上述因素，有时会有意外收获，发现了相关因素对患者的诊断治疗具有重大意义。

4. 躯体形式自主神经紊乱　是一组表现为自主神经支配的器官系统（如心血管、胃肠道、呼吸系统）发生躯体障碍所致的神经症样综合征。患者在自主神经兴奋症状（如心悸、出汗、脸红、震颤）基础上，又发生了非特异性的，但更有个体特征和主观性的症状，如部位不定的疼痛、烧灼感、沉重感、紧束感、肿胀感，经检查这些症状都不能证明有关器官和系统发生了躯体障碍。因此该障碍的特征在于明显的自主神经紊乱，非特异性的症状附加了主观的主诉，以及坚持将不适症状归咎于某一特定的器官或系统。

（二）躯体形式障碍的特点

患者至少有以下两个系统（心血管、呼吸、食管和胃、胃肠道下部、泌尿生殖系统）的自主神经兴奋体征，表现为：①心悸；②出汗；③口干；④脸发热或潮红。

患者至少有下列1项主诉：①胸痛或心前区不适；②呼吸困难或过度换气；③轻微用力即感过度疲劳；④呃逆、胸部或上腹部的烧灼感等；⑤上腹部不适或胃内翻腾或搅拌感；⑥大便次数增加；⑦尿频或排尿困难；⑧肿胀感、膨胀感或沉重感。

五、神经衰弱

常见临床表现

神经衰弱以精神易兴奋又易疲劳为特征，表现为紧张、烦恼、易激惹等情感症状和肌肉紧张性疼痛，以及睡眠障碍等生理功能紊乱症状。这些症状不继发于躯体或脑的疾病，也不是其他任何精神障碍的一部分。多缓慢起病，就诊时往往已有数月的病程，并可追溯到发病前有长期精神紧张、疲劳的因素，失眠或头痛，病程持续或时轻时重。

神经衰弱的诊断在很长一段时期内非常盛行，但近些年来逐渐减少，以至于美国《精神障碍诊断与统计手册》（第4版）（DSM-4）中已经不存在这个概念了。近些年来，我国神经衰弱的诊断也明显减少。该病与性格特征和生活习惯、职业等有密切关系。单纯的心理治疗或药物治疗都不能达到理想疗效，还要对生活习惯、职业等问题进行调整。

第二章　森田心理疗法神经症理论

第一节　神经症的人格理论与发病的心理因素

一、神经症的人格理论

（一）疑病素质

森田正马教授认为：神经症（当时称为神经质症）发生的基础是某种共同的素质倾向，称为疑病素质。所谓疑病素质是指一种精神上的倾向性，其表现是：

1. 精神内向性　经常把精神活动目标拘泥于自身，偏重于自我内省，特别关注自己躯体和精神的不快、不适、疾病等方面，并为此忧虑和担心，以自我为中心，被自我内省所束缚，而对人际交往、各类兴趣爱好缺乏兴趣。

2. 疑病素质　即一种担心患病的倾向。具有疑病素质的人精神活动内向，内省力强，对自己心身的活动状态很敏感，总担心自己的心身健康，过分担心自身状况，容易产生消极作用。森田心理疗法理论认为疑病素质是神经症发生的人格基础。

（二）完美主义人格

1. 追求"十全十美"或苛求完美　如果一件事做得不完美就不能安心，就做不下去下面的事。有时做事容易分不清主次或轻重，不管重要不重要都仔仔细细、规规矩矩地做，所以效率很低。患者一方面会陷入疲劳的境地，另一方面会总是不满足、不愉快，烦恼也会无止境。世间不完美之事十之八九，如事事苛求完美，往往会对事、对人的不完美之处，对缺点、错误、失败、挫折过分在意，十分烦恼，这样容易把烦恼放大，易陷于不安、不快、不满之中，对什么都看不顺眼，什么事都不如意，因此会导致处理不好人际关系（包括家庭、邻里、同事关系等）。过高的自我要求会导致过劳、工作效率下降，由于总是达不到自己的目标，常常导致情绪低沉。

为什么追求完美容易陷入如此的境地？因为追求完美的人会有一种倾向，看问题着重看缺点、不足、阴暗面或负面，因为十分在意这些问题，所以把这些枝节问题当做主要问题、把小事当大事来对待，在他们看来，解决、克服、改善了这些缺点、不足、问题，事情就会好起来，因此把这些问题看得特别重大。别人看来鸡毛蒜皮的小事，却让他们特别烦恼、生气、纠结，结果往往越搞越糟，处处出问题，处处是烦恼。比如，某女有一个能干又出色、富有又英俊的丈夫，别人都羡慕她，但她好像看不到这些，天天为了小事与丈夫争吵，一吵架就要离婚，或者寻死觅活，搞得夫妻关系紧张，自己则痛苦、失眠。某男已经是亿万富翁，但仍每天为工作中一点点差错、失败而烦恼、痛苦、焦虑。某女每到冬天，只要关着窗户和门就嫌房间里空气不好，但如果打开门窗又嫌太冷。某男身体不舒服，吃药怕副作用，不吃药又怕病情恶化，少吃药怕效果不好，用锻炼身体代替吃药则怕花费时间和精力，所以没有一种方法可以满足他的治疗要求。可见，完美主义倾向本身就是患神经症的重要因素。

2. 过于循规蹈矩　在一般情况下，按规矩办事是对的，但事事都过分循规蹈矩，拘泥于形式、章程和次序，对一些生活细节也要求程序化、仪式化就会给自己和周围的人带来困扰。他们常常有一种强烈的不安全感，害怕批评、害怕出错，过分自我关注、自我克制，在行动上会表现得犹豫不决。在情绪表现上过分克制，不苟言笑，缺乏幽默感。这种性格特点容易引起各种问题，被人不理解和疏远，做事效率低，给人古板的印象。此类人在患病后，他们的这种性格特点往往会给治疗带来极大困难。

3. 理想主义　做什么事都喜欢想当然，理想化，"这件事应该这样，应该那样"或"绝不应该这样，应该那样"，否则就无法接受，无法安心。但是现实生活往往不是按照某个人的理想或想象发展的，结果与预期不一致的往往是多数。事物无论向哪个方向发展都有其道理，不能充分地认识这一点往往会徒增烦恼，情绪容易受到影响。

二、神经症发病的心理因素

（一）人格因素

上述疑病素质、完美主义人格倾向是神经症发病的基础，有了这个基础，就具备了神经症的易感性，容易在各种心理社会因素作用下发生神经症。

（二）精神刺激因素

生活中，失败、挫折、痛苦、困难随时发生，这些都可以对当事者构成心理打击、精神刺激和压力。精神因素作用在不同的人会出现不同反应，作用在具有上述人格特征的人时，就容易起到一种扳机或引火作用，进而引发神经症，而一旦引发神经症，人格因素又会使症状加重、慢性化，难以治愈。

（三）思维因素

1. 负向思维　神经质者多有负向思维的倾向，遇事好往负面或者坏的方面去想。人家给自己送礼，认为礼物不好，是敷衍自己，轻视自己；劳累时心慌就怀疑自己是不是患了心脏病；丈夫下班回家晚了，认为是不是出了什么事；身体稍有一点不舒服就怀疑自己是不是患癌了；秋天树叶落了，就联想到萧条、凄凉；看到脸上多了一点皱纹就联想到衰老，青春已逝；医师挽救了患者的生命，患者非但没有高兴和感激，却为弄坏了衣服而生气，坚决让救命恩人赔偿等。负向思维模式遇事容易导致负向情绪，诱发神经症，而一旦发病，负向思维又成为病情迁延的负面因素。

2. 缺乏纠偏机制　人在判断事物时需要知识、信息、经验来作为参考依据，在某些情况下由于获得的信息、情报不一定十分完整，受此影响，经常会出现思想偏差，甚至是思维、判断上的错误，如果能够及时发现并纠正这些偏差和错误则不会出现大的问题，但是如果缺乏思想偏差的纠正机制，遇到问题时总是寻找外界因素或者找各种理由来辩解，那就不容易找到自己存在思维偏差的原因，因此会付出代价，甚至患神经症。例如，一般人看到有人惨死，一定会在一定程度上感到恐惧、心慌、不好受，这本是一种很正常的反应，并不是得病了，但是如果有人误认为自己被吓坏了，这种害怕、心慌是被吓出的病症，走到哪里都惶恐不安，生怕再遇到死人，遇到紧张的状况时稍有心慌就认为是自己的"病"犯了，于是就更害怕紧张了，越来越影响正常的生活、工作、人际交往，便容易形成神经症。

（四）情感因素

人在某些情况下容易产生不安感，比如参加考试、面试，在领导或众人面前讲话等，但有一部分人认为这是不正常的，因此对这种不安十分排斥。但是，要想排斥这种正常人也会有的不安，当然不会如愿，于是导致不安感更加强烈。

1. 神经质者有着强烈的"死的恐怖"，例如，怕得病、怕死、怕脏；怕失败、挫折、困难；怕被说成是无知和愚蠢的人，怕被人瞧不起，怕被人贬低、批评，怕被笑话、欺负、欺骗、玩弄，怕丢面子，怕当众出丑，怕背后被人说坏话；怕退步，怕财产损失等。

"死的恐怖"是正常人、神经质者以及神经症患者都会产生的一种情感，其是正常还是异常的区别在于，异常时"死的恐怖"会更加强烈。神经症患者总是围绕着"死的恐怖"做事，像被绳子拴在一根"恐惧柱子"上一样，不由自主地绕着这根柱子行动，时间越长，情况越糟。例如，患者因为怕得病经常关注身体不适，不断到医院检查，即使没有发现异常仍然不甘心，整天躺着不劳动，怕累着自己。而正常的"死的恐怖"是藏在心底的，其表象和行动都围绕"生的欲望"，怕死、怕生病其实就是想活、想健康，人的行动也会围绕着怎么能活得更好、更健康进行，如锻炼身体、注意饮食营养平衡、不做对身体不好的事等；怕被人瞧不起就更加努力，争取出人头地；怕失败就设法成功；怕财产损失、减少就努力赚钱，争取发家致富等。

2. 对情感的过度干预　我们在生活中遇到各种事情的同时都会伴随一定的情感反应，其中的很多反应是一种正常的情绪反应，不需要加以特殊干预，无论高兴还是不快都是自然的情感，不去干预，经过一段时间自然就过去了。比如，某位学生考试得了第一名，很高兴，如果不去压制也不去助长这种情绪，它也就慢慢地过去了。我们遇到害怕的事情会感到恐惧，甚至心脏砰砰直跳；遇到伤心的事情就感到悲伤，甚至睡不着觉，这些明明是对事情的正常反应，如果不去干预这种反应，随着时间的流逝，就会慢慢减弱并消失。但是，有些人偏偏不愿接受这些反应，认为"我怎么心跳这么快""我为什么这么害怕"，或者"我为什么睡不着觉"，于是采用躲避等方法消除恐惧，用早睡、不做任何事的方法增加休息，这就等于对情绪进行干预，结果非但消除不了，反而使其愈加强烈。

（五）注意因素

注意是精神活动的窗口，人注意到哪，精神活动就会在哪个范畴内展开。人的注意与感觉往往是成正比的，注意越集中在某种感觉上，这种感觉就会越强烈，反之就越弱化。注意和感觉之间有一种互为加强的关系，假如对一种感觉加以注意，就会体会到这种感觉，你不注意它的时候（注意为零），这种感觉就会消失。比如，有时我们丢了包都不自知，说明注意力集中到了其他事情上；高度注意某事时，对这件事的感觉就会增强，会体验到平时感觉不到的情况，如注意集中到呼吸时可以听到自己的呼吸声，集中到心脏时会感到心脏、脉搏的跳动，过分注意躯体不适时就会使躯体不适的感觉成倍增长，而这些强烈的躯体不适又会影响患者的情绪、饮食和睡眠。

注意因素的另一种形式是过分注重某事，并为此忽视其他的事情。人的精力是有限的，只要有特别注重的事物，就可能忽视其他，掌握不好注重和忽视之间的平衡关系，容易出现人际关系问题，造成某些损失，带来失败。比如，过度注重与某人的关系，可能忽视与其他人的关系；过度注重工作可能忽视家庭；过度注重清洁可能忽视自己的时间管理，把过多的时间用在清理卫生上，事业和人际关系可能表现平平；过分注重玩乐忽视工作、学习、婚姻和家庭，那么这些方面容易受到严重影响，导致挫折和失败，进而影响情绪和睡眠。因此，注意也是神经症发病不可忽视的因素之一。

还有一种情况是"一朝被蛇咬，十年怕井绳"现象，就是说人受到强烈的刺激或惊吓，留下很深的印象，很长一段时间内注意都会特别关注类似的事情，害怕再次遇到这种情况，对这类事物也变得特别敏感。比如有些人出现了晕车现象，很长时间内都不愿坐车；被狗咬过一次就再也不敢接近狗；在某处看到死亡的场面便不敢再去那个地方，怕遇到不吉利的事；吃了某食物感到不舒服就不敢再吃此类食物，甚至听到食物的名字都难受；在某处遇到不愉快的事情以后不愿再去这个地方等。

（六）教育因素

现代人都很注重文化知识教育，文盲已少见，人们具有初中、高中、大学本科乃至研究生学历。于是，人们对自己的知识水平很自信，但是很多生活常识、心理学知识以及人生哲理是很多人所缺少的，他们只是靠日常接触和平常的经验积累来获取，很多时候完全不够应对生活中出现的各种困难和问题。然而，很多人并没有意识到这一点，从很小的时候起就以为自己已经具备了做人应有的素质，但在面对现实生活中的困难、挫折、失败时却经常束手无策，导致精神焦虑、倍感烦恼，然后又用不正确的方法去消除这些烦恼，进而产生了新的问题。例如，有人以往基本不饮酒，偶尔喝点也没有醉过，一次和多年老友聚餐喝醉，第二天早上发现头晕就紧张起来，认为自己喝了假酒，于是到处检查（用此方法消除不安）。检查结果显示没有问题，此人却仍不放心，反复在网上查询（还是消除不安），经过连续几小时的查询，使得自己的脖子酸痛，导致头晕更加明显，于是坚信自己是"喝假酒中毒了"，买来各种药物尝试治疗，却连"喝醉后即使第二天头晕也是正常的"这个常识都不知道。经过反复治疗，来回折腾，又造成了晚上失眠，长此以往，他自己也忘记头晕是怎么引起的了，把简单的问题复杂化。有些人由于缺乏常识，经常分不清正常和异常，因此常把正常情况当异常现象，把生活中的紧张、不安都当做异常。例如，紧张、生气、生病等都可以引起暂时性失眠，患者却认为自己患了失眠症；把遇到死人或惊险场面出现心慌当心脏病等。由于缺乏知识，这些人对事物形成了错误的认知，导致焦虑、恐惧等情感反应，而这些反应又会加重心慌的症状，使症状越来越重，更容易发展成神经症。

教育因素还包括家庭环境方面。父母、（外）祖父母及周围接触最多的人的性格、生活方式、行为方式对儿童的成长具有重要影响。如果孩子周围的人具有神经质倾向、疑病素质、不良生活习惯等，会潜移默化地影响儿童，使他们不自觉形成这样的性格倾向。有人以为这是遗传的作用，但其实这是环境的影响所致。孩子的父母和周围的人就像老师一样，他们的行为、性格、做事方式都在潜移默化地影响着孩子，对儿童性格的形成和行为方式的建立具有重要的作用。

（七）行动因素

1. 排除症状的行动　很多情况下，神经质者对事物产生了一种判断，这种判断引起了不舒服、不愉快的感觉，于是对其十分反感，千方百计用各种方法和行动去排除这种不适感，却没有实现，于是就更加不安，又采取新的方法去排除，结果目的非但没有达到，还影响了自己的工作、学习和生活。例如，某男性患者看到别人得了传染病，就害怕自己也会得传染病，经常反复洗手，生怕手没洗干净使自己患病，却怎么洗也不能真正地消除恐惧，把手都洗破了，还是不能停止，洗手的时间也越来越长，令自己十分苦恼，以至于不能工作。还有的患者看到一些人意外死亡的负面信息，心里十分难受，他对这种难受十分排斥，为了排除这一情绪，就不敢看也不敢想这些信息，而生活中恰恰这方面的信息不断，越想排除它们就越怕，为此烦恼不断。其实，怕得传染病或看到意外死亡的信息心里就难受并没有问题，既然没问题就没必要这么在意，就像"鼻子长在脸的中间是对的"一样，没有人在意鼻子的位置为什么在脸中间，也就不会采取行动以消除鼻子位置不对带来的恐慌，也就不会为错误行动带来的问题所困扰。归纳起来就是，很多人感知的事物，客观上本来是对的，主观上却认为不对，因此采取了错误的应对方法或行动，实施了这些行动可以满足其错误的观念，却消除不了原先不愉快的感受，于是消除症状的行动升级，周而复始，异常症状就会加重。

2. 消极行动的奖惩效应　很多情况下，人们的某些行为、思维会自然地导致焦虑不安的情绪。例如，有人从来没有当众讲过话，如果不加准备就在众人面前演讲，他可能会焦虑不安，这种感觉往往是一种不愉快的情绪体验。如果他忽略了当众演说的快感，很在意由此产生的焦虑，那么这种感觉的出现就像是他受到的惩罚，可能对讲话时发生的焦虑产生关注和反感，今后就容易排斥或者躲避在众人面前讲话，以获得暂时的安心感；如果他确实通过这种躲避获得了安心感，不再焦虑，那么这种躲避行动就像是一份奖励一样容易被接受，他也容易建立起不愿抛头露面、不愿在众人面前讲话的行为模式。某学生在考试时感到很紧张，这本就是一种正常反应，如果他觉得正常也就不会太在意，等考试结束紧张感也就过去了；但如果此人认为这种紧张很不正常，让他感到很难受，像是被惩罚了，就容易厌恶考试，开始回避、排斥考试带来的紧张感，但是考试紧张不是轻易就能被排除掉的，越排除不掉就越焦虑，形成恶性循环，进而考试就成了他痛苦的根源，像是对他的惩罚，不去考试就不再紧张和痛苦，回避考试就像得到一种奖励，使这种行为持续下去。某女子走夜路时受到了惊吓，以后一旦晚上外出，乃至晚上睡觉时都一定要家人或朋友陪伴才不会害怕，陪伴就像一种奖励，其奖励效应使这种因害怕需要陪伴的行为延续了下来。

很多行为习惯或方式就是在这种奖罚中形成的，当然，一次奖惩不一定能促成某种行动习惯的形成，但是起码有相当一部分行为是与之有关的。

3. 选择困难　生活中会有很多事让我们一时无法取舍，特别是面对一些大事，或是无论怎样决定都会带来难以接受的结果，使我们陷入两难的境地，以至于不能合理、快速地做出决定，制订行动的方案。这让我们举棋不定，进退两难，陷入纠结。这时，外界的建议、获得更多的信息对打破这种状态都有帮助。而选择困难的人，无论大小事一般都难以选择，容易纠结，即使获得了外界的建议和更多的信息也很难打破这种状态，进而导致焦虑等不良情绪出现。

（八）能力因素

人在社会上生存，为了能够适应社会生活，实现人生目标，需要具备各种各样的能力，如生活和自理能力、学习能力、工作能力、社交能力、处理和应对挫折及失败的能力、应对各种危局的能力等。这些能力中的一种或几种如有缺失或不足都会影响生活质量，引发相应的问题，甚至带来心理疾病。

1. 学习能力不足　学生在学校需要学习能力。学习能力强的学生效率高，成绩好，学习也相对轻松；相反，学习能力差的会感到学习很累，效率低，成绩不理想，也不会总结经验，不善于从各种渠道获得知识信息，导致学习成绩差、屡遭挫折等情况出现。此时，如果不去想办法提高自己的学习能力，改善学习方法，而是把成绩不好的原因归结于考试紧张、受同学的影响、躯体不适等，当然无法改变现状，于是出现恶性循环，导致情绪异常。不仅学生需要学习能力，生活中的每个人都或多或少地需要学习各种知识和生活常识，这个过程就需要学习能力的支持。不善于学习、不善于总结经验的人往往缺乏学习能力，就容易由于知识缺乏而导致挫折、失败，出现情绪问题。

2. 生活和自理能力不足　生活和自理能力是我们在长期生活中自然而然地习得的一种能力，可是很多家长出于溺爱或是让孩子取得好成绩等原因，代替孩子承担一切家务和必要的劳动，孩子没有一点做家务、管理自己生活的锻炼机会和时间，生活能力和自理能力没有随着时间的推移而增长，一旦遇到特定环境或情况（比如上寄宿学校、外出工作、结婚独立生活等）就出现适应不良，却不知是自己生活能力不足所导致，还怪罪别人，从而影响情绪。

3. 工作能力不足　工作能力是在工作中不断学习、逐渐习得的能力。即使上了大学，甚至是读了博士学位，有了一定的知识、技术，真正的工作也还是需要经过重新学习和实践才可以胜任的。这种能力需要在工作中建立并不断加强，如果一个人不能及时培养和增强工作能力，工作能力低下，就不能适应工作。有些人反复调转工作，有些人感到压力大无法胜任工作，却不知原因何在，不能及时增强工作能力，以至于影响情绪。

4. 社交能力不足　社交能力是与周围的人交往的能力，是在生活中逐渐形成的一种能力。很多人的社交能力不足，人际关系不好，不能适应社会生活，经常与周围人关系紧张，发生矛盾，却不知是自己人际交往能力差造成的，反而把人际关系紧张的原因归结于他人，或者采取回避交往、转学、换班、调转工作等方法解决人际交往的问题。由于不是真正解决了人际交往能力不足的问题，其学校生活、工作，乃至恋爱、婚姻都不同程度地受到影响，因此影响情绪。

5. 处理和应对挫折、失败的能力不足　我们在生活中一定会有挫折和失败，甚至还会遇到危险，出现这些情况就需要处理和应对，如果缺乏这种能力就不能有效地解决问题，脱离困境。他们往往不知自己缺乏这种能力会带来什么影响，变得恐惧、惊慌失措，又不知道该怎样消除恐惧，于是尝试了各种方法，比如见人就躲避、脸红，胡思乱想等，可这样应对挫折、失败的结果是不仅无法处理好问题，还会陷入更深的危机，形成恶性循环。

6. 选择能力不足　我们在生活、工作中会面临很多选择，出现前怕狼后怕虎，左右为难，或者无论如何选择，都可能付出一定代价的境况，所以选择对我们来说是很难的。可是无论怎么难，我们还是需要选择，因为如果不选择，无休止地犹豫下去，其结果可能更令人难以接受。如果缺乏选择能力，无论遇到大事小事都觉得难以抉择，不但为小事纠结，遇见大一点的事就更加犹豫不决。比如，有的人几乎每次买东西都反复挑选，犹豫不决，好不容易买到手了，很快又后悔了，经常千方百计地退货或者换其他商品；还有的人选择学校、专业、职业、结婚对象时，怎样选择都无法满意，因此绞尽脑汁地不停地换专业、职业，迟迟不能确定恋爱对象，不能结婚，以至于家里人为其着急。

7. 耐力、毅力不足　生活会遇到很多艰难困苦，需要靠耐力、毅力来克服，任何成功、胜利都是建立在这个基础上面的。然而有些人缺乏这种能力，事业不容易成功，又承受不了失败的痛苦，不能依靠坚强的毅力继续努力，实现目标遥遥无期，承受的压力也就会成倍增长。

第二节　神经症发病和治疗机制

有人说，森田心理疗法简单，理论的内容不多，因为用不了多少时间我们就可以把理论从头到尾学一遍。但又有些人说，森田心理疗法很难，难在不容易真正理解森田理论的实质。比如，为什么森田心理疗法有时能那么神奇地治好一些疑难病例，其机制是什么？患者来求医，是想请医师帮助自己消除那些迫切想要消除的症状，为何采用顺其自然的治疗原则？为何采取不同的治疗技法？为何采取卧床治疗技术？为何推崇作业疗法，比如劳动、运动？似乎很多人不得要领。因此，有人对森田心理疗法不以为然，半信半疑，甚至根本不信，认为"治好了也是巧合，没有代表性"。看来，没有真正理解森田心理疗法实质的大有人在，必须从神经症的发病机制和森田心理疗法的治疗机制开始加以详细解析。

一、神经症发病机制——被束缚机制

在神经质或疑病素质的性格背景下，由于某种契机产生了思想矛盾（一种认知歪曲、错误或思想偏差），以致人的注意集中指向身体某处的感觉或某种思想、观念，越是注意这些，就越使自己的某种感觉过分敏锐，或对某种观念过于确定，注意被强烈吸引到这些方面来，变得不由自主地关注这些事物，不能像以前一样将注意随意集中指向别处，这就是注意狭窄或固着。

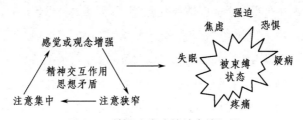

图 2-1 神经症发病的被束缚机制

森田心理疗法把这种"注意集中—感觉过敏—注意狭窄或固着"的循环过程叫做精神交互作用，也称为神经症发病的被束缚机制。这种精神交互作用机制最终形成一种被束缚状态。

　　笔者研究发现，被束缚状态的程度与神经症性症状的程度呈正相关，即被束缚状态程度越强，则躯体不适、焦虑、强迫等神经症性症状也越严重，说明在这种状态下产生和加强了躯体不适、强迫症状、焦虑等神经症性症状。

　　森田正马教授认为，被束缚机制的形成至少包括两个要素，一是思想矛盾（包括思想偏差、思想歪曲、思想错误）；二是精神交互作用。由于一些人缺乏常识，常把正常的现象当成异常，搞不清理想与现实、理论与实际、想象与事实的差距。一些人的判断常出现偏差，但不一定能及时发现和纠正这些问题。在这种思想矛盾情况下，某种契机使人的注意力向某处集中，于是引起了精神交互作用，引发精神交互作用机制（亦称被束缚机制）。

　　作者经过多年研究发现，被束缚机制所形成的不仅是神经症性症状，还有一种被束缚状态，在被束缚状态中，不仅存在思想矛盾和精神交互作用，还包含症状受容性低下、注意固着、身体社会功能低下、完善欲过强等精神病理内容。几乎所有的神经症患者都有这些症状存在。比如，某强迫症患者最初只是很害怕患传染性疾病，所以对于食物、衣物、手等总是多清洗几次。这本是很常见的现象，如果不在意，该怎样就怎样，并不一定影响生活、工作，也就不一定发病。但是他却认为即使多洗几次还是不安全，还是有患病的可能性（这是思想矛盾，因为患病与否不取决于是否反复清洗，还受许多其他因素影响），所以就越来越关注清洗得是否干净的事，越想越觉得传染病可怕（精神交互作用）。为了排除这种恐惧，排除患传染病的可能，就花越来越多的时间反复清洗食物、衣物、手等（症状受容性低下，用多洗的方法排除患传染病的可能，获得安心感），可是这样做了只能安心一会儿，过一会儿又不放心了，还是要洗，洗过之后又觉得自己很傻，不应该洗这么长时间，于是又想少洗，可是洗得少了依然不放心，怕万一没洗干净导致生病怎么办。这样一来，反而更加关注这件事，总是注意自己是不是脏，是不是没洗干净，而对这件事以外的事情很少关注（注意固着，注意无法离开或长时间离开害怕患病、洗涤这件事，而对生活、工作、学习无法像以前那样关注和感兴趣），生活、工作、人际关系都受到不同程度的影响（身体社会功能降低，身体出现种种不适的感觉，不能像以前一样生活、工作、学习，进行人际交往等）。到了这个阶段就形成了被束缚状态。归纳起来，被束缚状态是在完善欲过强的基础上，在某种契机下形成的思想矛盾、精神交互作用、注意固着、症状受容低下、身体社会功能低下的一种状态。在这种状态形成的过程中，神经症的症状越来越多地形成或加重。形成神经症被束缚状态的过程就是被束缚机制。

对神经症发病机制，日本东京心理医院院长岩木久满子博士提出：神经质者对某些已经发生的事实（如考试或见到领导、异性就紧张脸红，受到批评身体某处会不适、会紧张等）往往无法接受（其中可能存在思想矛盾，认为不该如此），不能放下或极端排斥（症状受容低下），放不下或排斥这种紧张就违背了情感自然升降法则（对客观刺激产生的情感反应如果不加以干涉，它会逐渐上升然后自然地下降并消失），反而使情感反应随着时间的延长而增强，这样就会引起自己对这件事的关注，越是关注就越是使这种情感增强，陷入恶性循环（精神交互作用），注意也会随之固着于此，影响身体社会功能，形成被束缚状态，发展为各种神经症性症状，这也是一种比较容易理解的神经症发病机制。

二、神经症的治疗机制

森田心理疗法与其他疗法不同的是，它不以直接消除各种神经症性症状为主要目标，而是通过灵活地运用森田心理疗法的各种治疗方法（如卧床疗法、作业疗法、运动疗法、日记疗法、综合治疗等）打破被束缚状态、恢复身体社会功能为主要治疗目标。通过上述方法提高患者的身体社会功能和对症状的受容性，切断精神交互作用，打破注意固着于症状的状态，缓解思想矛盾，使患者的精神能量由一直供应给围绕"死的恐怖"的行动和精神症状的持续存在的状态得以改变，转变为精神能量一直供应给围绕"生的欲望"的行动之中。这样一来，"生的欲望"和围绕它的行动得到精神能量的支持而被激活、扩展，并逐渐从各种有意义的活动中获得成就感，更加愿意围绕"生的欲望"行动，形成良性循环，这样做就等于放弃了对负性情感的干涉。根据情感的自然升降法则，负性情感会像山的走势一样，最后会降下来，同时"死的恐怖"以及各种精神症状则失去精神能量的支持而不断萎缩。这样，新的精神能量运行方向和新的行动结果打破了患者的被束缚状态，被束缚程度逐渐降低，而由于神经症的被束缚程度与神经症症状的程度呈正相关，被束缚状态的程度越低，那么相应的神经症性症状就越轻，这就是森田心理疗法的治疗机制。

第三节　神经症的精神病理

一、神经症被束缚状态的精神病理

日本东京慈惠会医科大学第一代精神科教授森田正马博士首先观察到神经症的"被束缚"精神病理现象，认为神经症的精神病理的主要内容可以理解为"被束缚"的病理。"被束缚"状态由精神交互作用和思想矛盾的作用形成，是神经症治疗中需要打破的关键。

森田的弟子高良武久教授对神经症"被束缚"的特征是这样描述的：

（1）患者有强烈的想要克服症状的欲望。

（2）对自己的状态有反省、批判能力。

（3）症状发生机制清楚。

（4）有疑病性素质，它是由精神交互作用、自我暗示、精神拮抗、思想矛盾发展并固定下来的。

（5）症状带有主观虚构性，从症状可以看出"防卫单纯化"的机制。

近藤章久教授认为，森田神经症的"被束缚"是由于欲望的心像化和观念的固定化而来，因此表现为意识方面病态的过敏性、狭窄性、固执性。河合博教授观察了神经症"被束缚"的精神病理现象，指出在患者的注意范围方面，患者注意的中心有意识地注意增强，同时对周围的注意显示出意识性相对下降，因此注意随意识的流动性低下，以致"注意固着"。可见神经症"被束缚"状态确实是一种比较复杂的精神病理现象。

森田心理疗法学派的学者们对神经症"被束缚"状态的认识尚有许多不同的理解，有必要深入研究和探讨。作者在日本东京慈惠会医科大学研究工作期间（1999—2003），与中村敬教授、牛岛定信教授、久保田干子教授和黄举坤博士共同总结了以往学者对神经症"被束缚"状态的认识，进行了一系列研究，提出了神经症"被束缚"状态的精神病理假说。

森田心理疗法所说的"被束缚"与我们日常理解的这个词不完全相同。词典上"被束缚"的意思是：①被抓住；②被某种观念束缚。无论在日本还是我国，似乎大家都理解该词的含义，因此没有多少人对其深入探讨。但是事实上，森田心理疗法理论已经给这个词赋予了特殊的含义，因此它已大大超过了我们日常理解的范畴。森田心理疗法理论的"被束缚"一词包含了纠结、烦闷、执迷、心里放不下、心里的疙瘩解不开、被困扰等多重含义。我们在深入研究"被束缚"的精神病理后发现，神经症"被束缚"状态的精神病理具有以下内容，即精神交互作用、思想矛盾、注意固着、身体社会功能低下、症状受容性低下、完善欲增强。几乎所有的神经症都具有上述精神病理特征。掌握了这些特征，就比较容易理解森田心理疗法的理论。下面分别介绍其内容。

（一）精神交互作用

精神交互作用是注意与某种感觉或观念的互相作用所形成循环状

态，是使上述感觉或观念增强的过程。森田理论主要是研究神经症的精神病理，因此注重心理方面的注意和感觉之间的恶性循环，如有人在紧张等因素下突然心慌，就想自己该不是心脏病吧，这样一想就容易紧张起来，越是关注心脏，就越是感到心慌，这样反复循环就会使心慌加重，这就是精神交互作用过程和结果。在思想矛盾的作用下，发动起来的精神交互作用常常产生不好的结果，可以称之为负向精神交互作用。此时精神能量向负的方向流动，发生负向精神交互作用，也叫精神交互作用的恶性循环。例如，越想越怕，越想越后悔，越想越生气，越看越烦，越来越疼，越来越慌等。精神交互作用一旦发动，很多情况下很难控制，因此出现各种好的或不好的心理现象，如努力学习和工作，做好事、善事。各种习惯、喜好、偏好（如偏食）、挑剔，以及生气、着急、焦虑、痛苦、烦恼的产生，无不与精神交互作用有关。这个时候常是"旁观者清"，我们可能会对当事人进行劝说：你别去想，转移注意就好了。其实，当事人何尝不知道这个道理，但常常是越想控制就越是控制不住。因为精神交互作用这个动力系统是需要精神能量支持的，这种精神能量的来源就是思想矛盾，思想矛盾不改善，精神交互作用也很难得到改善。

（二）思想矛盾

思想矛盾是指思维（包括认知）方面出现的偏差，包括思想偏差、思想歪曲、思想矛盾、思想错误（日语的"矛盾"除了矛盾之意外还包含错误的意思）。原意主要指"应该如此"和"事实如此"之间的矛盾，生活中理想与现实、主观与客观、理论与事实经常互相矛盾或不一致，而本人却没有察觉到其中的问题，即没有察觉到思维偏差、歪曲或矛盾，仍然用这种"问题思维"或"偏态思维"指导自己行动和情感，进而导致出现心理问题乃至心理障碍，这种"问题思维"或"偏态思维"被称为思想矛盾。

生活中，人们的判断经常是错误、歪曲或有偏差的，但是人们一般不能马上发现，直到出现问题才有可能发现。对修正这种思维，正常人无论感到多么痛苦、尴尬都会及时修正，但是由于家庭教育方式、文化水平、性格特点、个人经验等因素的不同，一些人没有形成很有效的思维调整、监护、修正机制，又很难及时发现自己的问题，即使周围很多人已经指出了问题所在，也不认为自己的思维是错误、歪曲或有偏差的（又加一层思想矛盾），因此总是将问题的原因归结于他人、客观、外界，这样他的思想矛盾总是得不到修正，形成一种不正确的思维模式。因此，思想矛盾一方面直接影响心身健康、人际关系和工作、学习、生活等，使其患某些躯体或心理疾病，搞不好家庭、邻里、单位同事之间的人际关系，不能发挥自己的才能，干不好工作等；另一方面，一旦遇到某种契机就容易发动精神交互作用。比如，有人因为轻微的心前区不适，误认为自己患了很严重的心脏病，越来越觉得问题严重，而更加关注心脏部位的症状，就越感到症状严重，因此四处求医却得不到解决，因为事实并不是像他想的那样，但他仍固执己见，以至于不能工作，甚至个人生活都需要别人的照顾。病情长期迁延，带来经济损失，浪费时间，本人也很痛苦。还有人过于喜欢吃肉，经常暴饮暴食，不把别人的忠告当回事，久而久之造成肥胖，导致糖尿病，被医师教育后突然发现自己必须减肥，于是又无目标地过度限制饮食、过度运动，结果陷入新的思想矛盾，甚至有的人演变成厌食症患者。

1. 思想矛盾的表现形式

（1）主观与客观、理想与现实（或事实）之间的矛盾：生活中的多数情况下，上述几者之间是不一致的，只有在少数情况下才会一致。只承认一致而否认不一致就是思想矛盾或思想偏差。例如，今天的天气预报没有雨，就认为今天没下雨才是对的，如果事实上下雨了，就认为这不对，无法接受，这就是思想矛盾。因为事实上天气预报就是有例外，有预报不准的时候。再例如，一个人希望自己有两个孩子，儿女双全，可现实是只能生一个孩子；或者希望生个女儿，而事实上却生了个儿子，如果他不接受这个现实就是存在思想矛盾。

（2）应该主义：世间很多情况是按照我们的想象发展的，即你认为"应该那样"，实际上也"确实是那样"，但是实际上还有许多情况与我们的设想不同，只承认自己设想的结果而否认其他结果就是思想矛盾。例如，有3个人在一起工作，前两次涨工资时其他两人涨了，就认为第3次应该轮到自己。其实不然，第3次也许还是没轮到自己，可能是比你晚入职的人涨了而你没涨，因为涨工资不一定论资排辈，可能需要根据工作做得好坏或大家的评价等因素综合考虑。

（3）把正常当异常：世间很多事的做法不止一种，对一件事的感觉也有多种，只承认自己认为对的，而否认其他的就是思想矛盾。例如遇到领导不紧张是正常的，有些紧张也是正常的，考试时一点也不紧张是正常的，有些紧张或者很紧张都是正常的，认为前者正常而后者不正常就是思想矛盾；看到交通事故造成人员伤亡了，心里没有害怕是正常的，但如果心里很害怕，甚至心慌发抖也没什么不正常，认为前者正常后者不正常或者认为前者不正常后者正常的，都是思想矛盾。

（4）固执于主观判断：每个人对事物都有自己的主观判断，这种主观判断有错有对，如果能认识到这一点就没有问题。但是如果固执地认为自己是对的，不论别人提出怎样的反对意见仍然坚持自己的主张，就是固执于主观判断，认为自己全对或全错都是过于主观，属于思想矛盾范畴。

（5）不会换位思考：对于同一个问题、事物、人等，不同人的角度、思维方式、观念、生活环境和社会背景不同，因而得出的结论也会不同，如果能够适时地换位思考，就容易更加全面、正确地看待事物和问题，看待人生，就不容易出现错误、失败、争吵等情况；而不会换位思考，始终认为自己是对的，不承认别人也是对的或有对的部分，固执地按照自己的角度、思维方式、思想观念去判断，并且不能及时发现和修正错误、纠正偏差，就容易产生错误的判断，发生失误、失败，受到挫折，造成人际关系问题等，出现不良情绪反应（图2-2）。

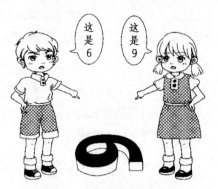

图2-2　角度不同的争论

2. 思想矛盾的表现特点　这类人群在说话时常常以"我认为""我估计""我想""我推测""我寻思"开头，语言中常包括"没想到""不可能""不一定""肯定""一定"等。他们可能从不说出自己最正确，但也从不愿接受别人的劝说和建议，判断常带有主观性。他们说的失眠其实并没有那么严重，家属说听到他打呼噜了，他就说自己根本没有睡着。社交恐惧症患者总觉得别人盯着自己，其实并不是那样。觉得自己特别容易出汗，其实可能是因为怕冷而穿的衣服比较多。他们不能接受生活中的各种事实，基本只相信自己的主观感受和想法。

（三）注意固着

注意固着是在精神交互作用下，使注意长期执着或固定在某种感觉或观念时的一种状态。其特点是注意的重点或者在意的中心感觉极度增强，对其周围的感觉相对减弱，对周围的注意的流动性减退，也就是对关注的事件以外的事情不感兴趣，视而不见，听而不闻。在大家看来，这样做一定会失败；而在他看来，这样没有什么不好，别人怎么劝说都听不进去。对关注的事情时时刻刻放在心上，放在精神活动的中心，注意轻易不容易被其他事物所吸引。

轻微的注意固着，一般只是表现为注意不容易集中，比较涣散，做什么事都没耐心，而对关注的中心极其敏感，有一点细微的变化都能强烈地感觉到。比如，出现一点心慌就惊慌失措，稍有疲劳就感到浑身像一滩泥。严重的注意固着，注意常不能像平时一样随意指向别处，除了关注的事以外什么事也干不下去，就好像自己已经指挥不了自己一样；或者注意转移比平时费力，有时不由自主地回到所关注的感觉或观念上来，像一种强迫性关注，而对生活、社交、工作中的事注意涣散，记忆减退，令当事者十分烦恼，便想极力摆脱这种状态，却陷入更深的烦恼中，难以自拔。对于周围人的劝说，似乎都听懂了，可就是记不住，好像故意在抵抗。

例如，焦虑症的核心表现就是焦虑不安，患者往往想方设法要消除焦虑，这时，如果别人说"你越这样就越焦虑"，患者往往不接受，仍然按自己的想法去做；恐惧症患者为了达到消除恐惧心理的目的回避恐惧的对象，别人说"这样躲是没用的"，患者通常听不进去；强迫症患者为防止感染就反复洗手、为防止煤气阀门没关严反复检查煤气开关，以达到暂时安心的目的，别人无论怎么劝"不要这样做了"都没有用，因为患者控制不住自己的行为和想法；疑病症患者反复到医院检查，向医师请教、询问，无论医师怎样解释，患者都不相信；睡眠障碍者非常注意睡眠环境、周围影响、入睡快慢、入睡前心态如何、别人睡眠如何等，而很难发现自己做的不符合睡眠规律的事，产生的影响睡眠的情绪，以及容易担心、生气、紧张、恐惧的性格对睡眠的影响，发现了也很难改变，会用很多理由来拒绝周围人的劝说。

注意固着能够持续下去的精神动力来源是：①思想矛盾；②人格缺陷，如完善欲过强；③极力想排除这种状态的愿望。

注意固着的表现形式：

1. 周围注意狭窄　注意固着于某件事上，导致对周围事物注意范围狭窄，注意涣散，难以集中到自己高度关注的事物以外的事情上，对其他事情漠不关心，无心思去做其他事情，听不进去其他人的忠告等。

2. 局部注意增强　由于注意高度关注极少数的事物，精神能量大量聚集在这些事物上，导致对被关注的事物感觉增强。比如能感觉到平时感觉不到的心跳、脉搏的搏动，周围环境的细小声音等。对关注的事物记忆增强，比如患者关注躯体不适，记得住症状演变的所有细节、感受，对关注的事情认知极其深入，但是认知范围狭窄，即使是心理专家可能都不及他们那么细致，但在外人看来可能像在钻牛角尖。

3. 注意的调动或者流动性下降　例如某人害怕自己患了什么严重疾病，时时刻刻关注着身体的每一点不适，稍有不适便迫不及待地查找原因、向别人述说、到医院检查、想办法排除，不能如愿会导致对身体的每一个微细变化更加高度关注，对身体一点点的不舒服都极其敏感，而对其他事物不感兴趣，做不下去，注意力难以从关注的身体上主动或被动地转向其他方面，对其他事情的记忆明显减退。他们对关注的事物观察得极其细致，而对其他事物的细节的关注很容易出现问题，因此学习、生活、工作很容易出现错误。

（四）症状受容性低下

这里的症状既包括不安、躯体不适、恐惧等心理症状，也包括烦恼、压力、挫折、失败、损失等内容。症状受容性低下其实也是在思想矛盾和对症状的反感情绪的基础上发生的，是对焦虑、烦恼等症状的容忍度或接受度的低下。表现为对焦虑、恐惧、杂念、强迫、烦恼、躯体不适、压力、挫折、失败、损失等症状的强烈排斥、对抗和抵制，通过不停关注、反复查阅资料、到处就医、请求检查、休息（不去工作或上学）、反复述说、回避等方法，试图达到消除上述症状的目的。这种态度和做法一般不可能达到目的，因为这些症状起初不一定都是异常的，正常人在某些情况下也会出现上述症状。企图用个人的努力把正常情况下也可以出现的现象全当做异常来排斥、消除，这本身就是思想矛盾，很容易发动精神交互作用，结果反而使这些症状更加严重。所以症状受容性低下本身就会加重"被束缚",进而使上述症状更加严重。

症状受容性低下主要表现为对一时解决不了的症状、烦恼无法接受,对过去的失败、挫折、被欺负、亲人伤病死亡,财产损失、失恋等放不下,不论过多久仍反复纠结,过分关注,耿耿于怀,竭尽全力除之而后快,不去除就无法安心,结果会使欲排除的症状更加严重,适得其反。

（五）身体、社会功能下降

身体功能下降表现在血压、呼吸、心率、记忆力、注意力、情绪、体力等多方面,如血压升高、呼吸困难、心率加快、记忆力减退、注意集中困难、睡眠障碍、食欲障碍、性欲障碍等。这些障碍的特点是多数情况下都是功能性的障碍。

社会功能下降表现在工作能力、社交、家庭生活等各方面,如工作常出错,感到难以胜任;学习成绩下降;处理不好人际关系,经常和家人吵架;不愿见人,不与其他人交往;不能做家务等。假如某人虽有思想矛盾和精神交互作用,也产生不同程度的注意固着现象,但是一点也不影响身体、社会功能,照样可以正常工作和过正常的家庭、社会生活,甚至带着症状更加努力地工作,积极参与社会生活、家庭生活,那么就不能定义为被束缚状态。

被束缚状态包含身体、社会功能的下降,虽然身体检查没有发现明显异常,但工作能力、效率、社交能力下降,身体不能适应正常工作,不能料理家务,不能完成自己的角色（如不能尽到夫妻、父母、儿女等角色义务）。这种身体、社会功能的下降会进一步引起自我关注和焦虑,往往加重被束缚状态的程度。

（六）完善欲增强

完善欲增强是人的性格因素,这种性格倾向会使人产生一种行为模式。具有这种倾向的人有许多优点,比如上进心强,办事认真、细致、遵守规矩等，但缺点是常常对日常生活中正确的、好的、优秀的方面不以为然，认为我努力了这就是应该的结果，只要把错误、失败、问题消灭掉就行了，因此对错误、失败、挫折以及其他不好、低劣的事情极其敏感，极力排斥。比如，对自己考试得了 90 分不以为然，却对丢掉的 10 分十分恼火；丈夫今天休息，打扫了卫生，做了饭菜，妻子对此不以为然，好像看不到这些，却很容易发现门口的拖鞋没摆好，菜炒得有点咸，炒菜时把屋子搞得烟雾缭绕，为此而不满，结果导致夫妻吵架；工作有点累，回到家就感觉不舒服，去医院检查没有异常，本来是好事，但对没有发现问题来证明自己的判断感到不满意，又到别的医院检查，找更高明的医师诊查，结果还是没找到毛病，症状却越来越严重；有的患者服药后病已经好了很多，却不为此高兴，而是为还没清除的那些症状烦恼、不满，越不满状态就越糟。另外，此类患者还有一种倾向，什么事不做得完美就不满足，非要持续做下去直至满意为止。这样当然有其好的一面，他们会把一些事情做得很好，领导高兴，大家满意，但是实际上并不是所有的事都需要那样仔细，否则事无巨细，事事亲力亲为，人就会处于一种疲于奔命的状态，好像这个单位、这个岗位、这个家离开自己就不转了一样。完善欲过强容易使人成为焦虑、恐惧、强迫、紧张、躯体化不适的易感者。

二、神经症的精神病理——神经质

神经质是人的一种性格特征，一旦具有神经质性格的人患了神经症，那么这种性格特征就变成了精神病理的一部分，因为这种性格特征已成为神经症症状持续存在的精神动力和难治原因之一。理解这些特征，把它纳入治疗体系中，对神经症心理治疗具有重要意义。

（一）疑病素质

森田认为，神经质发生的基础是某种共同的心理素质倾向，称为疑病素质。所谓疑病素质是指内心总是怀疑自己有病的倾向，其表现是：

1. 精神内向性 经常把活动目标拘泥于自身,偏重于自我内省,特别关注自己躯体方面和精神方面的不快、异常、疾病等感觉,容易关注负面的事情而忽视正面的事情,并为此而忧虑和担心,以自我为中心,被自我内省所束缚。

2. 疑病素质 疑病素质是一种担心患病的倾向。具有疑病素质的人精神活动内向,内省力强,对自己的心身状态、不适感觉很敏感,身体出现一点小毛病容易往最坏的方面去想,总担心自己的心身健康,过分担心自身状况,则产生消极作用。森田心理疗法理论认为,疑病素质是神经症发生的人格基础。

(二)完美主义人格

1. 追求"十全十美"或苛求完美 一件事做得不完美、不合自己的要求就不能安心,放不下,下面的事就做不下去。有时做事容易分不清主次,所以效率很低,一方面会陷入疲劳的境地,另一方面会总是不满足、不愉快,烦恼也会无止境。世间的事不完美十有八九,如果事事苛求完美,则容易陷于不安、不快、不满之中,对什么都看不顺眼,觉得什么事都不尽如人意,为此会处理不好人际关系(包括家庭、邻里、职场等)。过高的自我要求会导致过劳、工作效率下降,由于总是达不到自己的目标常常导致情绪低沉。

为什么追求完美会容易陷入如此的境地?因为追求完美的人往往十分在意不完美,无法容忍哪怕一点小缺点、小错误、小失败,把这些枝节问题当做大问题、把小事当大事来对待,在他们看来,解决、克服、改善了这些缺点、问题,事情才会好起来,因此把这些问题看得特别重大,别人看来鸡毛蒜皮的小事,他们却特别烦恼、生气、纠结,结果是越搞越差、越搞越糟,处处出问题,处处是烦恼。所以完美主义倾向本身就是引发神经症的重要因素。

2. "生的欲望"过强但相应行动不足 "生的欲望"越强烈,需要越努力才有可能实现自己的"生的欲望",欲望很强而行动不足就无法实现。另外，更多人可能是不知道该怎样努力，怎样围绕"生的欲望"来行动，目标不清、行动无方向，实现不了"生的欲望"，进而影响情绪。一旦患病，行动力会进一步下降，势必影响治疗效果，成为治疗的障碍。

3. 过于循规蹈矩　一般情况下，按规矩办事是对的，但不应事事过分循规蹈矩，拘泥于形式、章程和次序，对一些生活细节也要求程序化、仪式化。这类人群常常有一种强烈的不安全感，害怕批评、出错，过分自我关注、自我克制，在行动上会表现得犹豫不决，在情绪表现上过分克制，不苟言笑，缺乏幽默感。这种性格特点的人不容易被人所理解，别人不愿与之来往，本人做事效率低，给人古板的印象。患病后，这种性格还会给治疗带来极大困难。

4. 应该主义　这类人群做什么事都好想当然、理想化，认为"这件事应该这样，不应该那样"，或者"只有这样才行，那样绝对不行"等，否则就无法接受，无法安心。可现实世界恰恰不是按照我们的想象或一成不变的规律去发展的，如果不能理解这一点，固执地遵循自己的理想化思维去行事，拒绝接受客观事实，就容易陷入矛盾、冲突、烦恼和错误的判断之中。例如，某学生认为自己学习很努力，能当上三好学生，可事实上三好学生是同学们选出来的，选择的标准并不由他来决定，如果当选的同学在他的预料之外便不接受这个事实，容易增加烦恼。理想和现实、主观和客观、想象和事实都是有差距的。有时，这种差距比较微妙，不容易被察觉，或者如果不变换角度就难以察觉，如果由于没有察觉就不接受这种差距，不愿接受现实、客观、事实，那么就容易产生心理冲突。

三、神经症的其他常见精神病理

（一）精神拮抗作用失调

人的精神活动有一种相互对应又相互调节其心理平衡的现象，这种现象类似人体中作用相反、彼此制约、相互调节的拮抗肌的作用，因此被称为精神拮抗作用。例如，遇到某事产生恐怖感时，会出现"不要怕"的相反心理；被表扬则谦虚起来说"不行，不行"，被批评时马上想辩解"我可没那样，你一定是误解了"，对异性出现欲望时有时会出现"这是下流的"等念头。这些所谓相对观念是精神领域中的一种自然现象，是一种自我防卫、自我调节的机制，常常无法随意自行消除。适度的精神拮抗作用，可以保持我们的欲望和抑制之间的平衡，保证人的精神和行为的安全。但是这种精神拮抗作用过弱、过强都会引起精神活动、行为的异常。

如果缺乏这种拮抗作用，就容易出现缺乏抑制的冲动行为，在幼儿或病态人格身上，常可以见到这种现象。若精神拮抗作用过强，则容易丧失精神活动的自由，就像肌肉的拮抗作用过强而导致肌肉强直或肌肉痉挛一样。例如，站在高处时，任何人都有害怕跌落下去的恐怖心理，同时产生"别害怕"的心理也是正常的，但是想用别害怕的想法去除掉害怕的心理是徒劳的，反而更害怕，甚至吓得两腿发抖，这是因为拮抗作用过强所致。

精神拮抗作用过强在神经症治疗中往往起到绊脚石作用。患者一方面积极求治，可另一方面，每当医师提到一种治疗建议，便马上提出相反的想法，好像故意与医师作对似的，比如医师说，你这病需要吃药治疗，患者会说，那不行，受不了副作用，到时断不了药就麻烦了；如果医师开始治疗时说先不用吃药，患者又会说，那能治好病吗？我不是白来了吗？所以，精神拮抗作用过强或过弱既可能是心理疾病的原因也可能是后果，同时在治疗中也是障碍。

（二）情绪本位的行动准则

情绪本位的行动准则指以自己的情绪好坏为指导自己行为的准则。这是一种不健康的、幼稚的行动方式或生活态度，常常表现为喜欢做的事不辨其好坏和轻重都愿意去做、不厌其烦地做，对不喜欢的事不管实际生活是否需要也不愿意去做。比如有些人喜欢玩电子游戏，就整天沉浸于游戏中，不管谁的劝阻都不听；而不喜欢上学、不喜欢参加社交活动就不去；不喜欢运动，不管身体是否需要都不运动，结果身体越来越胖，却在所不惜；不喜欢的人就回避，不管是否需要交往。这种情绪本位的行为准则会导致不良习惯、不良行为的形成和持续，不利于良好习惯的养成，一旦患了神经症，也很容易坚持自己的病态行为方式和生活方式，这种情绪本位容易使病情慢性化。

（三）负向思维倾向

负向思维倾向是一种遇事总往坏处想的思维模式。如给朋友打电话，对方没接，就认为"他可能特意不接我电话""他可能看不起我"；稍有心慌就认为自己是患了心脏病；睡眠稍有不好就害怕患失眠症；考上大学就发愁学费，发愁还要苦学 4 年，考不上就觉得没前途；在医院治疗疾病，已经治疗了一段时间，症状减轻了不少，却认为"我都治疗这么长时间，花这么多钱了，还有这么多症状没治好"。有一个故事可以说明这种负向思维的特点：一个盲人走夜路，行人把自己手里的灯送给了他，他却说："你明明看出来我是瞎子，还给我灯，这不是在嘲笑和讽刺我吗？"（负向思维）（图 2-3）行人说："你拿一个灯，别人看你可以看清楚些，就不容易撞到你了。"（正向思维）

有负向思维倾向的人，凡事只能看到消极的一面，看不到积极的、好的一面，心情就不容易变好。负向思维也是一种自我防卫的思维方式，本意是使自己避免被骗、生病、发生事故、受损失等，但如果总是这样想问

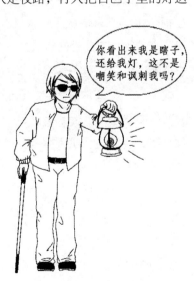

图 2-3　负向思维

题，这种负向思维倾向就容易导致情绪低沉、焦虑、烦闷。神经症发病以后，这种思维倾向容易加重疾病程度，使神经症迁延难治。

（四）负向情绪

负向情绪是相对正向情绪而言的，负向不仅带有"负"的意思，还带有可以进一步向负的、消极的方向发展的含义，导致负向情绪越来越严重。"死的恐怖"既是一种消极的防卫本能，也是一种负向情绪，具体表现在前文中有述。

如果围绕"死的恐怖"去做事，就会伴有负的精神能量，产生消极的精神动力，因为这种精神动力会产生消极的防卫行动。"死的恐怖"越强烈，围绕它的行动所消耗的精神能量也越大，所产生的消极行动对人的负面影响也就更大，正向情绪所需的精神能量就不足，由于缺乏精神能量的支持，积极的行动就会减少，负向情绪和消极行动就占据了精神活动的主要地位。"死的恐怖"的反面是"生的欲望"，这是同一事物的两面，是两种不同的表现形式。"死的恐怖"越强烈说明"生的欲望"也越强烈，这种本能的情绪是不能被消除的，但可以互相转化。正常情况下，人类表现出"生的欲望"，并围绕"生的欲望"来进行具有建设性意义的行为和生活，这种行为收获的成果越大，所担心的结果就越不容易出现。如果我们能够像掌握和运用一个数学公式一样，在日常生活中、在遇到艰难困苦时，灵活地掌握、运用围绕"生的欲望"展开具有建设性意义的行为，用它去化解生活中的各种难题，会发现百试不爽；如果我们遇到难题没办法解决，不知如何是好，说明我们还没有真正掌握这个公式。这并不奇怪，学习一种数学公式，可以解开很多过去不会做的题，但取得100分并不那么容易，有时还是会出现错误，这时回头再去重新理解这个公式，也许你会有新的发现、新的理解。

（五）思维监督和修正机制不健全

由于思维活动受到信息来源、个人知识面和生活经验的限制，人的思维在多数情况下不可能准确无误，出现偏差、歪曲、错误是在所难免的。正常情况下，人们会根据事实、生活经验、亲友意见或电视广播和书报杂志等新闻媒体的信息，不断修正自己的思维，纠正偏差和错误。一部分人缺乏这种思维监督和修正机制，不会轻易信任其他信息，不管遇到什么问题都是寻找外界的原因，而不去修正自己的思维，不承认自己的判断可能存在问题或偏差。在此基础上很容易出现新的问题，此后依然不愿意从主观上、从自身找原因，也就无法发现这种思维监督的问题，思维偏差、歪曲、错误得不到修正，不断影响自己的精神活动。

（六）自我保护的误区

1. 推诿　生活中经常会遇到挫折、失败、困难、窘境、害怕、惊险等情况，一些人总是从客观外界或其他人那里寻找发生问题或失败的原因，把责任推诿给别人，归罪于外界因素，而无视主观因素，不愿寻找自身原因，拒绝自我检讨，以这样方式获得自我保护，使自己安心，解脱责任。有此倾向的人习惯于遇到问题寻找外界因素，忽视内在原因，其实并不一定知道这是一种自我保护，反而以为自己找到的理由是真实的，自己是正确的，用这种方法减少挫折和失败带来的烦恼和痛苦。但是，这样做就无法找到问题的真正原因，难以解决问题，一旦遇到类似事件又会再次陷入困境，所以很容易发脾气、心情不好，觉得不如意。

2. 逃避　生活中经常会遇到各种负面情况，很多神经症患者用逃避来应对这些情况，使逃避者暂时获得安心感。但是事实上，人不可能通过逃避来获得真正的解脱，逃避并不是一种解决问题的好方法。但是这些人往往不去寻求更好的解决办法，而是每遇到上述情况便固执地用各种方法逃避。比如，考试成绩落后就气馁了，不想上学，不再努力；人际关系出现问题就调转工作，以至于大学毕业才一年竟调了六七次工作，长此以往，有些人便再也不想工作了；有些学生与同学关系不好，宁可多花钱住宾馆或租房子也要搬出集体宿舍；有些人害怕得病就不上班，害怕别人看不起就不与别人交往、不参加社交活动等。

3. 发脾气　生活中经常会遇到各种使人烦恼的局面，有些人一遇到这些情况便发牢骚、发脾气以缓解心中的压力，达到自我保护的目的，虽然这样做可以暂时缓解心中的怨气和怒气，但是并不能真正解决眼前的困境，反而由于自己的发泄导致周围人的不满，影响人际关系，阻碍自己去解决困难，使自己陷入更深的麻烦和困境之中。

4. 颓废　人生的道路上经常遇到挫折、失败、困难，解决这些问题确实不那么简单、容易，在反复的挫折、失败、困难中前进是艰难困苦的。那么，为了尽快改变这种状态，"保护"自己不再受苦，有些人开始颓废，不再努力工作、学习、上进，不上班，不上学，不做家务，不与人交往，或者工作懈怠，学习马虎，生活懒散；经常喝酒、打牌、打网络游戏、滥交等。其结果导致生活、工作、人际关系一团糟，各方批评接踵而至，使情绪更加糟糕，形成恶性循环。

5. 后悔　大多数人在为了前途、健康、幸福而努力的过程中，是要费很大力气、吃很多苦的，不愿付出艰苦努力而期望眼前安乐也是一种自我保护。为了给自己找到可以不再努力、不再付出辛苦的借口，便凡事后悔。比如，"要是早点下海经商就好了，那时的买卖多好做""要是早生 20 年就好了，那时工作多好找""要是早听父母的话就好了，也就不至于变成现在的样子""要是早点注意饮食、多锻炼身体就不至于像现在这么胖了"。沉浸于这种后悔之中，就容易缺乏努力的动力，有了不去努力的理由。

（七）只想获得，不愿付出

想获得任何东西都需要付出一定的代价。要想得到别人的好评，就要努力工作学习，助人为乐；想获得健康的体魄，就要经常锻炼身体，注意饮食；最大限度地做有益于别人、自己、家庭和社会的事，才会受到尊重，得到快乐。而很多人只是怕生病，怕被人瞧不起，怕财产损失，这种"怕"的背后其实是想获得健康、尊重、财产等，但是想获得就必须先付出，不懂得这个道理，就不知怎样付出，当然很难得到自己想要的结果，就容易产生不安、烦恼、抑郁等症状。

（八）迷茫

人在很多时候是当事者迷的，遇事后应对的方式不对，很多情况下只有事情过去，回过头来才会醒悟过来。生活中的事有大有小，有轻有重，若做事分不清大小、轻重和先后，则容易犯错误、出问题，甚至患病。比如有人怕患传染病而把洗手当成大事，每天花费数小时洗手，看起来好像预防了传染病，却患上精神疾病，耽误了工作、学习，耽误了人生的幸福、快乐（没有分清大小，因小失大）。有的学生把做好每一道题当做大事，可是考试时由于过于仔细地解答每一道题，在难题上花了过多时间，会做的题反而没时间做，导致考试成绩较差（没有分清大小题目，也是因小失大）。两人婚姻很幸福，却因一件小事斤斤计较，反目成仇，导致离婚，影响了双方乃至子女一生的幸福，可是多年后回想起离婚的事，发现起因只是几句话或者一件小事（仍是因小失大）。

对事物的大小、轻重的评价有客观和主观之分。明明在大多数人看来是大事、重要的事，有人却没有意识到，反而把眼前的小事当做大事。人之所以会迷茫，往往是自我迷失，或忘记了大的或总的目标，而只注重眼前的利益、想法、快乐。比如，为了眼前的快乐而逃避学习的苦，为了消除考试焦虑而放弃考试，不上学去打游戏等。而这种对事物大小、轻重的选择错误会导致一系列的不良后果，包括破坏情绪，甚至导致疾病。

所有的人都希望自己幸福，把幸福作为人生目标，知道自己想过上幸福生活，拥有美满的婚姻，找到好工作等（目标）。可是有些人的所做所为并不是向着这个目标前进，好像迷失了前进方向，也没有为实现幸福的目标而努力，甚至所做的事与实现目标一点关系都没有却浑然不知，每日在为鸡毛蒜皮的小事斤斤计较，忙得团团转，这样下去，几十年过去了还没有实现自己的目标，也不觉得奇怪，或者把人生中一无所获、坎坷多难的原因都归到外界的因素，好像一切都是由于自己没有受到好的教育，没有生在好的家庭，没有遇上好的机会等造成的。

第三章 森田神经质症的临床表现和诊断

第一节 森田神经质症的临床表现

森田正马教授生活的年代还没有完整的神经症国际疾病诊断标准，在当时，神经症被他命名为神经质症，因此，森田理论所说的神经质症其实就是现在的神经症。他把神经质症分为三种类型（普通神经质症、强迫观念症、发作性神经症），这种分类虽然不如目前国际疾病诊断标准分类那么详细，但简单，易掌握，所以至今在森田心理疗法中仍有一定应用价值。

一、普通神经质症

（一）神经性失眠

失眠是一种长时间持续的、睡眠的质和量均令人不满意的状况，常表现为难以入睡，睡眠浅，过早或间歇性醒来，多梦等；由于睡眠不足常导致头晕、乏力、记忆减退等。

1. 神经性失眠的诱因

（1）情绪波动：过度高兴、生气、愤怒、着急、伤心等。

（2）药物：常见的有咖啡因、茶碱、甲状腺素、可卡因、皮质激素和抗震颤麻痹药等。某些药物的副作用对睡眠有干扰作用，如拟肾上腺素药物常引起头痛、焦虑、震颤等。有镇静作用的药物可产生觉醒—睡眠节律失调。撤药反应可引起反跳性失眠等。

（3）不良生活习惯：下午或晚上喝很多酒、咖啡、浓茶或睡前喝了太多水，睡眠时间太长或太早。一般来说，成人的睡眠时间在8小时左右就可以满足生理要求，多数老年人睡6~7个小时就觉得够了，而睡眠超过这个时间就容易出现入睡困难、多梦、易醒等。另外，经常长时间玩电子游戏、看书、看电视剧、打麻将，以及长期持续工作不休息等可以导致身体肌肉僵硬、紧张，即使是休息时也无法放松，也可导致睡眠障碍。

（4）心理因素：过分关注自己的睡眠状态，害怕失眠，担心因失眠而影响次日的工作，结果越想尽快入睡就越睡不着，担心和焦虑使他们更清醒以致难以入睡。还有些人一到晚上就胡思乱想，因此容易失眠。性格好纠结、担心、生气的人也容易失眠。

（5）躯体和精神疾病：无论是躯体疾病还是精神疾病，一般都导致身体上的不适和痛苦，所以会影响睡眠；一些精神疾病本身就伴有睡眠障碍。

（6）环境因素：睡眠环境炎热、寒冷，有强光、噪声，床铺不舒适等因素都可以诱发睡眠障碍。搬迁、出差、去亲友家等环境变化也可导致部分人短暂失眠。

（7）逃避现实、逃避痛苦：睡眠可以使人暂时忘记痛苦和不愉快，因此有人把睡眠当做逃避现实、逃避痛苦的手段，白天睡，晚上也睡。还有些人白天虽然不睡，但晚上吃过饭就上床睡觉，但这时时间还早，睡不着也是正常现象，可是他们却认为睡不着就是失眠，并为此而烦恼，反而真的睡不着了。

2. 神经性失眠的表现　失眠的表现形式有难以入睡、睡眠浅、多梦、噩梦、早醒、易被惊醒、白天疲乏或困倦，感到未能充分休息和恢复精力，精神萎靡，注意力减退，思考困难、反应迟钝等。患者感觉到的睡眠时间往往比实际要短。有时他们感到一夜未眠，但事实上别人听到他打呼噜了。患者一到晚上就担心今天能不能睡着，于是焦虑、烦躁，就更加睡不着。他们特别渴望好的睡眠，可越是渴望往往越达不到自己的期望，就更加失望，陷入"想睡→担心失眠→失眠，更想睡→更担心失眠→失眠更严重"的恶性循环。这种恶性循环反复强化，导致失眠迁延难愈，患者为此感到痛苦，焦虑不安，影响工作、生活。

睡眠与食欲、性欲一样，是一种生理需求。幼儿需要的睡眠时间最长，一天中除了吃奶和大小便，其余多数时间都在睡，而成人就不需要睡那么多，一天睡 8 个小时左右基本就够了。失眠者认为没有比失眠更难受的了，每到晚上就担心今晚能不能睡着，为此焦虑不安，既盼望睡觉，又害怕睡不着。很多人对待睡眠就像对待食欲和性欲一样，都有想多睡一点的倾向，因此对睡眠不足十分敏感。人会有各种不安、痛苦，他们认为在睡眠中会暂时忘记这些，出于这种心理，他们十分害怕睡不着，这种对失眠的恐惧是失眠的基础。

每个人失眠的原因都不相同，但心理机制却大同小异。比如，有人因为某事而兴奋、担心；有人喝茶或咖啡；有人白天睡得太多而影响晚上的睡眠。如果不在意这种短暂的失眠，这些状态一般也不会持续下去；但如果对短暂失眠的危害过于夸大，感到害怕，反而会影响睡眠，导致难以入睡，因为这样一来就把睡不着当成一个大问题，非常担心，为此着急、害怕，往往就更容易失眠，而且患者主观感觉到的失眠时间比实际要长，睡着的时间好像过得很快，因此感到自己睡眠不足，于是晚上想早睡却睡不着，早上舍不得起来，起床太晚，又会影响第二天的睡眠，如此反复，使失眠越来越重。患者在睡不着的痛苦中，对钟表和任何其他可以听到的声音都十分敏感，记忆深刻，也成为一夜未睡的证据。还有的人感到梦特别多，这是睡眠表浅的证据。由于特别注意梦，所以对梦的记忆很清楚，他们认为睡眠不好是做梦影响的，就特别排斥做梦，但是排斥往往是无效的，越排斥就越烦恼，睡眠就会越不好。还有人认为睡不着觉是会死人的，其实长时间不睡而困倦到极点的人可以在任何地方、任何情况下睡着，忍着不睡一直忍到死或者长期失眠一直到死都睡不着是很少见的情况。失眠者往往把日常生活中所有不愉快的状态都归结于失眠，认为失眠肯定导致身体不好，就愈发关注失眠后的身体变化，与晨起时的不舒服交互作用，结果导致头晕、头痛、乏力、疲劳越来越明显，这些"症状"的出现反过来又会影响睡眠。在治疗神经性失眠的过程中，如果懂得了上述的失眠发生机制，就有可能从对失眠的恐惧中解脱出来。

（二）神经症性头重、头痛、头晕

有些人总是感到头部沉重或发紧，像带着紧帽子；或者感到头部钝痛、头晕，思考问题都困难。但是，与患躯体器质性疾病不同的是，虽然他们有这么多症状，做各种检查却都查不到异常。因为这类症状往往是注意和感觉的精神交互作用所致，所以找不到器质性疾病的证据。但是患者一般不相信这一点，还要到其他医院进行检查，找别人询问或倾诉，上网查询，从各种资料、书籍中查询，这样的关注会使感觉更加强烈，使上述症状不断加重。

值得注意的是，神经症性头晕、头痛、头重在开始时也可能由一些原因导致，如蹲在地上突然起身时感到头晕；产后因体力衰弱而感到头晕，酒后、洗澡后或坐车、坐电梯头晕，以及感冒引起的头痛、头重等。但神经症患者此后会害怕这些症状出现，反而导致这些感觉挥之不去。与器质性疾病导致的头晕、头痛、头重不同，神经质患者即使不治疗，症状也不会恶化和危及生命，但是他们却非常害怕，甚至因此不敢独自一人在家或出门，怕晕倒了没人管，时刻忘不了"头晕"，进而时刻都感到"头晕"，而忙碌时却往往感觉不到了。

朦胧感也是多见的症状之一，这是由于对外界漠不关心，专注于脑子里的感觉引起的。大脑只有经常与外界交流才会变得敏捷，而与外界失去交流，像探测器一样不停体察自己身体的不适感，就容易出现"朦胧感"，不真实感、"自己仿佛不是自己"等症状循环出现，这些在抑郁症或分裂症患者都可能出现。

（三）疲劳、乏力、工作效率下降

身体长时间负重后会出现肌肉疲劳，休息后这种疲劳很快就能恢复。倦怠感与这种疲劳不一样，具体表现为做感兴趣的事时，不容易倦怠，做讨厌的事却很快就会感觉厌恶、不想干、易疲劳。比如，有些人读喜欢的小说直到半夜也不嫌累，上网打游戏玩多长时间都不在乎，即使身体实际上已经很疲劳也没有感觉。神经质症患者把因厌烦引起的倦怠感当做疲劳，认为自己的神经很衰弱，害怕自己的身体出现了问题，他们在工作或学习前容易对疲劳产生预期恐惧，做事缩手缩脚，生怕累着自己，造成疲劳，因为稍有一点倦怠感便被他们判断为疲劳，愈发被自己的衰弱感所困扰。有些人会为此困扰多年，不上学，不上班，不做家务，即使全身检查没有发现异常也坚信自己身体衰弱而不能劳作。

工作、学习效率减退的人也是同样。心理学实验证明：我们的活动在一天中有波折也有节律，有紧张也有松弛。做讨厌的工作时，开始很不情愿，工作也不容易有进展，但如果坚持下去，也许会渐渐热衷起来，甚至会忘记当初的厌恶感，工作效率自然会提高。完善欲过强的人经常对是否高效十分敏感，稍有减慢就非常在意，认为以前做什么事都很顺畅，现在比以前差很多，并为此自责和烦恼。他们以自己最好的状态为标准，认为那才是正常的，所以感到现在的自己状态很差。

（四）胃肠神经症

以往的经验和研究表明，胃肠很容易受到精神的影响，人的喜怒哀乐会引起胃肠运动和消化腺分泌的变化。有人对一些食物十分敏感，只要是吃了某食物便会有恶心、呕吐、胃肠积气、腹泻等症状。胃里的食物长时间不消化会引起很多不适症状，如腹胀、呕吐、腹痛、便秘或腹泻，容易（或很难）放屁，易消瘦。此类患者认为一些食物会导致自己过敏或消化不良，不敢多吃，因此多数患者体型瘦弱，不喜欢运动，肌肉容易出现失用性萎缩。有的患者胃部 X 线检查显示胃下垂，于是认为胃下垂是导致目前胃肠症状的原因，但是事实并非如此。一些胃下垂患者经过治疗，胃部不适症状得到了改善，但是胃下垂没有改变，这说明胃下垂并不是导致上述症状的唯一因素。

（五）自卑

很多性格内向者经常细致地关注自己的心身状态，常忽视自己的长处，却强烈关注自己的弱点、缺点，容易出现自卑情绪，并为此而烦恼，总认为自己不如别人，不像别人那样灵活、聪明，没有执行力、社交能力，觉得自己相貌和体型不好看，自己的运气、家庭、环境不好等。特别值得重视的是，他们喜欢主观夸大自己的缺点，全盘否定自己。有人认为自己眉毛长得丑而不愿见人；有人说自己手心好出汗，连与人握手都不行，所以认为自己"完了"。有人以自己好脸红、数学不行、运动神经迟钝等为理由，全盘否定自己，认为自己做什么都不行。这种人的思维、对待事物的态度都是神经质症自卑的表现。正常人多少都会有些缺点，但并不会如此重视，也就不容易自卑。

神经质症的人在工作、生活等方面其实并不比别人差，但是仍然自卑，因为他们有强烈的完善欲，会把自己的一点缺点或失误放大。在他们看来，自己就是比别人错误多、问题大，自然就会产生自卑心理。自卑的人抱怨自己什么都不如别人，却看不到别人也有失败和烦恼，他们只是看到别人学习、工作都那么轻松，只有自己这么辛苦、愚笨。真正与别人比较后才会发现，付出的努力不够、行动力不够其实才是不如人的原因。自卑者只要不断努力地去提升自己的能力，一定能获得自信，总是说自己太苦、太笨、没有能力，就总也不会有自信。

要强的人会有自卑感是很正常的，因为他们往往对自己要求过高，当一个人对自己的要求与实力距离相差很大，就容易产生自卑。所以，我们对自己的要求要现实一些，这样才更容易达到目标，并为此自豪。自卑也不见得只有害而无益，往往也会在某种程度上激励人去努力，起到催人奋进的作用。所以那些把自己的缺点扩大化，从而全面否定自己的人其实是神经质的体现。

一时的失败不等于永远失败，因此我们经常可以惊奇地发现，盲人成了世界顶尖的钢琴师，中学时几何成绩很差的人却成了一流的雕刻家，还有一些企业家、单位领导、社会名人原来在上学时并不那么出类拔萃。每个人都有自己的特长和能力，深入发掘，发挥所长就能够获得成功，重要的是，能够认识到是自己把缺点扩大化而导致了目前的自卑，一切就迎刃而解了。

（六）懦弱感

有懦弱感的人总是觉得自己窝囊、懦弱，心里抑郁、焦虑，晚上睡不着，反复胡思乱想。比如，买车票遇到有人插队，自己非常气愤，却不敢去阻止，心里骂自己胆小、活得窝囊，导致其他事都没心情做；亲人被别人欺负，听说之后感觉自己应该去帮助亲戚讨个公道，但又不敢去，所以感觉自己无能，在脑中不停地想这件事，精神紧绷、焦虑，全身冒汗，头痛、头晕，好像透不过气；还曾有人在网吧上网时总是去想，如果对面的人无意中把脚放到了我的脚上，还不主动拿掉，我该怎么办？我应该去说他，但又担心自己不敢说，这不是窝囊、懦弱吗？还有人总是关注别人是否在看自己，如果别人看自己，而自己眼神躲闪了，就感觉自己懦弱，连跟别人对视的胆量都没有，太窝囊了；还有人会担心别人让自己做不情愿的事的时候，自己不好意思拒绝，但如果不拒绝，又担心别人会觉得自己好欺负，小瞧自己，于是更加感觉自己窝囊、没面子；别人跟自己说话语气重了些，就觉得如果自己不去反击的话会被别人小看。

有懦弱感的人并不甘心懦弱，却从不为做一个强者而付出努力，总是纠结自己为什么是个弱者，自然没有结果。

（七）与性相关的症状

1. 手淫恐惧　手淫是一种很普遍的现象，如果不过于频繁，并不算病态，而手淫恐惧感会帮助我们减少过度手淫，其实是有利的。过分强调或错误地理解了手淫的危害，则会使之成为患神经质症的原因。很多青少年一方面害怕手淫会伤身，另一方面又控制不住生理需求。这种心理冲突使他们陷入痛苦又无处述说，于是把一些并非手淫导致的症状，如遗精、梦交、乏力等都归罪于手淫。还有的人认为一滴精液比几十毫升血都重要，所以会为一次流出这么多精液感到害怕。一位 26 岁的年轻患者，被遗精恐惧所困，每当梦遗的时候，就害怕精力被耗竭，渐渐对声音敏感，入睡困难，症状越来越多，并认为这是遗精所致，于是工作也干不下去了。但是这类患者一旦了解了这个病的机制，症状很容易改善，这是与器质性疾病的不同之处。

2. 生殖器短小恐惧　此类患者多自感生殖器短小，认为生殖器大才"爷们儿"，因生殖器小而抬不起头，害怕被人笑话、看不起，因此不敢去游泳池，不去公共浴室，不敢入公共厕所。其实，这类患者的性器官尺寸并不比别人短很多，也可以正常地完成性生活。性器官的大小差异就像人的眼睛、鼻子大小有区别一样，并不存在本质上的区别，而用这种话去劝患者往往无效，他们会固执地坚持自己的"短小论"，很多人还会寻求性激素治疗，但是往往是无效的，因为性器官的大小并不完全由性激素水平高低所决定。

3. 性功能障碍（阳痿）　性功能障碍往往有器质性和功能性之分。它可能是由脑、脊髓等神经方面的原因造成，内分泌失调、酒精中毒、抑郁症等多种疾病也都可能伴有性功能障碍，但是更多的性功能障碍是心理因素造成的。患者往往手淫时性功能完全正常，一旦真正性交则无法进行，于是感到懊恼、无地自容、羞愧难当。分析其原因，神经质倾向明显的人第一次性交时往往十分紧张，在这种气氛下不能很快勃起或勃起不能是可以理解的，但是这种状态往往被患者认为是很丢面子的事，可越是着急就越不行，最后以失败告终，等到下次性交前，就想"这次会不会又不行"，越是这么想就越不安，这种预期焦虑最终导致性交失败。经过几次失败后，患者往往把自己定义为有病，或者被说成是阳痿，这么一来很容易丧失自信心，性功能障碍就形成了。还有的人第一次性交失败可能是由一些客观原因造成的，如酒后勃起不能、工作过于疲劳、心情不好、身体患病、害怕性交失败、对方紧张影响到自己等，导致不能很快勃起，这种体验会使其感到震惊，担心下次再度发生。这种预期焦虑会影响下一次性交，反复多次以后造成阳痿，这种心因性阳痿用性激素治疗往往是无效的。如果患者了解了这种症状发生的机制，经过调节后出现一次成功，这种成功的体验就会变成良性循环，使症状得到改善，这也是这种非器质性性功能障碍的特征之一。

4. 早泄　为性交时早泄而苦恼的人很多，其实这也与心理因素有关。年轻时的性饥渴导致最初几次性交比较急切、匆忙，没有达到最佳状态就结束了，因对方没有充分润滑导致刺激大、感觉强，容易达到兴奋的顶点，双方对这样的结果当然不满意，有时对方埋怨，使其感到不好意思，心想"下一次再不要这样，还是这样就麻烦了"，但越这样担心就越焦急。这种预期焦虑和特殊关注，往往使性器官感觉更加敏锐，导致下次还是失败。于是懊恼、痛苦、自卑的情绪油然而生，愈发影响性功能，形成恶性循环。

5. 其他关于性的症状　有人害怕睡觉时压到生殖器，有人担心自己的性器官有异味，有人害怕患性病而到处检查，或者为自己总是想着性的问题而烦恼、自责、惶恐等。

（八）功能性震颤

这里的功能性震颤主要指非躯体器质性疾病（即查不出病理改变的疾病）导致的震颤，是功能性或者精神性的震颤，其特点是在特定的场合、特定的情况下发生，身体或手脚不由自主地震颤，例如有人在别人面前写字、签名时手抖或身体发抖，而独自做这些事时就不抖，器质性的震颤则不具有这样特点。震颤多与职业相关，如小提琴手、需要经常写字的书记员、总使用珠算的商人等，因此有人称这种情况为职业性痉挛。引起这种症状的原因多是过于担心自己做不好工作，过度紧张，这种担心和紧张是不由自主的，所以震颤也是不受控制的。例如，有位患者在批评下属时，不知出于愤怒还是紧张，开始发抖，并为此而感到难堪，此后一到别人面前就不由自主地发抖，越想控制就越抖得厉害；还有一位患者在一次喝酒时给旁边一位女士倒酒不慎撒了一点而被人笑话，此后就非常容易手抖。

二、强迫观念、恐惧症

（一）对人恐惧

"对人恐惧"又称社交恐惧，是一种常见病，有很多类型。有的人在别人面前窘迫，说不出话；有的人无法在人多的场合专心做眼前的事，视线总是被别人吸引，觉得好像被人盯着看，因此害怕出现在人多的地方，不能到公共场所，不能乘坐汽车、飞机、船等交通工具，不能上课等；还有人认为自己长得难看，会给他人造成不快，因此害怕见人，不能与人对视，不能参加面试，感到孤立、痛苦。有的社交恐惧症患者看到别人说话就怀疑是在说自己的坏话，看到别人笑就怀疑是在笑话自己，看到别人咳嗽、吐痰就是怀疑针对自己，对别人的这些举动加以主观判断。社交恐惧症患者本来也希望与人亲近，有希望被尊重的强烈愿望，但是他们却总是害怕被别人厌恶、看不起或被忽视，因此有强烈的戒备心，特别是在众人或某些特殊的人（领导、长辈、异性等）面前更加严重。

正常的人也希望与人亲近，有希望被尊重的强烈愿望，他们也不是不怕被别人厌恶、看不起和忽视，在众人、领导、异性面前也不是没有不安感，但即使是有这些感觉，他们依然可以不露声色，紧张就紧张，不安就不安，该做什么就做什么，认真做好每一件事，不回避，不放弃，也就不会引起内心的强烈冲突。而神经质的人讨厌这些感觉，把这些感觉当成痛苦，想要排除，需要完全没有紧张感才能做事，这等于想把不可能变为可能，结果陷入无休止的纠结和深深的内心冲突之中。

人如果想逃避正常心理，或否认正常心理的存在，不仅无法办到，还容易产生更加强烈的对人恐惧心理和神经质症症状。以对视恐惧为例，一般人在遇到别人的视线时，不是直勾勾地与其对视，而是很自然地眨眼或将眼光转向别处，看着对方的整张脸或整体，因为正常人被直勾勾地盯住都会感到不自在。而神经质的人往往认为遇到别人视线又移开是自己懦弱，于是嫌自己不够自信，希望自己能坚持不移开视线，却又做不到，就对遇到别人的视线特别在意，结果越这么想就越表现得不自然，逐渐发展成视线恐惧。

脸红恐惧也是社交恐惧中最多见的症状，此类人群越在意脸红，就越感到脸红可耻，觉得不好意思、害羞，甚至感到痛苦。其实脸红是很多人都体验过的事，正常人不觉得这是什么了不起的事，会继续聊眼前的话题，做眼前的事，不知不觉也就过去了。神经质性格的人却觉得脸红是一件很丢脸的事，极力想排除脸红这种正常现象，为此对脸红更加注意，感到害羞、难堪，陷入恶性循环之中。单纯地脸红和想要排除脸红现象的不同之处在于，前者是脸红一阵就过去了，后者则会导致从此害怕脸红。因为这种自然反应是排除不掉的，所以越想排除脸红往往就越容易脸红，结果发展成脸红恐惧。

其他类型的社交恐惧基本都是这样产生的。社交恐惧的人往往把自己与他人的关系对立起来，总与别人比较，认为不该"输给"别人，不能被人瞧不起，应该一点也不紧张地、自然地面对别人，否定一些自然发生的心理现象，于是陷入心理冲突之中。这类人总是告诉自己要冷静，别让人看出自己紧张，结果反而显得更紧张或生硬、不自然了。比如，他们容易出现别人不先打招呼，自己就低着头不说话、不理睬对方的现象，认为和对方又不怎么熟，自己先打招呼会没面子，结果变得与周围人的关系越来越疏远。

应该注意的是，即使是正常人也会多少有一点社交恐惧的心理，比如很多人都在开会时找后面的位置坐下，或者见人不主动打招呼等。因此，社交恐惧症的治愈并不是在社交场面上完全消除紧张和害怕的心理，而是不在意这件事了，即使在待人接物时仍有些紧张，但还是不受影响，把该办的事办好即可。

社交恐惧症患者所描述的恐惧对象，往往会带有自我夸张的成分。比如，有脸红恐惧的人，他的脸没有自己说的那么红；感到自己长得丑的人其实没那么难看；感到自己给别人带来不快的人，表情并没有那么特别。但是对无论怎样向他们解释，通常都不被接受，他们也不会改变自己的观念。

（二）疾病恐惧

疾病恐惧就是害怕得病，或者害怕自己目前的症状是患上了某种治不好的病，为此惶恐不安。

在正常人看来，疾病恐惧症可能很滑稽，但是这类患者却很认真，不惜重金，花费大量时间，不屈不挠地消除恐惧的烦恼。容易成为恐惧对象的疾病有心脏病、脑卒中、性病、艾滋病、癌症、精神病、狂犬病等。由于怕生病，所以他们特别关注与这些病相关的信息，不敢到人多的地方，不敢与人接触，生怕被传染这类疾病，长期到处检查和治疗，休养，不上班、不做家务，不敢吃很多食物，身体变得越来越虚弱，而这些症状按照躯体疾病来治疗往往是治不好的。

1. 皮肤病恐惧　皮肤稍微出现斑点、丘疹、疙瘩等就异常紧张、恐惧。在公共汽车里看到别人患有皮肤病也很紧张，必须马上下车，回家用酒精反复喷身体、皮包等。对接近自己的每一个人都要仔细确认是不是皮肤病患者，否则就会不安，严重者就连听到皮肤病的事、在电视里看到皮肤病都会紧张、恐惧。

2. 性病恐惧　这样的患者很多，由于某种诱因，开始害怕患上性病，联想起自己在公共浴池里洗过澡、使用过公共浴池的毛巾或有过冶游史等，于是紧张、恐惧，到各医院检查自己是否患有性病、艾滋病，而且不相信阴性的检查结果，甚至还要询问浴池老板有没有人在这患上性病，如果对方否认则仍不相信，认为对方撒谎，惶惶不可终日。在家里反复检查自己的性器官，发现一点不对头，马上到医院找医师确认，而当医师说"不要紧"，他们往往是不相信的，却对医师说怀疑什么病则坚信不疑，马上进行检查、治疗，即使花重金治疗无效，也还是反复寻求治疗方法，严重影响家庭生活和工作。

3. 精神病恐惧 神经症患者经常心烦意乱，想自己会不会发展成精神病，越这么想就越紧张，反复咨询医师这个问题。对医师说"不能"的回答并不放心，变换方法继续问："有没有精神病性的症状""有没有误诊的可能""是不是精神病的早期""有没有变成精神病的可能"。对医师模棱两可的回答追问到底，否则就不安心，反复查书，上网查询，感到书中说的、网上说的精神病症状与自己很像，自己与正常人不一样。其实精神病与精神病恐惧完全不同，神经质症和精神病也是两回事，如果开始诊断为神经质症，而后来症状变成了精神分裂症，那么一开始的诊断可能就是错的。害怕自己是精神病的人，一般不会发展成精神病患者，因为精神分裂症患者发病前往往不害怕自己患精神病，也不认为自己会患精神病，即使患了精神病也察觉不到，甚至是坚决否认。

4. 癌症恐惧 癌症恐惧的发生率比较高，患者可能存在某种身体不适，联想到亲友患这种病过世，那么自己也极有可能患此病，因此不断到医院检查。轻者经过详细检查，医师认真解释，说明没有患癌的证据，不足以诊断癌症，其担心和恐惧会有所缓解；而多数患者经过多次检查，都没有查出癌症的证据，医师也反复强调不能诊断为癌症，但是患者就是放不下心，无法工作，谈癌色变，不管身体出现什么问题都联想是不是癌症的原因，越想越怕，进而影响生活。

5. 高血压、脑卒中（中风）恐惧 一些神经质性格的人从网络、书刊、医师那里得知一些关于高血压患者容易发生卒中的信息，便从此非常害怕高血压，害怕卒中，每天量数次血压，对血压的波动十分敏感，血压稍微上升一点就十分紧张，越紧张就越害怕，越害怕血压就更容易上升；有的人因为怕卒中，每天安静卧床，不敢独自活动、出门，走一点路也十分紧张，恐惧，满头大汗，走路十分缓慢，做回头等动作都十分谨慎，慢慢地变得不敢见人，不能与人说话，不敢吃很多食物，不做家务，不能工作，严重者甚至丧失了劳动能力。

（三）过失恐惧、强迫行为和思维

完善欲是人应该有的一种欲望，不论做什么事，把事办得尽量完美、不出错，几乎是每个人的愿望，正因为如此，每做一件事，特别是重要的事，都认真准备，周密计划，按部就班地实施，这样才有成功的可能，所以具有完善欲是正常的，这并不是病态。但是，这种完善欲到什么程度算正常/不正常，并没有既定的标准。一些人认为"越完善越好""一点毛病和错误都没有才算完美"，这种极端完美的要求是大多数人都做不到的。一些极端的完美主义者，不允许出现瑕疵、不完美或一点点错误。对极其重要的事格外注意还可以理解和接受，但如果事无巨细，事情无论大小都这般仔细，会降低效率，在小事上花了太多时间，对大事反而没有充足的时间去做，导致一些事没有完美地完成，因此极端害怕下次再出现这种情况，于是更加仔细地对待每一件事，如此反复，形成恶性循环。比如，每天纠结于几件小事，反复询问、检查、思考、行动：有些人反复锁门，甚至高达几十次，即使这样，走出很远还会返回来再检查一下，怕万一没锁好；有些人反复洗手，甚至一次洗几个小时，怕万一细菌被吃进口里；有些人反复思考同一句话、同一件事，想到头疼还要想，怕万一没有想周全；有人把扔出去的垃圾找回来，再重新检查几遍，怕万一把重要的东西扔掉；朋友结婚，送了礼金，突然担心会不会把重要的事情写在钱上面，于是编造一堆理由把已经送出去的礼金要回来，换成经过反复检查过的钱再送过去，他也知道这样很过分，明知没必要如此却又无法自拔，进而变成一种强迫性的行为和思维，最终无法进行正常的生活、工作、学习。

一方面，这是患者害怕"万一发生错误怎么办"的极端完善欲在作怪；另一方面，这是患者具有情绪本位所致。也就是说，不管做什么，他们都把自己的情绪作为做事或行动的准则，只要想做，不管需要与否都去做，怕"万一不这样"就麻烦了，以此为借口，去做"明知不该做的事"以防万一，因为做了之后会得到一种满足，就好像得到了某种奖励一样，如此反复，陷入无底深渊。陷入这种状态，很容易失去所有的自信。有的人每办一件事都要反复确认，如"我吃过饭了吗""我吃过药了吗""你真的肯定我吃过药了吗""万一忘吃了药，这病就好不了，那就完了"。这样的患者每天又忙又累，可是收获极少，积累的没有完成的事也越来越多，心情就越来越差，却依然不能及时调整自己的行为方式，根据需要转变办事作风，挑重要的事优先处理，合理安排精力，部分求全，结果生活陷入极端混乱、难以自拔的状态。

（四）杂念恐惧

一般来说，无论在任何情况下，正常人脑子里也不会一直是空白的状态，总能看到、感觉到或想到什么，而杂念恐惧的人很容易对杂念产生碍事、厌恶的感觉，非要除之而后快。这种人越是要去除杂念，杂念就越是被清晰地印在脑海中。人在读书、学习感到疲倦的时候很容易思想"溜号"，脑子里出现一些与书无关的事，这是很正常的，没必要在意或刻意排斥，做点别的事或休息一阵，运动运动，注意力不集中的情况、脑中的杂念就会减少，乃至意识不到了。完善欲强的、神经质的人认为学习时一定要绝对集中注意力，思想必须统一，不能有一点杂念，结果对杂念更加关注，变得反感，杂念反而变得更多，进而影响学习。杂念恐惧的人往往强调自己原来是没有杂念的，其实只是之前对杂念没有注意到罢了。

（五）杂音恐惧

此类患者对杂音特别在意，认为自己对声音敏感，常感到周围的声音格外尖锐，影响工作、学习、生活、睡眠。其实这不是对声音敏不敏感的问题，而是接不接受声音的问题，比如讨厌钟表或关门声，就会觉得它刺耳，可是坐火车时对火车的轰鸣声却无所谓。

　　人学习时间久了，感到厌烦时，很容易被其他声音所吸引，注意力不集中，无法专心。如果此人认为是声音影响了他的学习，使自己注意力不集中，急于排斥这种声音，却往往会更加关注，并与之对抗，陷入对学习的关注减少，对声音更加关注的恶性循环。

　　有人失眠，感到楼上的声音太大，连脚步声都能听到，于是认为失眠是声音引起的，于是搬到儿子家（住在顶层），可不久还是感到邻居声音太大，影响睡眠，还是睡不着。其实无论住在什么地方，都会不同程度地有声音存在，即使在郊外也会有鸟声、风声、雨声，一丁点儿声音都没有的地方是不存在的，如果不改变对声音的认识，即使躲开了这个声音，还会被其他的声音所影响。所以想用躲避、塞耳朵等方法解决杂音的影响，或者到处寻找声音源，反而会更加受其影响。

　　（六）罪恶恐惧

　　有的患者不敢到人多的地方去，不敢进商店，害怕自己偷东西；害怕自己伤人；害怕做不雅举动；看到火柴就怕自己会放火。不仅如此，他们还害怕脑海中出现上述这些想法。其实人都会有各种想法，不仅有高尚的，也会有邪恶的、丑陋的、让人羞愧的，只不过正常人知道区别，知道怎么去化解，去做有益的事情，而对于其他想法采取无视的方法，自然而然就过去了。越是否认、排斥、害怕这些念头，它们反而会越强烈，导致无法正常生活。

　　（七）尖物恐惧

　　尖物恐惧是看到尖的物体就感到像刺到自己一样，所以特别害怕看到针、钉、刀、玻璃碎片等，在有这些东西存在的地方就无法安心。有的家庭主妇因此不能做饭，不能做针线活，严重者连桌子角这种带角的地方都恐惧，所以行动范围越来越小。

　　（八）丢失恐惧

　　丢失恐惧的主要表现是离开某处之前一定要反复检查，怕落下什么东西，换衣服之前反复检查各个口袋有没有东西落下；一天做了很多事，担心自己遗漏重要的事情，所以反复回想做过的所有事，导致没有时间和精力去做该做的事情。

（九）嫌疑恐惧

如果有人丢了东西，嫌疑恐惧的人会怕自己被怀疑，并因此感到不安、不自然，有时还反复辩解自己不在场，没偷东西，越紧张越感到自己不自然，越觉得自己可疑就越不安。最后导致不敢和别人在一起交往。

（十）体臭恐惧

体臭恐惧的人总认为自己的身体（腋下、阴部、肛门、脚或整个身体）发出臭味，让别人讨厌，并为此焦虑，到处检查，反复换衣服、洗澡，躲避见人，实际上这种气味完全是患者的主观判断，但无论周围人怎样劝说，检查结果如何正常，都无法改变患者的这种主观判断，类似妄想，相信自己惹别人讨厌，别人无意中做出的皱眉头、侧身等动作都会被他们解释为讨厌自己的臭味。

（十一）冷风恐惧

有冷风恐惧的患者，因为之前受凉导致疾病或痛苦，就总觉得怕冷。例如，某次洗澡前觉得室温正常，甚至有些热，可是洗澡后从浴室出来，忽然觉得室内很冷，冻得直哆嗦，从此特别怕冷，怕风，夏天虽然热汗直流，也不穿短衣短裤，不开空调电扇，为此经常与家人闹矛盾，在单位别人要开空调，自己就要穿很多衣服，或干脆不上班，为此烦恼，到处求医，检查并无异常，却依旧怕冷。

三、焦虑性神经症

焦虑性神经症主要指发作性神经症，即发作性地出现心慌、呼吸困难、恐慌等症状，伴有自主神经功能紊乱。以往也称之为心脏神经症，多数患者急性起病，症状包括脸色苍白，头晕，心慌，脉搏加快，手脚发冷，乏力，有恐惧感、濒死感，多在几分钟内自行缓解。这类患者即使立即送到医院进行检查，也不会查出异常结果。患者经过一次发作后，因害怕再次发作而不敢独自出门、独自在家，影响正常生活，很多患者反复住院，并会过度关注心脏问题。也有很多患者被诊断为心脏病，如冠心病、心律失常等，但药物治疗效果不佳。此外，慢性焦虑也属于焦虑性神经症范畴。

第二节　森田神经质症的诊断

森田神经质症是森田心理疗法的最佳适应证。日本森田疗法学会于 1995 年制定了森田神经质症的诊断标准，根据临床症状特征［包括：①对症状有异常感，伴有苦恼、痛苦、病感；②适应不安；③预期焦虑；④防卫单纯化（详见本书第四章）；⑤对症状受容低下等］，症状形成的被束缚机制（精神交互作用和思想矛盾的存在），性格的内向性、软弱性、强迫性等方面特征来诊断森田神经质症。概括来说，具有神经质症的症状（详见本书第三章）、被束缚状态和机制、神经质性格可以被诊断为神经质症。这一诊断标准主要在森田心理疗法治疗中参考和应用，而不在对神经症的医学诊断中应用。

第三节　神经症"被束缚"状态自评量表

现代医学治疗神经症，主要针对的靶症状是焦虑、抑郁、紧张、恐惧、疑病、失眠等，而很少关注神经症的"被束缚"状态。20 世纪 20 年代，森田正马教授首先观察到神经症"被束缚"的精神病理现象，认为神经症的"被束缚"是精神交互作用和思想矛盾的状态，并认为"被束缚"状态的形成过程是神经症发病的被束缚机制（详见本书第二章），"被束缚"状态是神经症治疗需要打破的关键。他创建的森田心理疗法在神经症的治疗中取得了令人瞩目的成就。森田心理疗法以打破"被束缚"状态为主要治疗目标的理论到目前为止都没有改变，但对"被束缚"的认识却存在差异。森田学派的研究者对"被束缚"状态的研究多通过临床病例报告和理论探讨进行，由于报告者对"被束缚"理解的差异、评价的主观性等原因，很容易影响对"被束缚"的深入研究和临床评价。笔者于1999—2003年在日本东京慈惠会医科大学研究、工作期间，开发编制了"神经症被束缚状态自评量表"（Self-rating Scale for the TORAWARE State of Neurosis，SSTN），该量表具有良好的信度和效度，已经发表于《日本森田疗法学会杂志》2003年第2期。SSTN适合对神经症和伴有神经症样症状的患者被束缚程度进行评价，使被束缚状态程度得以量化。经过深入研究，中文版SSTN也已被开发出来，并且具有良好的信度与效度，该项目研究结果发表在《中国健康心理学杂志》2016年第6期。

第四章　森田心理疗法神经症治疗体系

第一节　治疗形式

一、门诊森田心理疗法

门诊治疗仍须遵循森田心理疗法的基本原则。但由于门诊治疗没有住院治疗所具有的特定环境，不能采用卧床及做出布置的方式进行治疗，所以具有与住院疗法不同的特点。

门诊治疗主要通过治疗者与患者一对一的交谈方式进行，一般一周一次，逐渐变成两周一次。治疗者应注意与患者建立良好的治疗关系，在掌握患者生活史的基础上，尽可能详细了解患者的现实情况。在了解患者以症状为核心的生活的同时，对其生活减少了什么，改变了什么，现在的生活是什么样子都应加以关注，并且不以症状作为讨论的重点内容，鼓励患者放弃排斥和抵抗症状的态度，采取接受症状、放下消除症状的想法和做法，或者不是把消除症状作为首要任务，而是首先面对现实生活，承担自己在生活中应承担的责任，做力所能及的事情。在治疗中，治疗者应尽可能用提问的方式启发患者对问题的理解，而不是过多地采用说服的方式。治疗的关键是帮助患者理解顺其自然、为所当为的原理，教导患者具体可行的行动方案，就是具体应怎样去生活，怎样去做人、做事，使患者在各种具有建设性的、有意义的行为之中获得快乐，将注意力逐渐转向这些行为、事物中来，打破患者注意固着于症状的状态，从而打破"被束缚"状态。

门诊治疗的要点

1. 询问病史和检查 治疗者应详细了解病史，以及病症表现、既往患病情况，患者的性格特点、兴趣爱好、习惯、嗜好、工作情况，每天闲余时间在做什么，以及家族史等。同时应进行体格检查、实验室检查、影像学检查，以排除严重躯体疾病的可能；进行详细的精神检查。

2. 指导要点 让患者接受和放下自己无法排除的症状和烦恼，而不是试图排斥它（症状包括不安、身体不适、恐惧等心理症状，也包括烦恼、压力、挫折、失败、损失等）；事实上，做到这一点就要设法找到一定的理由，让患者觉得，与急于排除眼前的症状、烦恼相比，还有更加重要的事情要做，做了这件事再来排除眼前的症状也不迟，这样更容易使患者暂时放弃与症状斗争。例如，如患者被胸闷症状所困扰，拼命到处就诊，即使经过医师再三检查，证明患者心肺功能良好，也无法使其安心，仍然千方百计设法排除心慌、胸闷的症状，结果却使症状更加严重。经过检查发现，这样的患者存在焦虑和抑郁，经过抗抑郁、抗焦虑药物治疗，一般来说，不仅焦虑、抑郁会缓解，就连胸闷、心慌等症状都会有所改善，直至消失。但是如果患者一直不肯放弃与症状斗争，一直高度关注、排斥胸闷、心慌的症状，就会给治疗带来困难。为了寻找使患者放下对症状排斥的突破口，可以从患者体重、体质、心理测验结果等方面入手。比如，患者是肥胖体型，就告诉患者肥胖可能是胸闷、心慌的重要原因，让患者把治疗的任务交给医师，按照医师指导去吃药，自己放弃与症状的对抗，适当运动、调整饮食结构，以达到减轻体重、改善体质，进而减轻躯体不适的目的。如果患者迈出了这一步，接下来的事情就容易得多了。还可以从患者痊愈后的理想入手，比如患者说，治好病后想上班，或想唱歌、画画、恋爱等，就可以指导患者一边为今后这些打算做准备，一边循序渐进地实施，治病的事可以同时进行。还可以从恢复社会功能入手，患者一心一意地看病、休息，不做家务，不去工作，失去了社会功能，而逐渐恢复这些社会功能对治疗目前的病症有利，应鼓励患者把恢复社会功能作为治疗的一部分。

治疗的主要方法为言语指导和日记批注。首先引导患者领悟其症状与人格特征的关系，告之形成症状的有关因素，要求患者将自己的理解和体验写在日记上，要求患者使用两个日记本，治疗者在复诊时针对患者上次日记中暴露的问题进行批注，在此基础上对其进行言语指导，提出下一次的要求。与此同时，要求患者阅读森田理论的有关材料。由于门诊治疗中，治疗者不能亲自观察患者的日常生活和行为，所以让患者记日记，通过日记了解患者的生活细节，通过对日记的批注来对患者进行指导，是治疗的中心环节。

治疗者在治疗指导中特别要注意：第一，治疗始终要针对患者的人格、生活习惯等问题，不能被其症状所纠缠，应对症状采取不关注的态度；第二，在患者对治疗要点理解的条件下，着重要求其在生活实践中自觉地去体验。

3. 关注重点　嘱咐患者不向亲友和周围的人谈论症状，也嘱咐患者的亲友、周围的人不与患者讨论症状；关注和纠正患者的不良生活习惯，比如纠正患者经常喝酒、上网玩游戏、睡觉过早、暴饮暴食、宅在家里的习惯等。纠正这些不良习惯的最好方法是养成良好的生活习惯，培养良好的人格品质、人际关系、兴趣爱好等。另外，嘱咐患者不要总是在网上、图书馆、书店查阅与自己症状有关的资料，不要在网上与症状类似的人讨论症状，这些都会无形中加重病情。

4. 主要适应证　焦虑症、疑病症、强迫症、恐怖症、自主神经功能紊乱、胃肠神经症及其他类型的神经症（癔症除外）。本疗法适合于迫切求医，有治疗愿望的患者，以及抑郁症、心身疾病、精神分裂症恢复期等。初诊第一个月的治疗为每周1次，以后改为2周左右1次。

二、微信、QQ 方式的森田心理疗法

我国虽地域广阔，但有名望的森田心理疗法专家不多。森田心理疗法虽不像其他疗法那样需要很长时间或几十次以上的疗程，但也不是一两次门诊就可以解决问题的。患者在家属的陪同下跋山涉水，远道而来求治实在不易，交通费、住宿费高昂，往返途中也需要花费较多时间。那么，通过现代的通信手段，如微信、QQ 等方式，就成为一种很好的医患心理交流的手段，只要双方同意，这种方式与门诊治疗的形式相近，又可以省去时间和成本，不用去医院挂号排队，现在很多个体开业的心理治疗师多采用这种方法帮助患者。

三、读书、书信方式的森田心理疗法

顾名思义，读书、书信方式的森田心理疗法就是通过读森田疗法专家的书或者通过书信的形式来进行治疗，这种形式的优点在于患者可以反复理解心理医生的指导内容。这种治疗方式的产生主要源于以下几个因素：一是越有名的专家通常越繁忙，很难有时间与患者进行长时间的交谈和指导；二是由于远隔千山万水，患者很难与医师见面；三是有的患者即使有机会与医师见面，但由于注意固着，对医生的指导并没有真正领会，或者记不住的情况非常多见，影响了治疗效果。书籍、书信可以反复阅读，加深理解，所以这是很常用的、简便易行的治疗方法。目前，我们可以通过书店和网店购买到译自国外的和国内专家编著的森田疗法书籍，对于那些没有条件见到森田心理疗法专家的患者，这不失为一种好方法。

前言中提到的日本企业家冈本常男，他在患病之后读到森田疗法的图书，按照其方法改变生活态度和一些不良行为方式，从而治愈厌食症，重获新生，就是一个很典型的读书疗法获得成功的案例。

读森田心理疗法的书籍可以使一部分神经症患者治愈，但有的人通

过读书治疗的效果并不好，分析其原因，一方面患者读书只围绕理论，在了解书面意思上下功夫，遇到一点难懂之处就陷入纠结，对森田心理疗法予以全盘否定；另一方面，患者在行为上不能跟进，缺乏行动力，当然效果差。所以，读书疗法不在于读了几本书，读了哪位专家的书，而在于读书以后能不能迅速按照森田心理疗法的理论去行动，改变过去的不良行为模式。

四、格言、哲理方式的森田心理疗法

人在郁闷、烦恼、纠结，思想被束缚时，往往很难走出误区，摆脱烦恼，开导他们走出烦恼的陷阱并不那么容易。有时我们说了很多话，发表了长篇大论，却不如一两句格言、诗句有效果，它们短小精悍、朗朗上口，容易理解和记忆。有些人因种种原因对人生心灰意冷，多少人好言相劝都无效果，可一句"留得青山在不怕没柴烧"，却使其幡然醒悟，重振精神。

森田心理疗法提倡使用富有寓意的诗句、格言去治疗患者，使他们豁然开朗。有时候，一句恰到好处的格言、一席短小精悍的话语会使人茅塞顿开，胜读十年书，甚至改变人的一生。在森田心理疗法治疗中，格言有时就是有这样意想不到的效果。把适合患者的诗句、格言作为书法练习，或做成对联贴在墙上，让患者每天都可以看到，反复学习、朗诵，加深理解和记忆。人的知识是有限的，特别是在没有患病以前，患者对心理、人际交往、生活常识方面的知识不足者并不在少数，由于知识不足产生的认知偏差就可想而知了。格言、诗句可以精练地概括一些人生哲理，看起来虽简单，但细思量起来意义深远。学习、补充这方面的知识，有益于改变以往不正确的行为方式。

（一）常用格言

【日日是好日】

这句格言告诉我们，一个人心境的好坏与认识问题角度有关。我们

如果懂得每天都去看到所发生事物好的一面，等于换一个视角看生活、看问题，往往就能获得对生活全新的理解，会收获好心情。如果每天都这样做，每天就都是好日子了。

宋代无门慧开禅师有诗云："春有百花秋有月，夏有凉风冬有雪，若无闲事挂心头，便是人间好时节。"任何事物都既有不好的方面，也有好的方面，总是看到、想到不好的方面，人就会心情郁闷，平添烦恼，没有好日子过；而经常去看事物好的方面，那我们每天都会快乐，每天都是好日子，烦恼也就不容易困扰我们。

从前，南禅寺门前有一位老太婆，不管晴天还是雨天都在哭。一次，南禅寺的方丈问她："老人家，您到底有什么伤心事啊？"老太婆满眼含泪地答道："我有两个儿子，大儿子在前街卖伞，二儿子在后街卖草鞋。天一下雨我就想到二儿子的草鞋今天又卖不出去了，想到儿子多可怜，我就忍不住哭。可到了晴天，想到大儿子的伞卖不出去，也够可怜的，所以还是哭啊。"方丈听了这话，就说："老人家，您要是在下雨天想大儿子的雨伞肯定没少卖，您就一定会开心了。到了晴天，您就想二儿子的草鞋一定会畅销，就该高兴、庆幸了吧。"老太婆听了，觉得有道理，从那以后变得每天都开开心心地过日子了。

【日新月又新】

尽管每天的生活看上去都千篇一律，没什么新意、进步可言，久了就容易厌倦，失去生活的动力，但如果仔细观察，你会发现生活中的今天和昨天一定是不一样的，一天有一天的收获，一月有一月的成果，哪怕遇到的都是失败，那也是得到了失败的经验，积累了经验就会获得成功。每天都是新的一天，每月都是新的一月，对于每个人来说，即使再平凡的每一天、每个月也都有重要的意义。认识到这一点，就会改变自己的心态。有人说："播下一种心态，你会收获一种思想；播下一种思想，你会收获一种行为；播下一种行为，你会收获一种性格；播下一种性格，你会收获一种命运。"从这种意义上认识"日新月又新"的含义，也许就会改变我们的人生。

【事实唯真】

这句话的意思是，事实就是事实，不被任何感情或主观想法所束缚、所左右，正确地认识事物、对待事物、接纳事实，这是不被束缚或从"被束缚"中解脱的心态。当你以"事实唯真"的原则看待事物，看到鲜花则心情清爽，面对死亡则心生恐惧和悲伤，看到粪便就厌烦，这是正确认识事物的态度。相反，遇到死亡时本应感到恐怖或悲伤，却觉得不应该这样，认为这是不正常的感觉，就不是事实唯真，可能是病了。当你剧烈运动时，心脏会剧烈跳动，这是事实，是正常反应，可你不接受，觉得这种心跳加快太不正常了，这也不是事实唯真。

【不安常在】

在日常生活中，焦虑不安是常有的现象，任何人都会不可避免地遇到，这是一种不可缺少的自我防卫机制，不能把它当成敌人来消除和排斥。人是有各种欲望或愿望的，欲望或愿望越高，伴随的不安也就越显著。你的欲望高，又没有为满足欲望而奋发努力，却要摆脱或消除不安，那几乎是不可能的，不安反而会对你穷追不舍，逐渐加重。所以，对于不安的正确态度是顺其自然，不安就不安，不理它，继续为实现自己的愿望而努力。神经症往往是防卫过度的状态，遇事有一点紧张焦虑也大惊小怪，极力排斥，而这种排斥往往是徒劳的，会导致更加焦虑。所以，我们应正确对待不安的存在，把它当做生活的一部分，不去在意它，就会与之相安无事，不影响正常生活。

【平常心得道】

对于神经症患者来说，只要是不徒劳，不妄为，无论何时都能保持平常的心态就是"得道"。这样说起来很简单，但对于神经症患者来说并不那么容易，他们心中有很多"怕"，"怕"虽然解决不了任何问题，仍一如既往地以"怕"为理由，回避做该做的事情，一直围绕怎样消除内心的"怕"在做事，不遗余力地想去排除这些"怕"，却总是生活在

"怕"之中。如果明白了平常心得道的原理，并这样去做了，一定会进入较高的境界，即得道。

【烦闷即解脱】

接受住院森田心理疗法的患者，在卧床期的第 3~4 天时，往往会出现明显的烦闷情绪。如果忽略这种情绪，顺其自然，继续卧床，往往烦闷会逐渐减少，情绪趋于平稳，这就是烦闷即解脱的体验。任何人都可能遇到烦恼，想避也避不开，所以不应排斥、逃避它，而应做该做的事，坚持下去，你就打开了解脱的大门，烦恼或烦闷会逐渐减弱、消失。

【防卫单纯化】

这个概念是森田正马教授的弟子高良武久教授提出的。当发现自己身处不利的情况时，任何人都会产生焦虑不安的情绪。健康者的焦虑一般不会局限于对某种特定对象，而神经症患者的焦虑不安往往有强烈指向某一对象的倾向，如疾病、灾害、事故、贫困、人际关系、个人缺点等较为多见。若把这些对象全部当成"敌人"来对抗可能会应接不暇，选择某一对象比较有利，于是在某种契机下，他们会选择其中某个"敌人"不断排斥，这就是所谓防卫的单纯化机制。

【纯真的心】

纯真即坦诚。错了就是错了，坦诚地承认，及时改正，没有必要寻找各种理由为自己辩解，或者把失败、犯错的原因都归到外界，怨天尤人，却不改变自己的错误。这样的做法便不坦诚，没有保留纯真的心。

【欲以一波息一浪，反而波浪迭起】

若企图以一个波浪去平息另一个波浪，反倒会出现更多的波浪，同理，我们如果极力用一种方式去消除另一症状，反而会接二连三出现新的症状。比如，想用"躲"的方式消除"怕见人"的问题，往往会变得更加不敢见人；用没完没了洗手去消除怕脏的担心，却越洗越不放心；

用"别紧张"这样的话勉励自己，消除紧张却更紧张了；用"别乱想"这样的鼓励去消除胡思乱想，却想得更多了。

【外相齐备，内相自熟】

一个人外在的一切长期以来都是正常的，生活符合常理，那么他的内心也应该是比较健康的。每一个人都希望自己是健康的。如果想象健康人一样没有病痛，过正常的生活，那首先应把不正常的生活习惯、生活方式、错误的人际交往方式纠正过来，而不是找各种理由过"自己想要的生活"，如整日自我封闭、什么正事也不做等，也不是不断寻找躯体不适症状，要等到去除了症状再去过正常的生活，否则就难以拥有健康的生活。

【尽人性】

每个人都有自己应该有的天性和"生的欲望"。洞察自己的"生的欲望"，知道自己想要什么，想做什么，想达到什么目标，围绕这些目标努力奋斗。判断自己所有行动的正确性，最终实现一个又一个目标，这就是尽人性。

【大疑也会大悟】

每个人一生中总会对某些事有疑惑，如果为此而纠结下去将会带来无穷的烦恼和纠结，这大可不必。如果无论怎样也无法在短时间内解决烦恼和疑惑，就做该做的事。其实世间的事都是对立统一的，穷人经过努力可以致富，弱者可以变强，疑问不会永远是疑问，早晚会有答案，到了解惑的时候，就会有大悟。

【适应性焦虑】

适应性焦虑是高良武久教授提出的概念，他认为森田正马教授的神经症的疑病基调概念不够全面，神经质不仅具有疑病倾向，患者还会对自己能否适应环境没有自信，或很难适应环境、适应社会，在发病前已具有这种倾向，这是患病的基础。发病后仍有适应性焦虑，这就是一种症状。因此在治疗神经质症状时，一不能忽略适应性焦虑的存在，也要设法去改善适应性焦虑，才有可能更好、更快地治愈神经症。

【看似未愈已自愈】

日本著名剧作家仓田百三曾经为强迫观念而烦恼，经过森田心理疗法的治疗而痊愈。他的治疗体验是"看似未愈已自愈"。他说，自己的性格几乎是很难改变的，有些纠结的事一时解决不了，对无法改变的东西就原封不动地接受，投入到有建设性意义的行动中，如果能这样坚持下去，生活、工作、人际交往恢复了正常，其实也就等于治愈了。

【花红柳绿】

事物有其自然属性和发展规律，如果你不徒劳地违背其自然属性和规律，就是顺其自然。

【梦中的有无，其实皆无】

无论在梦中梦到了什么，其实都不是真实发生的，不必十分在意或为之烦恼。

【如驴自缚，越逃越糟】

被拴在木桩上的驴越想逃就越围着木桩转，结果就越是逃不掉，用一句成语来形容，那就是作茧自缚，比喻人越是想摆脱某些事物的束缚，反而会被束缚得越紧，这是徒劳的行为。

【体困而眠】

应等到身体真正困倦时再睡，而不是想睡就睡。人如果真的困极，哪怕在电车里，甚至走路时都会睡着；但如果身体不困，只是主观上想睡，无论在床上怎样翻来覆去也是睡不着的。因此，应根据身体的需要来安排睡眠，而不是想睡多少就睡多少，有时即使只睡五六个小时也可以恢复精力，这是正常的。不同年龄段、不同个体需要的睡眠时间是不同的，不是自己比别人睡眠时间短，或是自己的睡眠时间变短就一定是患了失眠症。

【心随万境变，变化之处实幽玄】

人的心境随着境遇不同而千变万化，这种现象其实很玄妙，也是一种正常现象。所以不必因境遇恶劣导致情绪不好而悲观，也不必因情况顺利感到愉快而高枕无忧，要着眼于努力做事，心情随各种情况变化，顺其自然。

【徒劳，妄为】

生活中有些事可以改变，有些事却是无法改变的。比如亲人去世就无法复生，仍然几个月、几年如一日地难过，永远生活在悲伤之中，亲人也回不来了，所以是徒劳的；有人觉得身体有异样的感觉，可是无论怎样检查都查不出毛病，仍然不屈不挠地坚持查下去，而不愿去换一个思路寻找心理方面的原因；有人害怕洗不干净手而患上难以治愈的疾病，就不停地洗手，手洗破了还不罢休，用此行动去消除内心的恐惧，这是徒劳的行动。

【改变能改变的，接受不能改变的】

世上的很多事是我们无法接受的，比如，亲人患了难以治愈的疾病导致残疾或死亡，辛苦赚到的财产意外受到损失，遭遇强暴等。但是，当这一切已成为既成事实，无论你多么不甘心、不情愿，付出多少努力，过去的也已经永远过去了。如果继续否认事实，围绕已经不能改变的事情纠结，你的生命质量将受到巨大影响，你将承受更大的痛苦。最好的办法就是接受现实，放下这些无法改变的事，去做经过努力可以改变的事。尽管我们的力量微不足道，但通过我们的努力，使这个世界或某一领域、某件事物有了一点新的、喜人的变化，方便了别人，造福于大家，这比纠结于那些没法改变的事而备受煎熬，要强不知有多少倍。

【苦尽甘来】

人生在世，一定会遇到各种苦难，比如，学习很苦，成绩出类拔萃很难；劳动很苦，创造足够的财富让自己和家人过上富足的生活很难；追求理想很辛苦，达到自己的人生目标很艰难。但是，在这些苦难的面前，如果你退却，暂时的艰难就变成了永远的艰难；如果你坚持，不断寻路向前挺近，苦过之后就是乐、是甜，就像黑夜过后就是天明一样。

没有永远的黑暗，没有永远的艰难，也没有永远不变的痛苦，勇于面对和超越，人生就会从苦到甜。

（二）人生哲理

人在一生中会遇到许多的事，有些事看似平凡，细细品味起来却耐人寻味，富含人生哲理，值得别人学习和借鉴。有时在心理治疗中，医师讲述这些故事，更容易使听者理解其中的寓意，受到启发，获得感悟，从而改变自己被束缚的思维。

1. 挫折、失败也是财富　众所周知，金银珠宝、玉石古董是财富，可如果说挫折、失败也是一种财富，恐怕大家的意见就会不同了。有人视其为敌人，每一次遇到失败和挫折都垂头丧气，为此放弃努力，甚至放弃生命。之所以这样，是因为他们不知道，挫折、失败也是财富，很多真知、经验都是从挫折、失败中总结出来的。坚韧不拔的性格往往是经过无数次失败、挫折磨练出来的。

2. 抱怨不如行动　有这样一个故事，从前，一个男孩赶一群羊，一只羊不慎掉到了一个很深的陷阱里，男孩却没有发现。羊怎么跳也无法从陷阱里跳上去，每天还有人往陷阱里倒垃圾，又脏又臭。这只羊开始时很生气、沮丧，抱怨自己倒霉，它想，这样下去自己一定会被活埋了。后来，为了活下去，它不再抱怨，每天都不断地把落下来的垃圾踩到自己的脚下，并从垃圾中找些勉强能吃的东西充饥。随着每天垃圾不断地填进来，陷阱变得越来越浅，终于有一天，它从陷阱跳到地面上来了！它通过不懈的努力和行动使自己获得了新生。

我们时常听到有人抱怨：房价涨得太快，买不起；研究生考题太难了，考不上；实体生意太难做，干不了；工资太低了，工作没劲。每个人的抱怨似乎都有道理，但是单凭抱怨永远难以实现自己的人生目标。房子不会由于你的抱怨而降价，研究生考题不会变得简单，生意不会变得好做，工资不会经常涨。既然你有这些目标，那就做计划，并付诸行动，只有这样才有成功的可能。看到别人获得成功，很多人在羡慕之余时常会说"他们赶上好时候了""他们命好""他们有个好爹、好老师、好环境"其实，这些成功的人是通过不懈努力、不断行动、付出辛苦，才换来今天的成果，这才是成功实现理想的武器，才是最值得借鉴的宝贵经验。

3. 绝处也能逢生　美国有一位作曲家乔治·格什温（George Gershwin），他原本并不是一位有名的交响乐作曲家，而当时美国最著名的爵士音乐家却对他的音乐才能十分赏识，邀请他为交响乐团写一部交响乐。但是格什温称自己对交响乐一窍不通，不敢接受这一邀请。这位音乐家竟在报纸上刊登了一则广告，说 20 天后，音乐厅将演奏格什温作曲的交响乐。格什温看到广告后大惊失色，质问指挥家为何这样做，指挥家却微笑着说，反正全城的人都知道这件事了，你自己看着办吧。格什温只好硬着头皮，花了两周的时间完成了这部作品——《蓝色狂想曲》。没料想，首场演出竟大获成功，格什温从此在美国名声大振。

很多人总是墨守成规，不愿放弃现有的条件、环境，但是若想让自己的人生有所突破，达到人生的另一个高点，只有拿出绝处逢生的劲头，才可能做出平时做不到的事情，取得意想不到的成果。很多事的成功都是逼出来的，每个人都有自己的特长、自己的潜能，所以当面对压力、困境、绝境的时候，不要灰心和焦躁，也许这是生活对你的一次考验，相信自己有能力，一切都能处理好，绝处也会逢生，压力可以变为动力。

4. 人生三天中，活在今天更重要　每个人生都有三天，即昨天、今天和明天。活在昨天的人将一无所获，是因为总是迷茫，活在明天的人终将一事无成，是因为只是等待，只有活在今天、活在当下的人才可以收获快乐和幸福，因为这是最现实的。

昨天已经过去，活在昨天等于活在过去，无论你过去辉煌或失败，幸福或痛苦，那都是过去的事，已经永远不能改变了，如果还是活在过去，就是荒废年华。明天是未来，总是一味等待明天、等待未来，而荒废了今天的事，那么一切都将在等待中不知不觉地流逝。只有做好今天的、当下的每一件事，才会收获实实在在的成果，对自己的工作、事业和家庭最有益。

5. 若走错方向，止步就是进步　人生就像走路，有时方向错了却浑然不知，如果只是抱怨自己倒霉，走上这么一条坎坷的路，而不是止步去选择新的方向，就永远无法改变困境，有时已经明知自己错了却怨天尤人，或欲罢不能一错再错，往往就会走上绝路。一旦发现方向错了，停止前进就是第一个进步，应学会不断修正方向，然后继续前进，这才是达到目标的最佳方案。

6. 宽容为尚　清代名臣张廷玉的父亲、大学士张英的家人与邻居曾因土地起了纠纷，家人修书一封，希望张英出面干预此事。他接到家书立即回信："千里家书只为墙，让他三尺又何妨，长城万里今犹在，不见当年秦始皇。"家人见书明理，立即把院墙主动后退三尺，邻居见张家如此宽容，深感愧疚，也主动把墙让出三尺，从此两家之间形成一条六尺巷道。张家虽然失去几分宅基地，却换来宽宏大量的美名。

7. 何时放下，烦恼就何时消失　从前有两个和尚外出化缘，临走前大和尚告诫小和尚，一定不能近女色。可是一下山，二人就遇到一个年轻女子在河边踟蹰不前。大和尚上前问道："施主可有难处？"那女子皱眉说："不知这河水深浅，想去对岸，师父可否帮我？"大和尚于是背这女子过河后返回，继续沿河一路前行。小和尚边走边想：师父嘱咐我不近女色，自己却背了女子过河，这是为何？走了几里路，憋不住问大和尚缘由。大和尚连头也不回地说："什么女子？我早就'放下'了，你怎么还没有'放下'呢？"

大和尚助人为乐，做得坦然，放得轻松；小和尚拘泥于规矩，心里长时间放不下此事，平添很多烦恼。"放下"是一种境界，也是一种能力。该放下的事放不下，就是缺乏这种能力。放不下这件事情，就会阻碍其他事情的办理。"放下"不仅是身体的放下，更重要的是心理的"放下"。短短一生，要做的事无数，谁都希望尽可能多做一些大事流芳百世，前面的事过去了、放下了才能做后面的事，一个放不下就会造成连锁反应，烦恼不断，何谈做大事呢。

8. 目标是奋斗的动力　有人曾经说过这样一句话："有什么样的目标，并为之而努力，就可能有什么样的人生。"人的生活目标会在两个方面起作用：首先，它是你克服困难，努力奋斗的动力。然后，随着你的目标逐步实现，你会产生成就感，继续寻找新的目标，不断前进。有一点很重要，那就是目标必须切实可行，否则就会影响实现目标的积极性，进而失去前进的动力。

生活中，很多人由于种种原因失去了人生目标，不知道为什么学习，为什么工作，因此沉迷赌博、游戏，游手好闲，或者整日纠结于微不足道的小事或身体的一点小毛病上，陷于负面情绪、负面信息之中，陷入无穷的烦恼之中。目标不明确会使人失去奋斗的动力，从而扩大对压力的评价。

一个大学生毕业后找到一份工作，事先没有详细了解工作内容和待遇，入职后感觉工作累，压力大，赚钱少，常抱怨"累死我了"，于是毅然辞职。而他到另一个单位求职，领导说："有两个工作，一个每月2千元工资，工作轻松，另一个工作每月1万元工资，就是累一点、苦一点，你选择哪个？"他说："当然是选每月1万元工资的工作。"虽然这次的工作比上次的工作还累，压力更大，但是他坚持了下来，因为这次他的目标明确，希望每月赚到1万元。

9. 性格决定命运　有位美国记者采访投资银行的投资大师时问："决定你成功的条件是什么？"大师回答："性格。"记者又问："资本和资金哪个更为重要？"大师答道："资本比资金重要，但最重要的还是性格。"这位大师就是美国银行家 J.P. 摩根，他成功地在欧洲发行美国公债，建议大搞钢铁托拉斯计划，力排众议，推行全国铁路联合，都是由于他敢于创新的性格。如果他没有这样的性格，恐怕有再多的资本也无法开创投资银行这一伟大的开创性事业。

1998 年 5 月，华盛顿大学有幸请来两位世界巨富——微软总裁比尔·盖茨（Bill Gates）和"股神"沃伦·巴菲特（Warren Buffett）演讲。到场的 350 名学生中，有人问了一个有趣的问题："你们是怎么变得比上帝还富有的？"巴菲特说："这个问题非常简单，原因不在智商。为什么聪明人也会做一些阻碍自己发挥全部能力的事情呢？原因在于习惯、性格和脾气。"盖茨表示赞同。

无论是在工作还是生活中，都是性格决定命运。好的性格使人在成功时不骄傲，在遇到困难、挫折和失败时坚韧不拔，永不退缩，这样的人一定会成功。

10. 知己知彼　如图 4-1 所示，两人在争论，女孩站在木材的右侧，对男孩说："这是三根木头。"男孩站在木材的左侧，对女孩说："这明明是四根木头，你为什么说是三根？"两人争执不下，各执一词，谁也不肯让步。其实两人都是站在自己的角度看问题，说的都有对的部分，所以才各持己见；但同时两人又只是各对一半，他们的错误在于不会站在对方的角度看事物，知己不知彼，不承认、也没发现对方也是对的。如果他俩交换一下位置再看这几根木头，就不会为刚才的结论而争吵了。其实，很多情况下，我们都是站在自己的角度看待事物，得出

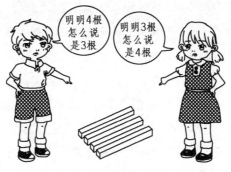

图 4-1　各持己见

结论，而换一个角度看同一件事，结论往往是不同的，这时只承认自己对而不承认对方对，常常是不正确的。学会站在对方的位置和角度看事物，就会发现其实他们也有其道理，事情不像自己想得那样简单。知己也知彼，你看问题会更全面，思路会更宽广，眼光也会更长远，对人和事的判断更准确，从而减少了与人争执的烦恼，人生会变得不一样。

11. 困难能在想象中放大，却也能在行动中缩小　一位著名记者琼斯，刚入行时的第一个采访对象是一位著名的法官，他想，自己只是一个刚刚毕业的新人，人家能接待我吗？越想越难，越想越不敢接受这个任务，同事看出了他的心思，说："困难肯定是有的，可是你知道缩小困难的最好方法是什么吗？"他答："不知道。"同事当即拨通这位法官的电话："我是报社记者琼斯，奉命采访您，不知您有没有时间接见我呢？"琼斯在一旁吓了一跳，同事看着目瞪口呆的琼斯，若无其事地对着电话说："好的，明天下午1点我会准时去拜访您。"同事放下电话，对琼斯说："很多事想象起来很难，真的做起来并没有想象中那么难。"多年后，琼斯成为鼎鼎大名的记者，他感慨地说："很多时候困难会在想象中被成百上千倍地放大，是自己把自己吓倒了，其实行动起来才发现，困难会在行动中被逐渐或瞬间缩小。"

12. 磨难是金　人生一定会遇到一些艰难困苦，经历种种磨难，让人们感到生活的艰难，活在世上的不容易，但是正因为如此，我们能够活下来，才能证明这些艰难困苦没有压倒我们，因为它对我们是一种磨练，使我们知道了什么是艰苦，苦中还有甜，没有体验过艰苦的人是无法感受得到的，就像体验过寒冷的人才知道什么是温暖，经受过贫穷的人才更懂得追求和创造财富的意义，以及富有的宝贵。四川绵竹汉旺镇有一位美丽的舞蹈老师，有幸福美满的家庭和可爱的女儿。不幸的是，2008年5月12日的那场汶川大地震，让她失去了双腿，残酷的现实对她的打击之大是可想而知的。今后怎样生活，怎样面对人生？在这种逆境下，她以惊人的毅力在失去了双腿的情况下继续练习舞蹈，几年后登上中央电视台的大舞台，感动了亿万人心。不仅如此，她还参加马拉松、游泳、攀岩等体育项目。如果没有经过这次地震带来的磨难，她或许会以舞蹈老师的身份平平淡淡度过一生，而这次磨难不但没有毁掉她，反而使其成为家喻户晓的名人和励志的榜样，创造了更加辉煌的人生。

五、神经症患者自助组织（生活发现会）

（一）日本生活发现会概述

生活发现会是 20 世纪 70 年代初出现在日本的神经症患者心理治疗自助组织，是以自助形式学习森田心理疗法理论的民间团体，至今已有 40 多年的历史。生活发现会的目的是通过系统学习森田理论，使活动参加者领悟，并努力通过实践，从神经质症状中解脱出来，投入建设性的工作和生活之中。

该组织发行月刊杂志《生活发现》，每期都介绍森田心理疗法理论、专家讲演、患者体验等，提供与森田心理疗法有关的书讯及活动，介绍各地生活发现会的基层组织开展的丰富多彩的活动。目前，日本共有 100 多个生活发现会、集谈会组织。参加集体学习森田心理疗法的人，有些正在因患神经症而苦恼，也有些已经克服了症状，更加充实地生活，还有希望增进身心健康的正常人。参加者自愿报名，或由医疗机构推荐入会。

作为一种改善与增进心理健康的活动形式，生活发现会通过集体座谈会、学习会、读书会、恳谈会、亲睦会、合宿会、郊游、联欢等形式，交流学习和实践森田心理疗法的感受和体会，经验与教训。参加者互相启发，互相支持，互相鼓励，互相帮助。新会员在集体学习过程中向老会员述说自己的经历，老会员根据自身战胜神经症的体验给予指导和帮助。新会员以老会员的经验及帮助为行为指导。而那些通过这些活动使自己从神经症的苦恼中解放出来的老会员，在帮助新会员的同时，也进一步加深对自我的洞察，发挥自己的经验，继续完善自己。

（二）生活发现会的活动形式及内容

生活发现会的森田心理疗法学习形式一般分为地区集谈会，基础学习会，中级学习会、研讨会几种类型。

1. 地区集谈会　每月一次，在家庭所在地附近的会场集会，话题是生活中为哪些事而烦恼，日常生活中怎样学习森田理论，怎样发挥森田理论的作用。

2. 基础学习会　每周一次，每次约2小时，3个月一期。学习内容包括：①神经症的病因；②人的欲望与焦虑（"生的欲望"与"死的恐怖"）；③感情的法则与行为的法则；④神经质的性格特征；⑤关于顺其自然的生活态度；⑥神经症的治疗；⑦行为的原则。以上七部分内容的学习必须结合日常生活，边学习、边实践。学习过程中，会员每天要写日记，老会员根据自己的体会批改日记，解释说明。

3. 中级学习会　参加完基础学习会后，进一步提高的学习形式。每周一次，每次约2小时，3个月一期。学习会的目标是充实现实生活，朝向自我实现，促进人的发展与完善。

4. 研讨会　邀请精神科医师、心理学专家进行深入辅导、讲座，参加者主要是老会员。

（三）生活发现会的特点

1. 集体交流讨论　生活发现会采取集体学习形式，参加者通过讨论、交流，共同学习森田心理疗法的基本理论，认清症状的实质，达到自我洞察，从被束缚症状中解脱出来，发挥参加者的主动性、积极性，互相启发。通过交流和互相学习，改变不合理的思维模式和生活习惯。

2. 注重实践　森田心理疗法重视实践的作用，不是等症状消除了才行动，即"一边带着症状一边去参加有意义的活动"。神经症患者要想摆脱苦恼，打破被束缚状态，获得自我解放，关键在于不能围绕"死的恐怖"去行动，而是激发"死的恐怖"背后所存在的"生的欲望"，把自己的精神能量引导到实现"生的欲望"的行动中，通过这些行为实践，获得进行建设性生活的成功体验，斩断精神交互作用的恶性循环，达到在日常生活中治疗神经症的目的。生活发现会要求参加者结合自己的具体情况，努力做事，积极实践，对人对事不追求"完美"。在日常生活中修正和更新对自我的认识，积极尝试新的、有意义的行为。实践的情况可以在生活发现会上总结，遵循学习、实践、再学习、再实践的规律，从森田理论出发开始实践，再带着实践体验回到森田理论学习中来，使参加者不断加深对森田理论的体验，并获得进一步发展。

3. "奉献"与"互助"　在各地的生活发现会活动中，活跃着一批乐于助人、无私奉献的老会员，他们满怀热情地帮助曾和过去的自己一样有苦恼的新会员。老会员把自己学习森田理论的体会、治疗的经过传授给新会员，这种榜样的力量使新会员能加快对森田理论理解，按照森田理论去行动，这样就比较容易打破被束缚状态。新会员的进步使老会员为自己能帮助后来人而自豪，这种庆幸和自豪是老会员无偿帮助还在为神经症而痛苦的新会员的精神动力，正是由于他们的努力才使生活发现会学习森田心理疗法理论的活动不断发展，更多的神经症患者得到帮助。

4. 丰富生活　生活发现会的各种活动都是利用业余时间进行的。神经质性格的人多不擅长业余活动和人际交往。利用业余时间参加集体学习森田理论活动，可以陶冶情操，满足情感交流的需要，学到"森田"的人生态度，体验到助人的快乐，还可以丰富生活，加强人际交流。

（四）生活发现会的治疗效果

一个日本的大样本随机调查表明，参加生活发现会的患者中，50%以上的患者神经质症状痊愈，解除了烦恼，22% 有了好转，只有3% 的人没有改变。由此可见，多数参加生活发现会活动的神经质症患者建立了有建设性意义的生活方式，打破了被束缚于症状或烦恼的状态，改善了生活质量。

多年的实践已经证明，生活发现会是一种有效的治疗神经症的方式。随着森田心理疗法在我国的推广和普及，生活发现会的形式也逐渐被我国神经症患者所接受。目前，在我国已经有生活发现会或类似的线下及网络自助组织，为被神经症困扰的患者排忧解难。

神经症患者有很多情况，一部分人不愿吃药，或没有钱做心理治疗，另一部分人经过医院治疗使症状有所缓解，但没有达到治愈水平，仍然需要心理帮助，这类人参加森田心理疗法自助组织是一种很好的选择。在生活发现会中，大家都是有过或者是正在受神经症症状折磨的病友，彼此平等，有着一样的体验，聆听过别人的痛苦之后，以往总认为自己在世界上最痛苦的患者会发现，与别人比起来，自己的痛苦是微不足道的。这种认知的改变马上就会使自己的痛苦有所减轻。所以，更多的患者和愿意增进心理健康的人们可以通过自发的形式，集体学习森田心理疗法的理论，改变自己的人生态度，更加健康地工作和生活。目前中国上海、北京、合肥等地均有一些自发的生活发现会在不定期活动，而网络生活发现会比较活跃，大家通过 QQ 群、微信群进行交流，方便、省时。

六、住院式森田心理疗法

（一）住院式森田心理疗法的治疗周期和方式

这种疗法的基本方法是住院治疗。有些被束缚状态和神经症症状严重的患者，进行单纯的门诊治疗、生活发现会治疗比较困难，效果往往也不够理想，因此对这部分患者应要求住院治疗。

住院前向患者说明：①疾病的状况性质和预后；②治疗经过为从绝对卧床，到轻作业，再到重作业，直至出院；③对患者的疑问，医师应回答，即使有疑问，也要按医师指导内容去做；④住院期间断绝与外界的联系。

【第一期】绝对卧床期

时间为一周；一周没有达到预期效果的，可延长至 10 天甚至 2 周。在绝对卧床期间，要将患者与外界完全隔离，禁止与其他人会面、谈话、打电话，或用手机短信、微信和 QQ 联系，禁止读书、吸烟及其他一切"解闷"的活动，如唱歌、吹口哨等。除饮食排便外，要求患者几乎要绝对静卧。这样做的目的是：

（1）体验"烦闷即解脱"的心境，由于强制性静卧，禁止一切消遣的活动，随着卧床时间的延长，患者越发感到苦闷和烦恼。医师一天查房一次，观察患者的情绪变化。当患者感觉到苦闷时，就告诉他，对情绪变化要"顺其自然"，焦虑就让它焦虑，烦恼就让它烦恼，让它自然存在下去，静静忍耐。原则上，让患者对症状采取不关注的态度，其苦闷越加剧，越能实现治疗目的。当患者的苦闷达到极点时，反而会在短时间内消失。森田把这种心境命名为"烦闷即解脱"，并把这一段时间称为"烦闷期"，此期的目的是让患者接受痛苦，养成对焦虑、烦恼彻底接受的态度。森田说让患者真正学会体验痛苦、接受痛苦，能使其精神更上一层楼，达到"顿悟"的效果。

（2）激发患者的活动欲。患者在体验到"烦闷即解脱"的心境后，会觉悟到与其这样什么也不做干躺着，还不如到外面做点什么，而且这种愿望会越来越强烈。一旦患者脱离以往那种消极的痛苦，出现参加积极性活动的愿望，便达到了这一期的目的。森田把这一期称为"无聊期"。在患者充分体验到没有活动的苦恼之后，让他起床活动，从而进入第二治疗期。

【第二期】轻作业期

第二期同样继续采取隔离疗法，仍禁止与家人朋友会面、谈话、打电话，或用手机短信、微信和 QQ 联系，也禁止读书、吸烟及其他一切解闷的活动。晚上睡眠时间限制在 8 小时，吃完饭到户外接触阳光和新鲜空气。可以做一些简单的轻体力劳动，如扫地、擦地、整理房间、观察别人干活等。可以参加住院患者们讨论怎样进行作业的会议，但是不能被分配劳动任务，在大家开会分配劳动任务时只是倾听、思考。每天晚饭后都要求患者写日记，通过日记了解患者身体和精神状态的变化，并给予日记指导。这一时期仍不能进行娱乐活动。对待身体的不快感均采取"顺其自然"的态度。此期为 3~7 天，主要目的是进一步促进患者心身的自发活动。为了个人健康，患者越来越渴望参加较重的劳动，以此为标准转入第 3 期。

【第三期】重作业期

进入第三期后，可以让患者随意选择各种重体力劳动，如拉锯、田间劳动、庭院劳动、做手工、打扫厕所、打扫动物窝、遛狗、放鸽子等工作。与此同时，加上读书的活动。此期主要指导患者在不知不觉中养成对工作的持久耐力，有了自信心的同时，使患者反复体验工作成功的喜悦，以培养其勇气，唤起对工作的兴趣。在此期患者可参加各种劳动，定期参加劳动作业会议，届时轮流兼任会议主持人，主持者与其他患者研究怎样完成劳动作业或文艺晚会，大家分担各种工作，劳动或者晚会结束后要开总结会。不同的患者此期所需时间不同，以 1~2 周为宜。

【第四期】生活实践期

开始进行适应外界生活变化的训练，为回到实际生活中做准备，这一时期允许外出，以纯朴自然的心去做工作，避免过分讲究行动的价值，避免追求完美。住院期间，要求患者写日记，记述自己的病情变化和治疗体会，医师进行日记指导，旨在引导患者清除以前对病情的臆断和误解，从心理上放弃对疾病的错误认识，体会"顺其自然"的效果。

淄博市第五人民医院和南宁市第五人民医院等几家医院都可以进行住院式森田心理疗法，开展较早，规模较大，受到广泛欢迎。

（二）住院式森田心理疗法的治疗目的和有效机制

通过住院式森田心理疗法治疗使患者的精神能量改变"运行方向"，

消除以往对自己所患疾病的臆断和误解，改善心理上过度纠结某一症状或者观念的被束缚状态。为了实现这个目的，引导患者同意采取住院森田心理疗法治疗成了重要步骤。在门诊治疗和其他许多方法没有取得理想疗效的情况下，医师可以提出这一治疗方法，使患者通过在医院绝对卧床1周，然后一步一步按照医师的指导去生活，以期治好目前的神经症。但是在介绍住院式森田心理疗法时，没必要向患者过分详细地说明绝对卧床期可能出现的心理状态，以防止患者采取预期的防御，或抵抗住院式森田心理疗法治疗。当然，在采用住院式森田心理疗法之前，医师可以使患者对这一治疗过程有一个大致的了解，使患者产生对入院治疗的期待，并愿意接受住院式森田心理疗法治疗。患者的求治欲望越强，越有利于治疗。患者在入院前处于严重的被束缚状态，在这种状态下直接参加作业活动会很困难，几乎是不可能的，因为被束缚状态严重的神经症患者往往情绪本位也比较严重，在情绪本位的驱使下，不愿与人交往，不愿参加娱乐活动，不愿做家务或工作。住院治疗干脆禁止这些活动，在绝对卧床期间，这些被禁止的活动逐渐引起患者的注意，他们慢慢会发现什么事也不做，整天躺着是那么无聊、烦闷和难以忍耐，这种感觉会通过精神交互作用变得越来越强烈，那么本能的反应就会使患者希望改变这种状态，哪怕让自己随便做点什么也好，这就等于激发起了患者以往已经近乎消失了的活动欲，精神能量开始寻求新的方向。但是，如果绝对卧床没达到约定的7天是不能提前结束的，绝对卧床使患者产生的烦闷随着卧床时间延长而增强，过去的症状所带来的烦恼和痛苦会逐渐被绝对卧床产生的烦闷所取代，更容易激发患者要做事情、要出去活动的欲望，但是绝对卧床期后的轻作业期仍然短暂地限制患者活动范围和内容，这将进一步使患者感到活动、做事是一种权利，这种权利被剥夺是一件多么不幸的事。所以，一旦进入重作业期，患者被禁止多日的欲望一下子迸发出来，会发现活动、做事变成了一件快乐的事，随着活动时间的增多，范围的扩大，最终可以恢复患者的社会功能，过去不愿活动、不愿工作、不愿与人交往的状态得到改善，过去一直纠结于症状、注意被固着和束缚于症状的状态被打破，实现了患者精神能量流动方向的转变，由精神能量一直都围绕着"死的恐怖"的行动，转变为积极地围绕着"生的欲望"的行动中。这种精神能量流动方向的转换，使患者之前的精神症状失去精神能量的支持而逐渐减弱乃至消失，围绕"生的欲望"的行动因获得精神能量的倾注而变得积极，这就是住院森田心理疗法的目的和有效治疗机制。

第二节　打破被束缚状态的治疗原则和方法

一、对待症状的态度和方法——顺其自然的同时为所当为

在面对自己无法解决的神经症症状和一些烦恼的时候，采取把症状放下或搁置，让症状顺其自然的同时，自己为所当为，这一原则是森田心理疗法的精髓。

神经症患者的症状、烦恼、痛苦，靠患者自己的力量是无论如何也很难消除的，但他们偏想要使这种近乎不可能的事变成可能，想要通过自己的方式去消除这些症状、烦恼、痛苦。比如用躲避的方法来消除恐惧，用反复不停地洗手来消除对感染的恐惧等，这样不但达不到目的，更多的情况下反而使症状更加严重。

另外，有些患者认为自己患了"绝症"，他们不知道的是，这些所谓症状在正常人也会有，比如"考试就紧张""被老师提问就脸红心慌""看到漂亮的异性就心跳加快""人多面前讲话就不自然""白天睡多了晚上睡不着""看到亲人受重伤就感到心口难受"等，这些本来都是正常人遇到事物的正常反应或症状，不需视为异常，没必要加以关注，也没有必要把这些现象当成病症来排除。可是很多具有神经质性格的人认为，自己的痛苦是这些症状引起的，只要把这些症状消灭了，自

己就可以正常地生活、工作、学习了。可是，我们对事物的正常反应怎么可能被当做异常症状消除掉呢？有的时候，患者确实存在异常感觉，比如肚子痛、头痛、胸闷、不由自主地胡思乱想等，这些症状不一定是器质性疾病造成的，按照治疗器质性疾病的方法治疗往往无法消除这些症状，因此，森田教授的理论是，与其徒劳地去排除不可能被排除的症状或异常感觉，还不如放弃这种无谓的抗争，把症状、烦恼、痛苦原封不动地放在一旁，做自己眼前该做的事，这就是森田心理疗法对待神经症症状的"顺其自然，为所当为"的原则。

也就是说，森田心理疗法主要治疗的目标不是神经症症状，而是打破被束缚状态，通过实现这个目标去间接地改善症状，改善身体、社会功能，这是森田心理疗法与其他心理治疗方法的不同之处。患者和医师都希望让症状、烦恼、痛苦尽快消失，但当这些愿望不可能马上实现时，对它们的过分关注容易起到负面作用，产生不好的影响。过分关注会通过精神交互作用，使注意更加固着在这些症状上，从而加重症状、烦恼、痛苦。而放弃与它们抗争，减少关注，把注意的焦点放到有建设性意义的生活行动中，注意的焦点转移，势必伴随精神能量方向的转移，注意专注在症状所用的精神能量减少了，对症状的感觉就会降低，从而间接地达到减轻症状的效果。

比如，有的患者头痛，经过检查又没有发现相应的器质性改变，虽然头痛很令人烦恼，但是关注它并不能使其缓解，不如干脆放弃关注，做该做的事。过去经常每天长时间打麻将、打牌、打游戏，长时间看书、看电视，现在改变这些可能导致头痛的不良生活方式，增加身体活动量，加强锻炼。随着时间的推移，头痛就会减轻乃至消失，体质也增强了。患者明白了这个道理是愿意去行动的。但是有些患者说，道理我懂，但我现在控制不住自己，会不自觉地关注症状；还有些人会说，症状长在谁身上谁就会痛苦，要不是因为痛苦，我能关注到它吗？可是我想问的是：你时时刻刻关注这些症状，它就能好起来了吗？你就不痛苦了？症状就会消失了？相反，这些症状不仅不会消失，而且还会加重。其实，不关注症状也不是彻底不管它了，而是把治疗症状的任务交给医师，医师让你怎样配合治疗，你就去配合，完成医师交待你的事情，该上班就上班，该做家务就做，把每天打麻将、打牌、打游戏机的时间用在锻炼身体上，用在有意义的事情上，这就是对于非器质性头痛症状的顺其自然的态度。做你眼前该做的事，做有意义的事就是为所当为，这就是森田心理疗法让患者对待神经症症状的原则。也许你会感到即使这样做了，转移了注意力，自己的症状也没有一下子就好起来，但症状的减轻和消失也是需要一定时间的，在这个过程中，你可能还是会痛苦、焦虑、烦恼，但只要坚持做下去，过去你所关注的症状就会逐渐减轻，直至消失。

很多人不理解森田心理疗法为什么要采用顺其自然、为所当为的治疗原则。其实，这一原则的目的是让患者放下对症状的排斥，放弃对症状进行无谓的抗争，减少对症状的关注，把注意导向转移到具有建设性意义的生活行动中去。顺其自然与为所当为不能分开，应同时进行，某患者晚上睡觉不关灯以消除夜晚恐惧，把电视声音开得很大来给自己壮胆，得知应该顺其自然以后不这么做了，虽然脑子里不停地重复"顺其自然、顺其自然"，可是还是无法改善恐惧状态，这是因为没有为所当为，即在停止用各种方法消除症状的同时，做该做的事，做恐惧症状出现之前自己每天在做的事。还有位患者说："我脑子里总出现骂我爸爸的想法，怎么顺其自然？"可是反过来想，你与这种症状抗争就能消除它了吗？不仅办不到而且更烦恼，是吧？既然办不到，那么就把治疗症状的任务交给医师，你该做什么就做什么，是不是和消除症状相比来得更快些？

森田心理疗法不以直接消除症状为目的，而是通过改善患者的行为方式、生活态度，改变对待症状的方式来改变患者对症状过分注意的状态，进而打破被束缚症状的精神病理状态，从而间接地减轻症状。因此，医师应让患者知道：森田心理疗法不是不消除症状，而是不直接让患者自己去孤军奋战，对抗症状，采取特别的迂回战术去消除症状，医患各有分工。这样患者会更容易理解，也容易配合行动。

（一）顺其自然，为所当为

对于出现问题的事物或对于事物的发展不直接加以任何干涉、对抗、排斥、逃避，而是该做什么就做什么，任其发展。这种方法适用的情况是，即使对这件事加以人为干涉、对抗、排斥、逃避也无法解决，甚至出现了更坏的结果。

例如，一个年轻人在突发事故中意外身亡，这已经是一个事实，谁也无法改变它，家属对此的惋惜、后悔、痛苦、自责、埋怨、愤怒、无法接受等任何反应都无法改变这个事实，相反，任由这些情绪发展下去却有损家属的身心健康，他们明知这样做于事无补，却无法自控地让自己始终处于上述情绪当中。家属正确的做法应该是，该料理后事就料理后事，该做什么就做什么，而不是让自己的情绪无休止地发展下去，这样做才可以将损失降到最低。否则，死去的人已然不会复生，发展下去，其他家庭成员还可能由于过度的情绪问题而患病，或做出过激的行为而出现额外的损失。

对神经症的每种症状，顺其自然、为所当为的具体做法可能有所区别，原则是除了改善过度关注症状外，还应尽可能去除和改变导致症状的不良因素，而不是关注症状。比如有些神经症患者，有头痛、后背痛、脖子痛等症状，到处求医也找不到原因、查不出问题，治疗了很久也没有效果，这说明他们检查或治疗的并不是造成疼痛的真正原因。可患者还是不死心，有的人治疗了十几年仍到处求治。这种情况下，顺其自然的意思是指，既然无法改变，那就不要再对疼痛治疗下功夫了，而是为所当为，除了搞好工作、学习、生活、人际关系以外，有疼痛症状的患者最应该注意的是自己的生活习惯和生活模式。比如，有的患者喜欢打麻将，每天至少打3~4小时；有的患者喜欢读书，每天读3~4小时，节假日期间读书时间更长；有的患者每天长时间打电子游戏或者在网上看电视剧；还有的人无论做什么事都要一次性做完，否则就不甘心。上述这些习惯都容易加重疼痛，因此对于身体疼痛的为所当为就是要尽快改变这些长时间不动的生活模式，转变成增加身体活动的生活模式，如经常快走，慢跑，爬几层楼梯，打乒乓球、羽毛球等，这些运动都可以改善身体的血液循环状态，改善肌肉的僵硬情况，进而缓解疼痛症状。

（二）对结果顺其自然，对原因为所当为

出现问题、事故、失败等往往是某件事的结果，而结果一旦出现，无论怎样努力都很难改变。对于无法改变的事情，不直接加以任何干涉，而是把它放下，去解决与这件事直接或间接相关的事，这样做往往对解决问题有利。

例如，某女受到一次惊吓以后，变得胆小害怕，怎样克服也无法改变恐惧的状态。用此理念去指导，即对怎样干预都无法改变的"怕"采取放下的方式，不再干预、排斥"怕"，同时做其他事来转移自己的注意力，如每天锻炼身体，在一段时间内把体力增强到比一般人更强壮的状态。看起来这与症状治疗没有直接关系，但是仔细分析，锻炼身体与胆子大小是有间接关系的，因为越是强壮的人往往胆子越大，别人也不敢欺负他们。这样做的结果是："怕"不一定被彻底消除，因为它本来就是一种常见情绪，无需寻求彻底消除，但是患者却逐渐不在意它，而是更注重锻炼身体，让自己更强壮，让"怕"不再影响她的生活，进而达到了她想要的治疗效果。

再比如，某男经常胃痛、胃胀，好发脾气，到很多医院求治，吃了各种消化药、抗胃酸分泌药都无效。这种情况的顺其自然就是不在胃痛、胃胀上下功夫，为所当为是改变好发脾气的状况，改善情绪（这可能需要心理医师的帮助），改变吃饭后睡午觉、晚上早早上床睡觉的习惯（不利于食物消化），改变其他各种不利于消化的饮食习惯，培养饭后散步的习惯，逐渐增加锻炼身体的时间。去除了这些不良习惯，增加了对身体健康有利的运动，进而改善了情绪，身体可以动员自身的调节能力来改善胃肠的消化功能，就容易起到促进胃肠功能自愈的效果。

（三）对局部顺其自然，对全局为所当为

局部出现难以解决的问题、病痛或危机，围着这个难以解决的问题团团转不但无益，反而增加烦恼，用"对局部顺其自然，对全局为所当为"的原则就是不再全力以赴去解决局部问题，而是把它先放下，将其作为一个全面的问题去解决。

比如，一位年轻女性因交通事故导致右小腿被压断并截肢，再无法恢复以往的形象，生活被一下子破坏，而使其无法接受。事情已经过去一年，患者仍然感觉已经失去的右小腿剧痛，无法正常生活、睡眠，无论用什么止痛方法，服用何种止痛药物，怎样加大剂量，也无法缓解幻肢疼痛。这时，按照上述处理原则就是放弃一切为止痛所做的努力，去改善她的疼痛以外的焦虑、抑郁情绪，改变她对断肢的排斥，提升其适应新生活的能力，改善睡眠状态。这些整体性的问题解决以后，局部疼痛的情况会比之前明显改善。

二、改善过度的精神拮抗

当出现某种感觉、欲望，或形成某种观念时，同时产生与之相反的对抗心理，发挥牵制和调节的作用，以做到有所节制，保持适度，这是一种心理保护机制，称为精神拮抗作用。例如，受人称赞时，会想到"还不行""言过其实了"，谦虚地说"哪里哪里"；受人非难时就想辩解；出现恐怖场面时会想到"不要怕"；想购买高档商品时会想到太贵；遇到别人劝酒会说"我酒量不行""喝醉了"；人在高楼顶上低头俯视时害怕跌落下去，便不由自主地想后退几步。以上都是精神拮抗作用的一些表现。这个概念用肌肉运动来打个比方比较容易理解。例如，双臂的屈肌和伸肌彼此结合称为拮抗肌，当我们屈肘或伸臂的时候，这组肌肉的力量，经常相互调节，使我们非常顺利地完成随意性的活动。这是自然的调节过程，不是人们随意支配的。倘若没有这种拮抗作用，人体的活动就像机器人动作了；如果一对拮抗肌同时紧张用力，那就会双臂强直，不能运动。精神拮抗作用与此原理类似，如果精神拮抗作用过强，则容易产生强烈的精神对立紧张。例如站在高处的人会害怕跌落下去，同时产生"不要怕"的念头，但是这种念头的出现不会消除害怕的情绪。如果把这种怕的现象当做正常现象，害怕归害怕，小心点也就是了，不至于出现问题；把这种害怕当做异常现象，竭力去对抗，反而会越来越害怕，甚至恐惧得两腿发抖。这种恐惧情绪会导致"今后再也不敢到高处去了，吓死我了"的想法，那么就容易产生恐高症。有的人在人多时会紧张，如果总是想"别紧张"，当这种精神拮抗作用过强，往往会更加紧张；黑夜走路时越想"别害怕"，往往就会越害怕，甚至吓得发抖。

神经症患者的精神拮抗作用往往十分强烈，例如他们十分迫切地求医，一旦医师诊断为身体没有器质性疾病，而是患了心理疾病，他们往往不愿承认和接受这一事实；他们有强烈的求治愿望，可是如果医师给他们开药治疗，他们又立即想到"这药副作用很大吧"，或者"一旦服药开始就停不下来怎么办，难到一辈子服药吗？"要求他们不要过度关注症状，他们仍然执着地关注，这样往往使症状加重，甚至轻易地放弃治疗，导致到处求医，却没有认真按照医师的指导去治疗。患者很难改变这种过度的精神拮抗作用，最好的解决办法是不要将注意力停留在一些观念、感觉以及由此产生的精神拮抗上，不过分关注它们，努力做眼下该做的事。比如，在众人面前讲话产生紧张感，拼命想放松却无济于事，就应该在紧张的同时该怎么讲就怎么讲，这样一来紧张反而在不知不觉中消失了，而不会出现那由于你的对抗而导致的紧张的加剧。

三、激活生的欲望，激发正的精神能量

"死的恐怖"是人的一种防卫本能，围绕"死的恐怖"的各种行动

是消极防卫，防卫对人来说没有错，但消极防卫则容易带来消极的结果，这样的结果会给人带来负面的影响，从这种意义上来说，围绕"死的恐怖"的各种行动都是不可取的。其实"死的恐怖"这种防卫的本能越强烈，说明它后面隐藏的"生的欲望"也越强烈，也就是说没有强烈的"生的欲望"也就不会有那么强烈的"死的恐怖"，"生的欲望"与"死的恐怖"是一个事物的两个方面，两者不是矛盾的，但人们围绕着"死的恐怖"和"生的欲望"所采取的行动和得到的结果是完全不一样的。"死的恐怖"占主导地位时，人常常围绕"死的恐怖"而行动，比如常常由于怕生病而频繁就医，极其关注自己会不会生病、失败、犯错等。比如，有一点身体不适就过分关注、担心、紧张，乃至害怕、恐惧；不敢这样，不敢那样，小心谨慎，但即使这样也解决不了什么问题，反而出现了更多的躯体不适，觉得自己全身都是病，已经无可救药了，可是到医院检查却什么病也查不出来；还有一种情况是极其害怕出错，做什么事都是反复询问、思考，反复更改，或者反复洗手、反复检查门窗等。即使明知道不需要这样做，仍控制不住自己。而围绕"生的欲望"进行建设性行动的人正好相反，他们注意锻炼身体或饮食营养平衡，很少有不良的饮食和生活习惯，对工作积极进取，对学习积极向上，不断改进方法，认真做好生活中的每一件事；在人际关系方面注意自己的修养，不断修正自己的思想道德素质，敬老爱幼，为人谦逊。可见，围绕着"生的欲望"的行动，容易形成良性循环，越是围绕着"生的欲望"行动的人，就越是身体健康，不容易得病，容易受到尊敬而不容易被人瞧不起，容易使人生不断向上发展而不至于贫穷。所以，把围绕"死的恐怖"的行为转变成为围绕"生的欲望"去行动，等于激活隐藏在"死的恐怖"后面的"生的欲望"，把围绕在"死的恐怖"的行动中消耗的精神能量转变到围绕"生的欲望"的行动中来，这是森田心理疗法的治疗重点（图4-2）。医师应设法指导患者去转变，患者若想尽快摆脱神经症的困扰，那就主动转变行为方式，这是治疗成功与否的关键。

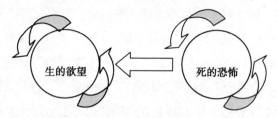

图 4-2　把围绕"死的恐怖"行动转向围绕"生的欲望"行动

四、放弃情绪本位，提倡目的本位的行动原则

情绪本位就是以情绪为行动准则，凭好恶行事，喜欢做或想做什么就积极主动，反之就置之不理的生活态度和行为方式。比如不愿社交、不愿交朋友就经常不与别人说话或很少说话，很少参加社会活动，待人冷淡；喜欢打游戏就不厌其烦地玩，不惜影响学习、生活、工作；心情不好，不想上班或上学就不去，即使勉强去了也不好好工作或学习。情绪本位是一种比较幼稚的生活态度，在儿童时期比较多见，而随着年龄的增长，多数人情绪本位的行为方式逐渐减少，转变成目的本位，即以生活中的目的或目标为行动准则。比如，今天要上班（目的是上班），即使天气不好，心情不愉快，或是这些天一直很疲劳也坚持去上班，把工作做好，这就是目的本位。而情绪本位者遇到这种情况，不想去上班就不去了，等到身体好了、心情好了再去，或者即使上班了也不认真工作。为了治疗需要，医师应要求患者多运动，即使有症状也要带着症状去做力所能及的事，有的患者以身体不舒服、没力气、没心情、不想做为理由不去实践，这就是情绪本位。这类患者一方面想要消除症状，另一方面又不愿放弃自己不健康的生活态度和行为方式，那么这种自相矛盾的状态肯定影响疾病的康复。所以要想纠正情绪本位，重点不是坚决禁止情绪本位，而是不断树立目的本位，从这个方向鼓励其行动，这方面树立起来了，有些事即使不愿意做，为了生活目标的实现也要去做，如天气很冷，雨很大，今天不想去上班了，可是为了这份工作、为

了生活也坚持去上班；而有些事即使很喜欢去做，为了生活目标的实现，也坚决不去做，比如很喜欢打游戏，可是为了工作或学习，也坚持上班、上学，而不是去打游戏。能够坚持这么做了，情绪本位的情况自然会逐渐减少。

五、纠正思想矛盾

（一）没有绝对的正确或错误

思想矛盾是注意固着于症状的精神能量来源，因此纠正思想矛盾是打破注意固着的关键。通常患者不会说自己的思想是最正确的，但他们听不进去别人的意见，向提意见或批评自己的人发脾气，即使别人的意见是正确的也生气，这些行为都间接证明患者认为自己是完全正确的，忘记了人无完人，自己也可能会犯错误的事实。

其实有思想矛盾的人都忽视了一点，那就是在很多情况下，世间的事物没有绝对的正确和错误，没有绝对的好和坏。比如，有人说考上一流的大学太好了，可也有人从那众人向往的大学楼顶上跳了下来；有人在失恋的时候说"我这一辈子完了"，可事实上，当他从这次失恋的痛苦中走出来，会庆幸自己有机会找到了一个更好的爱人；有人在高考落榜时感到自己太不幸了，感到天不再那么蓝，花不再那么美，生活不再那么有意义了，可是后来他又庆幸，虽然没有上大学，却多出了几年时间奋斗，使他在同龄人大学刚毕业时，就已经积累了不少财富，自己虽然没有上大学，但自己的公司雇佣的都是大学毕业生，甚至还有硕士、博士学历的研究生为自己工作。回想过去，你所坚持、纠结、苦苦思考的也许并不那么重要。所以，很多情况下没有必要十分纠结一时的对错，争一时的高低、长短。

每个人看问题所处的角度是不同的，那么对问题的判断就会有所不同，只承认自己对，不承认别人也有一定道理，其实也是思想矛盾，是思维判断方面出现偏差的原因之一。如果能学会站在不同的角度，不同的立场去看待、分析、判断事物，就容易纠正以往的思想矛盾或偏差。

（二）纠正应该主义

此类人群总是固执地认为"应该这样，不该那样"，即所谓"应该主义"，其结果使很多人陷入情绪、思维障碍之中。总是持"应该主义"的人，很难纠正自己的思维偏差和认知问题。治疗者用简单易懂的语言让患者懂得这个道理，对于改善思维偏差和打破被束缚状态具有重要的作用。其实"应该"与现实和事实是有差距的，你认为这次晋级或升职应该轮到自己了，可结果没有轮到，你着急了，一不小心还说了不该说的话，导致下一次晋级、升职的仍然可能没有你；你认为"我把钱借给你了，你就应该到时候还给我"，可是事实是到时候对方并没有还给你。判断事物不是以应该与不该为原则的，还需要考虑到各方面的因素，其结果在很多情况下不是按照你的判断发展的。你认为自己工作努力，和领导关系也不错，可是你没有注意与同事搞好关系，在同事中口碑不太好，而另一个人同样好好工作，和领导关系也可以，在同事中口碑还好，你说，提拔时谁更有利？清楚地认识到这一点，发现自己的问题所在，才能减少压力，减少患神经症的机会。

（三）勿把正常当异常

正常人在着急、紧张、恐惧、害羞等情况下会出现心慌或心脏不适感，但是一出现心慌就害怕，认为是患"心脏病"了，为了尽快治好"心脏病"，到处去治疗的例子很多。尽管各种检查证明心脏没有问题，仍然改变不了他们的认识，认为自己的判断是绝对正确的，此时医师告之没有心脏病，反而会使其更加不安。不承认这样的事实，怎样去纠正这种思想矛盾呢？医师一定要让患者知道，他感到心脏不舒服、心脏和以前不一样，这种感觉是可以真实存在的，因为人在许多情况下，比如在着急、紧张、恐惧、劳累、不安时都会心慌，但如果认为这些情况下的心慌是不正常的，可能是心脏病，就势必引起关注，关注会使感觉增强，导致心慌加重，形成恶性循环。也就是说，过度关注心脏才是心慌的重要原因，如果你能把注意转移到其他方面，心慌的症状就会减轻。回想一下，你和别人说话时，心慌是不是有所缓解？因为说话时，注意力不在心脏上，心慌感觉就没那么强，而当你静下来时常常会感到心慌加重，是因为静下来时，人容易不由自主地关注先前关注过的心脏，才会使感觉增强。注意到关注与心慌的关系，以往认为心慌是自己患了心脏病的歪曲认知（或者说偏差思维）就可能转变，思维矛盾或偏差得到改善，注意关注于心脏的状态就失去了精神能量的支持，精神交互作用被切断，不安减轻，心慌也会减轻乃至消失。

（四）分清大小、轻重、主次

由于过度关注和重视某些自认为重要的事情或细节，进而忽视了更重要的、更应优先去做的事，在旁观者看来，这就是对大小、轻重、前后不分，把大部分时间、精力用在了不重要或根本无用的事情上。比如，考试时，把很多时间花在了小题目上，到最后已经没有时间做后面的大题了（大小、主次不分），结果考试不及格；过分纠结卫生，每天把大量时间用在清洁卫生上，在事业上一无所获，精神上还出了问题（轻重不分）；恋人或夫妻之间因一点小事吵闹不休、纠缠不休而忽视了爱情，破坏了夫妻感情，导致分手或离婚，在外人看来就是因小失大。这样的结果是，非但从未注意区分事情的大小和轻重，还形成了一种不断纠结小事的行为模式。如果认识到做任何事情应首先区分大小、主次，分清轻重缓急，有顺序、有选择地行动，把大部分精力、时间优先放在主要、重点的大事上来，这些烦恼就可以避免了。

六、放弃对症状的排斥，为所当为

其实，只要神经症患者能放弃对神经症症状的排斥，放下对症状的纠结，接纳或放下症状，那么神经症的症状就容易减轻甚至消失。但是多数患者都是为消除症状而来医院求治的，他们不懂为什么要接纳症状，为什么要放弃对症状的排斥——难道还要留着症状不成？在他们看来，自己的所有痛苦、不幸、烦恼都是神经症的症状造成的，只要消除了这些症状，自己才可以过正常的生活，才能安心、安宁。然而，神经症的大多症状是不能靠自身的力量排除的，就是说无论患者本人怎样关注和努力，也很难靠自己的力量消除现有症状，相反，还会使神经症的症状更加严重。因为，越想排除症状，对症状就会越关注，通过精神交互作用的恶性循环使神经症的症状加重，因此放弃对神经症症状的对抗和排斥，接纳或放下症状，才会减少对症状关注，减少由于关注导致的精神交互作用，就等于逐渐切断其恶性循环，减轻注意固着于症状的程度。

另外，排斥症状还容易产生新的症状，比如，为了排斥恐惧心理而躲避见人、躲避坐车，为了排斥焦虑状态不愿说话、不参加考试，为了怕患传染病不停地洗手等，从而产生了新的精神症状，造成社会功能减退。这说明，这种对症状的强烈排斥是使症状加强，产生新的症状的重要因素。消除这一因素的负面影响，对于治疗神经症具有重要意义。

一般来说，医师直接对患者说让其接纳症状是不容易被他们理解和接受的，有时甚至会失去患者的信任，认为医师不理解自己。怎样才能使患者放弃对抗和排除症状呢？

1. 关注对象替代法　帮助患者找到一个比目前关注的对象更加值得关注的目标，要求患者暂时以这件更重要的事为主要关注对象，而不是关注现在经常关注的这个对象，就是用一个新的目标替代眼前的关注目标。把目前患者最纠结和关注的症状、烦恼、痛苦变成次要关注的事情，转而去关注另一件事，由于关注原来症状的精力减少，便可达到接纳、受容、放下目前症状的目的。

比如，某患者本来相貌端正，但近来总说自己长得很难看，急切地要求做整容手术，家属不同意就闹。如果满足患者的整容要求，可能患者暂时得到了心理上的满足，但不久之后可能会后悔，比如觉得自己还不够完美或者还不如从前，要求重新再做整容手术；但如果不满足患者的要求，他（她）就没完没了地纠缠，怎么办呢？设法让患者暂时放下这件事，就比较容易改变其急切要求整容的心态了。医师可以给患者进行心理测验，一般可以发现患者许多心理指标超出正常范围，那么，让患者认识到心理异常这个问题的严重性以后，把治疗目前存在的心理障碍作为第一关注目标，或是首要关注的焦点，让这件事变成最大的事，只有完成这件事才可以做整容手术，也就把原来关注的事变成小事暂时搁置，过一段时间再说，先按照医师的指导治疗心理障碍。放下急于通过整容手术来改善容貌的想法和做法，先治好心理问题，这样的处理方式起到了暂时受容（接纳）原有症状的效果，为打破被束缚状态争取了时间，有利于打破被束缚状态。

2. 问题归因法　把患者纠结的事情归结于某种原因，使患者注意的焦点转移到改变这个原因上，从而达到放下目前纠结对象，接纳症状的目的。比如，一个不爱运动、喜欢喝酒的肥胖患者，整天述说自己有胸闷的症状，但进行各种心肺检查都没有查出任何异常。此时，医师可以把胸闷的原因归因于他不爱运动、喜欢喝酒而导致的肥胖上。"肥胖容易导致气喘和胸闷"，这种理由比较容易被接受，接受了这个理由之后，患者就容易接受"改变目前饮食习惯，增加身体活动量，减少和戒除饮酒习惯"的建议。患者如果认真去做了，就等于放下了对胸闷的关注，将注意力便转移到医师指导的方向上来，这样便容易减少对胸闷症状的关注和纠结，进而达到放下排斥非器质性胸闷症状和不断去锻炼身体增强体质的目的，进而加速打破被胸闷不适所束缚的状态。

3. 症状移交法　有的神经症患者为了消除症状，经常上网查与自己症状相关的信息，越看越觉得自己像患了某严重疾病，越看越害怕，到处咨询就医，一心想消除症状，却对医师的治疗和指导不放心，反复询问，不遵医嘱，擅自改变治疗方案，这样一来，治疗效果肯定不会好，于是就更加急于排除症状。治疗这种状态，应设法使其放弃关注和排斥症状，否则很难收到良好的治疗效果。医师应建议患者把消除和治疗症状的任务都移交给医师，如考虑药物的副作用、怎么增减药物剂量、什么时候停药、将来怎么巩固治疗等事情都交给医师负责，将患者变为配合医师治疗的角色。如果患者能够接受这个建议，并按照医师建议去做了，就容易把关注的焦点转移到医师所指引的方向上去，达到不再关注症状的目的，间接起到不再排斥和对抗症状的目的。

4. 完成任务法　患者有时是不由自主地想排除症状，即使明知这样做没有意义，但还是控制不住自己，不得不去做一些连自己也认为没必要做的事。如果是这种情况，可以交给患者一些任务，告诉患者完成这些任务就可以帮助医师加快治疗进度，消除自己的症状。患者如果能够积极和圆满地完成这些任务，就可以减少对症状的纠结，变相使患者放弃与症状斗争，比如可以让患者做家务或每天外出散步2次，每次1小时以上，或让患者写日记等。总之，使患者每天进行有建设性意义的活动，有益于提高对症状的受容性。

5. 合理化、正常化法　有些患者把正常当做异常，把合理当做不合理，因此极力排除所谓"异常"，反而陷入恶性循环。医师应把这些错误观念纠正过来，让患者确实觉得这些"症状"的存在是合理、正常、理所当然的，没有必要再去花精力排除，接纳症状就好。

例如，患者为晚上睡不着而烦恼，医师可以告诉他："你每天一直睡到中午才起床，晚上八九点还不困的时候去睡觉，睡不着也是正常的。既然正常，也就不必在意和着急（把目前的睡不着的情况正常化），可以将睡眠时间延后到晚上10-11点也不晚，困了的时候睡得香。"一个肥胖患者容易疲劳，又查不出器质性改变，医师可以告诉他："你这么胖，比别人易疲劳是很正常的（把容易疲劳合理化），设想你回到过去120斤的体重，然后给你加上50斤重物绑在身上，用不了几天你就会变成现在这样。"还有些患者吃药后急于得到治疗效果，什么也不做，只是急切等待，有时稍有症状波动就认为效果不好，停止治疗，医师需要向他们解释："药物治疗需要时间，抗抑郁药起效时间在2~3周，在这段时间内症状不能马上减轻也是正常的（将药物治疗不能马上出现疗效合理化），急于求成、急于消除症状是徒劳的，甚至会起到相反的作用。"这样解释，会使患者在这段时间接受症状，而不是排斥症状。有的患者非常害怕恐惧症状出现，每次都强调"我还是害怕"。医师应让患者认识到，害怕是正常的，每个人都会害怕，你问问大家，难道他们就没有怕死、怕生病、怕没面子、怕穷的心理吗？（把害怕合理化），心思单纯地围着害怕转，这些怕发生的事情就不会发生了吗？不会的，该发生的事情还是会发生，那么如果是这样，害怕也就失去了意义，就是在做无用功。如果我们转而考虑自己为什么会害怕，想办法解决害怕的问题，才是达到安心的根本方法，比如，害怕出交通事故就严格遵守交通规则，怕警察来抓自己就永远不做坏事，怕得病就注意饮食卫生和营养，注意锻炼身体、注意保持心情愉快等。把这些患者认为必排除而后快的现象正常化、合理化以后，就没有必要去排除了，而是做了一些正因为怕才该做的事情，既使自己安心，又达到对症状受容的目的。

6. 局部放弃法　局部出现难以解决的病痛，或无法直接解决的问题，可以先放一下，不再全力解决局部问题，而是从整体角度去解决问题。比如一个头部胀痛患者，无论怎么检查也找不到病灶，吃什么药也排除不了头部胀痛症状，患者无法接受，已经治了几年了，头部胀痛不但没好反而加重，无法正常生活、工作，吃不好，睡不香。局部放弃法就是让患者干脆放弃为消除头部这个局部症状所做的努力，去解决患者吃不好、睡不香的问题；消除焦虑、抑郁情绪症状，解决总是长时间打游戏的问题，解决不良生活习惯如长时间低头看书、长时间低头织毛衣、不爱运动等问题。当患者把精力放在这些方面后，自然就放弃了对原有症状的关注，原有的不适感随之减轻，而改善情绪症状及不良生活习惯后，身体功能包括肌肉僵硬状态也会随之改善，头部胀痛的情况一定会比之前大为好转。

七、放弃负向思维模式，把握思维平衡

负向思维是一种"遇事就往坏处想"的思维模式，这也是一种过度防御式的思维模式。比如，别人没有与自己打招呼就认为"瞧不起自己"或对方"太牛"；心慌就认为"患了心脏病"；皮肤长了一个小包就是"患了癌症或艾滋病"；家人回来晚一点就认为"出了交通事故"，买东西时，嫌好货贵，便宜东西质量差；住房面积小嫌拥挤，大房子又嫌打扫起来太累；到医院看病，检查项目多了嫌花钱多，少了嫌不全面，医师开药剂量大了怕副作用，剂量少了怕治得太慢、治不好等。

而正向思维是"遇事往好的方面想"的一种思维模式。如身体已经出现疾病的症状了，还认为不要紧，这种小问题过几天就好了；虽知道过量喝酒、吸烟对身体有危害，却认为没事，喝酒会活血化瘀，吸烟会令人心情舒畅；对别人进行粗暴的批评甚至打骂，还觉得是"为他们好"；不拘小节、行为不检点是"性格豪放"；内向、沉默寡言、孤僻是"文静、舒雅"；拘谨、拘泥小事、斤斤计较是"心细"；过于苛刻是"追求完美"；买到价格低、质量差的东西是"至少便宜"。

神经症患者的负向思维模式往往容易导致神经症的症状加重，难以治愈。提高这两种思维的调和能力是治疗神经症的一个重要步骤，即训练自己，学会和掌握往坏处想的同时再往好处想，进而对事物形成综合性评价的能力。

八、陶冶神经质性格

完美主义者往往对人、对己都要求太高，如果一切如愿，他们可以顺风顺水地生活下去，而现实中，事事高要求往往很难实现，他们便不能安心并感到沮丧。有时，他们也察觉到自己要求的标准过高了，却宁愿与自己过不去，也不愿意考虑修正这些要求，容易陷入紧张、焦虑和抑郁之中。极端追求完美，使完美主义者对众人的批评、非议十分敏

感，容不得自己和周围的人在各方面有半点毛病、问题，不容易为取得的成绩兴奋，却很容易为一点小事、小失败、小失误而烦恼、生气，甚至发脾气。这种倾向常常使他们情绪沮丧，搞不好人际关系。完美主义者希望自己正直、善良、诚实，然而他们常固执地按照自己的想象去做事，不愿意接受别人的意见，这种倾向使他们做事认真、刻板、循规蹈矩、拘泥于形式，这种行为特征往往难以与周围的人相处融洽，人们对其敬而远之。这样的人际关系会影响工作效率，使自己疲于奔命。

人格是很难被改变的，但是不改变就会影响到神经症的治愈。因此我们应该试图去陶冶患者的人格。首先，让患者了解自己的人格对疾病的发生和治疗有不良影响。人格虽然不容易改变，但一旦了解到它的负面影响，可以通过改变行为方式去适当地陶冶人格。完美主义者强烈追求百分之百的完美，而世界上这样的事几乎是不存在的，因此越是追求完美，反而越不完美，适得其反。他们时常因为达不到这一目标而纠结不休，会像考试时为了做一道20分的难题花掉大部分时间，却放弃了剩下的80分的题一样，总成绩反而更低，事与愿违。因此，对于完美主义者来说还不如采取"80分万岁"的策略，无论做什么事，能够达到80分就满足。如果大多数的事情能做到80%的完美，说明我们的努力方向、策略是对的，继续努力就行了，这样也会很满足，有了继续做下去的干劲。"80分万岁"还可以使我们学会看问题看主流，主要看事情是不是大部分已经做好，而不是在意失败的那一少部分。"80分万岁"还可以使我们工作效率提高，因为放弃了那些暂时解决不了的困难，搁置一时无法解决的争议，去做容易做、可以做的事，不仅可以取得近乎完美的结果，而且更加轻松和高效。这样，就可以减少很多烦恼，增加很多快乐。

九、改善不良的生活习惯

很多神经症患者把自己患病的原因归结于躯体疾病、劳累过度、精神压力过大等，而患者一旦将注意力锁定在这些原因上，就坚信不疑，很难纠正，为此影响正常工作、学习、生活，也容易影响治疗效果。即使按照他们的想法行事，如治疗躯体疾病、休息（不上班、不做家务）、尽量减少精神压力（辞职、逃学等），也不能改善神经症的症状。这时如果能够找到患者生活习惯方面的显著问题，把它与症状联系起来，让患者相信，不去除这些不良习惯就无法彻底治愈疾病，就容易把患者的注意力引导到不良生活习惯的纠正方面来。如果成功做到这一点，不仅可以帮助患者纠正坏习惯，还可以使患者转移注意力，纠正注意固着于症状的被束缚状态。

　　比如，某患者很胖，但每天吃得并不多，也不吃过多的油腻食物，但是她非常喜欢睡觉，每日睡眠时间长达十几个小时，很少运动，结果导致越来越胖，并逐渐出现乏力、精神萎靡的症状，变得什么事也不想做。在治疗这些神经症症状时，医师应指导其逐渐增加运动量，减少睡眠时间，会起到加快好转的效果。有的患者总是自述口苦、口干，可他忽视了自己每天喝水量很少的事实，不改变这个习惯，怎么可能改善口干。有些老人年轻时每天能睡十几小时，到了老年就不一定能睡这么多了，如果适当减少睡眠时间，就不容易为睡不着而着急，有些人也就不至于导致严重失眠，可是不改变这个习惯，不根据自己的年龄减少实际的睡眠时间，怎么能达到年轻时的一样的睡眠效果呢？有的人做事喜欢一鼓作气，经常连续工作，直到事情做完为止，比如家里居住面积较大，每次擦地就需要弯腰擦 2~3 小时，时间久了会出现腰酸背疼的情况，这是很容易理解的，这个习惯不改，浑身酸痛也不可能好转，如果改为分批进行，中间换点其他的事做，情况可能就不同了。有的人性功能减退、记忆力减退，有长期酗酒的问题，不改变酗酒的不良习惯，这些症状也无法解决。有人近来总是头晕，检查不出异常，经询问生活史发现，患者每天花 8~9 小时打麻将，这样的习惯已经持续五六年了，这种"四体不勤"的生活持续这么久，出现头晕一点也不意外，不改变这种生活模式，头晕也不可能治好。有人总是有虚弱感，多次进行各种检查都查不出病来，长期各处寻求治疗无效，细问生活史发现，患者每天手淫数次，这种习惯导致虚弱是很正常的。适当手淫可以缓解性冲动，但是如果过度频繁对身体肯定有害无益。还有人视力不断下降，查不出原因，细问生活史发现，患者每天在电脑上下棋 7~8 个小时，已经持续七八年了，这个习惯不改变，自然无法解决眼睛的问题。

所以，纠正生活中不良习惯对治疗各种躯体不适症状有重要意义。

十、不关注症状

森田心理疗法提倡的"不问症状"，是从日文翻译过来的概念。这样的提法很容易引起患者和医师的误解。患者认为，医师都不问我的症状，怎么给我治病？医师则认为，我不问，怎么知道患者的病情？

其实，森田心理疗法的"不问症状"旨在不让患者关注症状，希望其按照"生的欲望"去进行有建设性意义的行动。"不问症状"的另一层意思是，医师在治疗时也不应以焦虑、恐惧等精神症状为主要的治疗靶症状（或是治疗目标），不要以为回答了患者一个又一个关于症状的提问，或者在心理治疗中让患者尽情倾诉症状就可以使其症状得到根本改善。即使彻底回答了患者所有的疑问，让患者倾诉个痛快，也可能只是使其情绪得到暂时宣泄，症状一时有所减轻，让患者暂时安心罢了，随后又会出现新的问题和烦恼。因为，反复提问或倾诉症状，关注点仍然离不开症状，精神能量仍然不断投入到症状之中，症状就不会消失，甚至还会因为发现与其他医师的说法不一样而纠结、疑惑。所以，森田心理疗法中的医师和心理咨询师不能陷入患者一直纠结的症状中，应把打破被束缚状态、改善患者社会功能作为重要目标，关注患者各种社会功能的康复，从而改善患者注意固着于症状的状态，达到治疗疾病的目的。

十一、综合治疗

为了增加森田心理疗法治疗的可操作性，下面介绍一些可以具体指导患者进行的可操作的活动，以放下对症状的排斥，投入到有建设性意义的生活活动中。

（一）劳动疗法

劳动疗法又叫作业疗法，运动疗法也可以归入此类。这是森田心理疗法最常用的治疗方法。为什么用这种方法，很多人都不理解，认为我花钱看病来了，医师却让我干活，这是怎么回事啊。这是因为，神经症患者具有被症状所束缚的特点，这种状态下患者极力想排除症状，自己却排斥不了，反而控制不住自己胡思乱想、纠结烦恼，进而，陷入恶性循环之中。其实，即使控制不住脑子胡思乱想，但是手脚还是可以自己控制吧，让手脚活动起来，那么精力、精神能量自然跟着消耗其中，就会获得一定成果，这样一方面改善了患者的社会功能，切断社会功能低下使心情更加烦恼的恶性循环，同时注意由一直指向症状和烦恼逐渐转向劳动、社会生活、工作学习，精神能量也逐渐改变方向，从而减轻症状所带来的烦恼。具体哪些劳动更适合自己，因人而异，所以作业内容的选择要根据实际情况选择力所能及的事情，逐渐加量，逐渐扩展。能够参加此项疗法，就势必放下与症状的纠结，放下烦恼，这种对症状的姿态就会减轻对症状的关注，有利于打破注意固着于症状的状态，有利于打破被束缚的恶性循环，最终使症状改善。

（二）物理疗法

借助于各种器械来达到改善躯体症状的方法，都称之为物理疗法。包括针灸、按摩，借助于各种医疗器械的理疗、刮痧、磁疗、电疗等。特别是存在各种躯体不适的患者，很适合该疗法，一旦出现了效果，就会增强患者的信心，使患者的注意力转移到治疗方面，减少了对症状的关注，有利于打破被束缚状态。

（三）食物疗法

平衡搭配营养，调整食物热量，根据身体具体情况进行特殊的食物搭配（如补钙、补铁、补充 B 族维生素等）。注意水分的补充，每天至少饮水 1500 毫升。特别是对以往偏食、饮水少的患者更应注意食物疗法。食物疗法对于转移注意也有帮助。中医认为，食物可以帮助调节阴阳平衡，同时也可以帮助身体补充各种营养素，把患者的躯体不适症状归结于身体阴阳等方面问题和营养平衡的问题，然后通过食物的调节解决这些问题，同时达到改变患者经常关注症状的目的。

（四）娱乐疗法

很多神经症患者患病后，什么都不想做，越是这样说明病情越严重，因为更多的精神能量都跑到负向思维、负向情绪和负向行动中了。这种情况，恢复正常的行为，如娱乐活动最容易实施，因为它有趣，容易吸引人的注意力，所以适当听音乐，唱歌，弹琴，看电影，读小说，打乒乓球、羽毛球，旅游都是可以选择的方式（图 4-3）。但是那些容易上瘾的娱乐活动还是要适当禁止的，比如玩电脑、打手机游戏、打麻将、玩赌博机、饮酒等。这些活动虽然可以转变患者的注意力，但也可以使患者陷入新的误区而难以自拔，应尽可能避免。

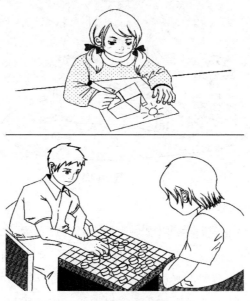

图 4-3　有意义的娱乐活动

（五）气功疗法

气功是一种呼吸吐纳的方法，最简单的气功就是缓慢地深呼吸加上意识守住丹田（即肚脐），反复进行气功练可以达到强身健体，治疗疾病的目的，同时也可以把关注症状的注意转移到练习气功方面。

具体方法：在空气流通好的地方，坐姿如图 4-4，放开裤腰带，微闭双目，缓慢地深吸气，吸到无法再吸的程度，略停 3~5 秒，再缓慢呼气，呼到无法再呼的程度，反复进行。练功时注意意念和呼吸技巧，吸气时小腹在向外扩张，呼气时觉得小腹由外向内压缩。呼吸时尽可能细、柔、慢、长、匀，深呼吸时意念一直守在丹田的位置。每次气功练习时间 15~30 分钟，每天 1~2 次为宜。

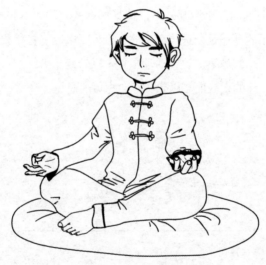

图 4-4　气功训练

（六）运动疗法

有些患者无法进行劳动（如做家务）、看书这些活动，那么最简单的方式就是进行身体活动，去外面走走是相对容易的。如果感到很累，可以从步行 5~10 分钟开始，逐渐增加到 20~30 分钟，再慢慢增加到40~50 分钟。这一过程可以起到逐渐增加信心，增强体力，改善体质，改善睡眠质量，增加食欲，减少焦虑和胡思乱想的作用。患者可以根据自己的喜好、特长、能力选择适当的运动方式，原则是力所能及（图4-5）。

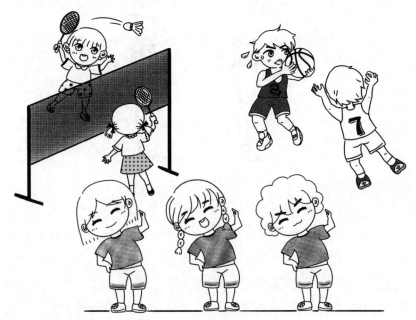

图 4-5　选择适合自己的健身活动

（七）紧张松弛法

从脖子的肌肉开始进行。①收紧脖子5秒后松弛5秒，反复5次；②收紧双上肢5秒后松弛5秒，反复5次；③收紧腹肌5秒后松弛5秒，反复5次；④收紧双下肢5秒后松弛5秒，反复5次；⑥然后再次从脖子到下肢重复紧张—松弛的运动。每天练习1~2次，每次15~20分钟。这一运动有改善焦虑、睡眠的作用。

（八）甩手或肩前后划圈法

双手前后摆动，即甩手，每天1~2次，每次15~20分钟。或者双肩向前或向后划圈，每天1~2次，每次15~20分钟。这一运动坚持下来，可以达到改善肌肉紧张的作用（图4-6）。

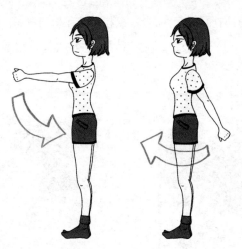

图4-6　甩手法

（九）励志的书籍和影视作品疗法

通过阅读一些励志读物，观看一些积极向上的影视作品，吸引患者的注意，引起共鸣，逐渐效仿作品中人物的行为方式，有益于纠正自己的不良行为方式。这可能不是一两天就可以达到的，需要一个缓慢的过程，但只要坚持做下去，等于增加了一个良好习惯，无形中就减少了不良习惯。因为在一种活动上所花费的时间增加，势必减少其他事情所占用的时间，而以往患者把多数时间用于打游戏、睡觉、纠结躯体不适上，看励志的作品，把注意吸引到这方面来，肯定要好得多。

（十）日记疗法

对于一些文化程度较高的患者，可以采用此方法。要求患者每天写日记，记录每天做了哪些有意义的事情，有什么感想，医师应对患者每天述说的不适，围绕症状的内容不予理睬，对具有建设意义的行动给予鼓励、表扬和指导。每次来医院就诊时，患者把日记交给医师，下次把下一份日记带来，医师把上一次日记还给患者，交替进行，通过日记指导逐渐使患者改变不断围绕死的恐惧行动的状态，变为围绕"生的欲望"行动。

十二、药物治疗

森田心理疗法诞生的年代，还没有有效的精神药物来治疗神经症，因此心理疗法就显得更加重要。随着科学的发展，各种精神药物不断被开发出来，抗焦虑、抗抑郁、改善睡眠的药物不断被推向市场，改变了神经症的治疗格局，使一些焦虑障碍、抑郁障碍的治疗变得容易、快速。药物治疗改善了患者所关注的症状，使很多患者所期盼的疗效得以实现，这是所有人都期望的结果。所以现代森田心理疗法并不排斥精神药物治疗，无论是日本还是我国各大医院的森田心理疗法专家一般也都将药物治疗与心理疗法并用，但是不提倡大剂量用药，用药剂量和药物类型因人而异。因为，药物治疗虽然可以改善部分神经症症状，但是不能改变患者的性格、不良习惯和行为方式等，而这些问题与神经症的形成、发展、预后有着密切的关系。这些问题不解决，就很难解决神经症的根本问题，往往一旦停药，症状就会复发，部分患者还会感到药物作用越来越弱，需要不断加药量才可以维持疗效。这些都说明药物控制了症状的同时，对症状有影响的因素还没有得到改善。所以在药物治疗中，一旦原有症状有所改善，就要一边药物治疗，一边积极改善不良的生活习惯、生活方式及行为方式，提高自身素质，积极锻炼身体，以最大限度地减少复发。

第三节　森田心理疗法神经症治疗的切入点

神经症的表现因人、因不同神经症类型而异，神经症的主要症状有焦虑、抑郁、紧张、恐惧、强迫、躯体化、疑病等，这些症状都可以用抗抑郁、抗焦虑药物加以改善，如果这些症状改善了，那么被束缚状态也会有所减轻。然而，被束缚状态就像患者症状的"原动力"一样，被束缚状态不被打破，上述症状就不容易根本缓解，而且很容易出现症状反复，因此药物治疗的同时用心理治疗打破被束缚状态极其重要。实施心理治疗要因人而异，具体应从以下几个方面入手。

一、切断负性精神交互作用

精神交互作用是人人都有的一种心理现象。人人都有过生气的体验，生气时往往越想越生气，越气越胡思乱想，通过这种精神交互作用使人陷入烦恼中，很久不能自拔。然而，正常人很快通过各种调节机制（如找人聊天、看电影、看书、写作、运动等）打破这种恶性循环，不影响正常生活。

神经症的精神交互作用是一种负向的精神交互作用，常常是负面的事件、感觉、观念，通过思想矛盾的作用发动精神交互作用，最终达到注意固着的状态，思想矛盾为这一恶性循环提供了源源不断的精神能量，使注意固着能够持续下去，也成为被束缚状态持续下去的"原动力"。要想切断精神交互作用的恶性循环，纠正思想矛盾是最佳途径。前文介绍的日本心理卫生冈本纪念财团前理事长冈本常男的顽固摄食障碍的治愈就是很好的例子。他读了森田心理疗法的书，使思想矛盾得到纠正，提高了症状的受容性，放下以往高度关注的、不敢吃某些食物的习惯。饮食习惯的改变使原来极其瘦弱的身体不断恢复，体重增加，身体社会功能得到改善，注意不断流向围绕"生的欲望"的行动中，精神交互作用被切断，被束缚状态程度就会减轻。然而，思想矛盾可能已经存在较长时间了，不是一朝一夕就能解决的。在这种情况下，打破精神交互作用最好的办法就是不去关注以往关注的症状和烦恼，此时注意往往不受自己控制，不由自主地关注症状，发生注意与感觉的恶性循环，所以进行有意义的活动是转移注意的最好方法，因为人的注意多数情况下不能同时关注两件事，一旦这样坚持下去了，精神交互作用被切断，被束缚状态有所减轻，那么再去解决思想矛盾就容易多了。

二、改善注意障碍

被束缚状态严重的突出临床表现是注意固着于某一感觉、观念，难以摆脱或自拔，无论别人怎样解释、劝说、开导都不能使之改变这种状态，患者常说，"这些道理我都懂，就是控制不了自己"。这时，把患者的注意由原来关注某一感觉或观念调整到有建设性意义的生活行动上来，是治疗的重要任务。

一般人在遇到失败、烦恼、挫折、痛苦时，常采取三种方法进行缓解。

1. 加倍进行积极的有建设性意义的活动（更努力工作、生活、学习），化烦恼为动力，用胜利的喜悦代替烦恼。

2. 吸烟、喝酒、打麻将、打游戏等，用本能的快乐代替烦恼。

3. 生气、愤怒、对抗、报复等，用发泄情绪来消除烦恼。

这些行动都可以在一定程度上缓解焦虑和烦恼，而第3种显然是错误的，第2种虽然一定程度上起到减轻焦虑和烦恼的作用，但往往使人从一个坑跳入另一个坑，转而热衷于吸烟、喝酒、打麻将、打游戏等行为，依然影响生活质量和健康。只有加倍进行积极的、具有建设性意义的活动才是最积极、最长远的缓解焦虑和烦恼的方法。

怎样才能使患者投入到积极的、具有建设性意义的行动中呢？要做到这一点并不容易，空洞的说教常常被患者忘记和抵抗（患者会反驳：我不喜欢那样；我什么都明白，就是控制不了自己；我试过的，不行）。因此，无论是医师还是患者的亲朋好友，给患者的指导一定要具体，有可操作性。比如，我们可以对患者说，你要是想病好得快一点，就要积极配合治疗，每天必须散步、快走或慢跑2次以上，每次1小时左右，尽快提高你的体质；睡前30分钟按两侧内关穴（前臂掌侧，腕横纹上2寸，掌长肌腱与桡侧腕屈肌腱之间）各100次等。

有些患者会以痛苦、烦恼、强迫观念总来干扰等为理由拒绝，说：

"我坚持不下去。"这时向他们讲明："这些烦恼你是对抗不了的，越对抗反而越严重，那么怎么办？一句话，让那些症状顺其自然，然后你应为所当为。"既然对抗烦恼的行为是徒劳的，甚至帮了倒忙，那为什么还要做无用功呢？烦恼和痛苦都是治疗要付出的代价，不做无谓的挣扎，做该做的事，在此过程中，可以收获成果，得到成就感，注意也从不由自主关注症状转变到关注眼前的事物，注意所伴随的精神能量也就回到你目前的行动中来了。这样，对症状的注意减少，注意固着于症状的程度就会减轻，症状也会随之减轻。这是患者求之不得的结果。

有人说，在没有驱除症状之前"顺其自然"是很痛苦的。其实做什么事想获得成功都是要付出代价的，想什么也不付出就取得成果是不可能的，你带着痛苦和烦恼去投入生活中的各项行动，只要不断深入下去，虽然症状不一定马上就消失，但也不会增大，其实这已经取得第一步的胜利，成功地阻止了症状恶化，随着具有建设性意义的行动继续进行下去，注意固着于症状的程度也会进一步减轻，症状也就会随之减轻直至消失。

打破注意固着于症状和烦恼的最好办法是转移注意，但是在很多情况下，无论我们怎样劝说患者不要去注意或对抗症状，把注意转移到别的事情或现实生活中来，还是无法说服患者。因为注意固着使患者注意的流动性降低，对周围的注意、感觉会降低，由于存在这种注意障碍，所以他们对医师或家属的建议似听非听，似懂非懂，很难往心里去，因此很难实现。所以，与其说教，不如指导患者做一些具体的事情，在执行的过程中，注意会被逐渐转变到行动中来。

修正思想矛盾也是打破注意固着的最佳捷径，但是当注意固着严重时，患者的理解力变差，修正思想矛盾的指导很难奏效。因此，最容易的办法还是让患者去做力所能及又具有建设性意义的事，只要患者去做了，就是向治愈迈出了第一步，可以达到克服情绪本位、修正部分思想矛盾、克服精神拮抗作用的目的，注意也就向行动方面转换了一大步。

因为，无论做什么事情，没有注意的伴随都是无法实行的，只要患者坚持下去，随着注意不断向具体活动流入，原来指向症状的注意所伴随的精神能量就自然减少，注意固着于症状的状态就会减轻。当患者体验到按照医师指导做事的成效，他的精神能量就会进一步转向具体活动，形成良性循环，注意症状所需的精神能量进一步减少，注意固着于症状的状态进一步减轻，症状也会随之减轻。

万事开头难。有的患者去做还不愿做或不理解的事，开始时一定会有一些困难。如果是这样，可以将行动分为两步。

第一步，先让患者理解行动的理由，这个理由可以从患者身上找。比如某人总是感觉心慌，因此不敢工作和外出活动，如果你发现患者比较胖，可以提醒他："你的体重比别人重很多，想象一下，你比别人重 30 斤，和别人干同样的活，是不是比别人累很多？日复一日的积累，当然比别人容易疲劳、心慌了。即使你不干活、在家休息也改变不了你疲劳、心慌的现状。回想一下，你现在没上班就不心慌了吗？你的心脏又不能根据你的体重随意增大，那么就只好加快跳动，不心慌才怪呢。"

患者接受了这个理由后，就可能想知道具体怎么做。那么，第二步就是给患者一个切实可行的方法。想从根本改变这种状态，最好的办法是什么？有两个好办法：一是改掉吃零食、饮酒、吃过多高脂饮食的习惯；二是每日晚饭后到外面快走、慢跑或散步，每次持续时间为 0.5~1 小时。行为指导一定要具体，简单易懂，不要一次指导的行动内容太多，也不要只说"减肥，运动"，因为这样说了，很多患者还是不知道该怎么做。取得初步成效之后，逐步扩大行动范围。

又比如，某患者自感乏力、易疲劳，其工作是久坐性工作，每天长时间面对电脑。这时医师应让患者知道，由于长期静止不动引起的疲劳单靠休息是解除不了的，相反，每天进行一些躯体活动，会有益于恢复静止不动造成的疲劳。可以进行体操、广场舞练习，提高身体的柔韧度，或者进行散步、慢跑以及其他自己喜欢的活动。开始时可能比较困难，甚至疲劳感比以前有所加重，但是坚持下去就会逐渐恢复正常了。可以要求患者每天练习 2~3 次，每次持续 30 分钟以上。一旦患者尝到了身体活动的甜头，就容易把行动变成常态，行动的第一步迈出来之后，再不断向生活、工作、学习等其他方面扩大行动范围，打破注意固着就容易实现了。

三、放弃对抗症状

神经症患者对烦恼、痛苦、躯体不适、恐惧、焦虑、强迫等症状通常采取对抗、消除、排斥的态度和行动，就是说以症状和烦恼为敌，这样做不但没有达到目的，还出现了新的症状。如为了消除紧张，不敢外出见人来避免紧张，这样反而变得更容易紧张。排斥症状的做法在绝大多数情况下不但徒劳，还会起到反效果。注意与症状通过精神交互作用互相增强，在症状强度固定不变的情况下，对某种症状的注意越强，患者会感觉症状更加严重。所以从放弃对抗、排斥症状入手，利用上面提到的"放弃对症状的排斥，为所当为"的具体方法，通过为所当为的行动，可以减少对症状关注，从而减少精神交互作用，进而减轻症状。

四、不断提高身体、社会功能

神经症患者由于过分关注症状，因此对症状周围的事物注意减少，表现为在工作、学习、生活中表现注意涣散、注意难以集中或不能像以前一样较长时间集中精力做某事，有时记忆减退、丢三落四，因此工作效率下降、生活节律紊乱、人际关系出现问题。这些身体、社会功能的减退，会进一步影响患者情绪，以致出现恶性循环，身体和社会功能进一步减退；还有很多神经症过高估计症状的负面影响，认为只有通过不上班、休学、不做家务、休息、每天多睡觉才可以缓解目前的状况，这种社会功能的下降和停滞会使自己有更多的时间和精力去关注症状，结果休息不仅不能从根本上转变自己身体社会功能减退的状态，相反，一些人的症状进一步加重。其实，患者不是不能做事，也并非彻底丧失身体和社会功能，如果能够从这一点入手，通过医生指导，尽快恢复工作、学习和正常生活，力所能及地做一些有建设性意义的活动，对打破上述恶性循环和被束缚状态有积极的促进作用。

五、修正思想矛盾

有的神经症患者只是靠读心理方面的书、医师的指导信，或通过医师的一番心理指导便治愈了多年顽疾。为什么这么神奇？是因为通过这些方法修正了他们多年的思想矛盾（包括思想偏差、歪曲、错误），改变了错误的思想观念，便一下子打破了被束缚状态，说明从修正思想矛盾入手有益于一部分患者的治疗，但是并不是所有思想矛盾都那么简单，有些人自幼就形成了一种不正确的思维模式，并非一席话就可以全部改变的，有时需要举出一些浅显易懂的成语典故、事例来说明，通过打比方来使患者尽快理解自己思维的错误之处，思想矛盾得到了真正的修改，对于改善症状会起到事倍功半的作用。

六、陶冶神经质性格

如果按照上面的治疗方法去做，被束缚状态就可能被打破，症状减轻，神经症患者就逐渐恢复了正常的生活、工作、社交，但是我们也经常会遇到患者在恢复过程中、治疗中病情时常反复、病情容易波动的情况，其中的原因之一就是完善欲过强这种性格倾向没有得到调节，这种性格倾向就会不断影响自己的情绪和身心状态，成为症状再次加重的导火索。所以在疾病恢复过程中，即使症状有所减轻，也要不断地修正完善欲过强的性格倾向。由此可见，神经质性格既是神经症发病的基础，也是其症状加重的因素，注重神经质性格的陶冶也是神经症心理治疗的重要一环，也是治疗神经症的切入点之一。

七、激活并发挥"生的欲望"

神经症患者常常围绕"死的恐怖"去行动，其结果往往是使症状加重，那么面对这样局面应该怎么入手去治疗呢？我们首先要使患者明白"死的恐怖"越强烈，说明"生的欲望"也越强烈，"生的欲望"与"死的恐怖"不是矛盾的，它们是一个事物的两个方面，表达的意义是一样的，比如怕死就是想活着。但我们既然知道了围绕"死的恐怖"而行动（比如怕传染病就不敢到人多的地主、不停洗手等）其结果容易产生各种精神症状、痛苦、烦恼，而使我们无法从痛苦中走出来，那我们为什么不围绕"生的欲望"，去进行有建设性意义的行动呢？激活并发挥了"生的欲望"，通过注意锻炼身体或平衡饮食营养，改善不良饮食、生活习惯，对工作积极进取，对学习积极向上，不断改进学习方法，认真做好生活中的每一件事；在人际关系方面注意自己的修养，不断提高自己的思想道德素质，敬老爱幼，为人谦逊，通过这些围绕着"生的欲望"的行动，容易形成各种良性循环，使人生不断向上发展，那么原来由于围绕"死的恐怖"的行动所引起的症状也会减轻和消失，所以把围绕"死的恐怖"的行动转变成为围绕"生的欲望"去行动，就是治疗神经症的重要切入点，是使精神能量转向"生的欲望"的重要步骤，这是神经症治疗成功的重要环节和关键所在。

八、以目的或目标为行动准则

神经症患者多具有情绪本位的特点，即以情绪为自己行动的准则，以情绪左右行动，喜欢的事，往往不辨好坏也要固执地做，不喜欢事不管是不是需要都不去做，这对于神经症治疗是极其不利的。以此为切入点，使患者放弃情绪本位是治疗的重要一环，要达到这个目的，不是告诉患者不要情绪本位，而是按照本书第四章第二节中所介绍的那样，使患者一步一步做到目的本位，为了实现自己的目的或目标，比如想考上好大学，即使学习很苦、很累，甚至不情愿或不喜欢去学，也要坚持下去；又比如患者希望身体健康，即使很喜欢美食，也不暴饮暴食，即使很喜欢睡觉，也只睡 8 小时左右，即使不愿意运动，也坚持锻炼身体，以实现身体健康的目标。应指导患者不断训练目的本位的行动方式，一旦成功地树立了这种行为方式，那么就等于修正了情绪本位的行动方式。

九、学会灵活调节正、负向思维

神经症患者往往具有负向思维的倾向，这种思维模式的存在不但会造成负性情绪的发生，对于治疗神经症也十分不利，因此，改正这种负性思维模式也可以作为治疗神经症的一个切入点，使患者学会建立正向思维模式，进而学会灵活调节正负向思维。针对患者具体症状，医师指出患者的负向思维倾向及其危害，同时给患者布置作业，在遇到问题或闲暇时，训练用正向思维看待事物，即进行正向思维能力培养的训练，每天说 3 次以上"太好了"。比如，夸妈妈做的饭"太好吃了"，即使这顿饭很普通，但因为你食欲好，身体也健康，就会觉得好吃，同时也是对妈妈做饭所付出的劳动表示感谢；即使今天遇到一件不好的事，被骗走了 1000 元钱，也说"太好了"，因为在过去，你的负向思维对此事的判断是觉得自己很倒霉，并因此很沮丧，但如果你用正向思维看待这件事，说"太好了"，是因为这次被骗给了自己一个大教训，发现了自己平时防备心理太薄弱，辨别能力太差，不擅长辨别好人和坏人，难怪被骗钱，这次的教训成为防止再次被骗的一课，避免以后损失更多的钱，这不是太好了吗？学会看到事物的正面，对于消除单纯负向思维模式的不良影响，掌握思维平衡具有重要意义。负向思维模式是长期以来逐渐形成的，因此不会容易在短期内改变，首先帮助患者认识到这种负向思维模式的不良影响，然后经常给自己布置作业，训练自己学会看到自身、周围的人和事物的好处、优点，不断训练下去，慢慢就会发现自己看到的人和事物的优点越来越多，这有益于减少以往的负向思维模式。

十、不断提高行动力

森田心理疗法的理论虽然重要，但是按照这个理论去行动、反复实践更为重要，在各种行动中改变不良生活习惯，提高人际交往能力，提高工作、适应社会、解决困难的能力，或者通过锻炼身体提高身体素质。这些收获使精神能量从围绕"死的恐怖"转为围绕"生的欲望"行动，因此也会带来神经症症状的减轻。但是，说起来简单，患者却不一定都能马上理解其重要性，总是怀疑这种疗法的有效性，即使行动了也很被动、不持久，这就很难得到持续的效果。此时，医师和家人的不断督促和鼓励就具有重要的作用，必要时可以与患者一起行动，一起体验，带动患者，以不断提高患者的行动力。

十一、提高各种能力

把提高各种能力作为森田心理疗法治疗的操作方法之一，在训练和提高各种能力的同时，提高克服困难的能力，减少压力，可以帮助患者向围绕"生的欲望"去行动。

（一）提高学习能力

不仅是学生，各行各业的人员都需要学习，而学习就需要有学习能力，学习能力可以通过改善学习方法、提高学习效率来提升，比如在节假日、寒暑假或晚上在家自习时，不连续学习，而是每隔 1 小时都要活动活动身体，有时间尽可能每天外出锻炼 1 小时，没有时间的可以每隔 1 小时活动身体 5 分钟，消除不动导致的疲劳，从而减少学习压力。学习成绩不好，不能单纯从增加学习强度、学习时间上努力，要善于从别人的经验或新闻、书报等各种渠道中获得提高学习能力的启发，善于总结学习经验，善于从挫折失败中获得教训，把每一次失败当做一次提高学习能力的训练，不断修正和改善学习方法，把改善学习方法、提高自己的学习能力作为一件重要的事情对待，出现问题不要把原因都归结于外界，多从自身找原因。

（二）提高生活和自理能力

生活和自理能力是长期生活实践中习得的一种能力。家长不能承担一切家务，事事包办代替，尽可能找时间和机会让孩子锻炼自己做家务、自己管理自己的生活，把生活中遇到特定环境、情况（比如上寄宿学校、大学、外出工作、结婚独立生活等）当做训练生活能力的机会，不要怕自理生活时遇到的困难，不要怕失败，遇到问题时不是找家长、保姆帮忙料理生活，而是及时发现自己生活能力上的不足，予以及时纠正。

（三）提高工作能力

工作能力是在工作中不断学习、逐渐习得的能力，即使有了学士、硕士、博士学位，有了一定的知识、技术，也需要学习、锻炼和培养工作能力。工作中遇到困难，可能是工作能力不足，需要在工作中不断加强工作能力，这样才能适应工作，而不是反复调转工作、消极怠工，或者干脆不上班，不是抱怨压力大，不是独自烦恼。

（四）提高社交能力

社交能力是与周围人交往的能力，是在生活中逐渐形成的。很多人抱怨人际关系不好，抱怨别人不好相处，其实是不会处理人际关系，缺乏人际关系交往能力，用吵架、发火、回避等方法处理人际关系，却不知自己人际交往能力差是重要因素，把人际关系紧张的原因归结于他人，用回避交往、调转工作、转学、不见人、不说话等方法解决人际交往问题。人际交往的一个重要方法就是用别人希望他人怎样对待自己的方法去对待这个人，每个人都希望别人对待自己热情、尊重、友好、谦虚，那么你就这样对待他们，一定会获得大多数人的欢迎，多数人也会这样对待自己，如果出现了这种局面，就说明你已经做到了对待别人热情、尊重、友好、谦虚，提高了人际交往能力。

（五）提高处理和应对挫折、失败的能力

生活中一定有挫折和失败，出现这些情况就需要处理和应对，这就需要处理和应对挫折、失败的能力，如果把每一次失败都当做训练和提高这种能力的机会，不断去学习应对挫折、失败、危险和有效地解决问题的方法，就容易在失败和挫折的情况下脱离困境，处理和应对的能力就会提高，那么不良情绪就容易得到控制。

（六）提高应对恐惧的能力

每个人都怕死亡、疾病，怕被他人瞧不起，怕被谩骂指责，怕贫穷，怕自己做出不理智甚至是荒唐、危险的事等，有这些惧怕都是很正常的事情，既然是正常的事就没有必要去特意在意，也完全没有必要去对抗和排斥，如果这种害怕的感觉太强烈，自觉需要应对，那就去提高应对这种恐惧的能力，这才是解决这一问题的重要方法，而不是单纯去排斥怕。比如，怕死就是想活，那就为怎样活得更好而努力；怕病就是希望健康，那就为怎样更健康而努力；怕被瞧不起是希望别人瞧得起自己，尊敬自己，那就去努力证明自己的能力；怕穷就努力工作，发家致富等。

（七）提高吃苦耐劳的能力

其实体验各种困难、艰苦就是最好的耐力训练，有些患者从小受到父母百般呵护，不让其吃一点苦，这看起来是爱孩子，其实也失去了训练孩子吃苦耐劳的机会。为了提高吃苦耐劳的能力，让患者自己做力所能及的事，尽可能地参加体育运动，在生活中多吃一些苦头，都是对他们提高吃苦耐劳能力的最好训练方法。

第四节　森田心理疗法的实施技巧

一、巧用"不问"技巧

森田心理疗法有一条治疗原则：不问症状，注重现实生活。其实就是不让患者刻意关注症状，经常讨论症状，或是到网上去检索症状相关信息，而是让他重点改善现实生活中存在的问题。如果放任患者整天诉说症状让他多么难受，实际上是在强化症状，让自己的注意力专注于症状而产生恶性循环。但医师在运用这条原则时经常会造成患者的误解。患者是由于症状痛苦而来找医师的，想治愈疾病、消除症状，如果医师一开始就"不问症状"，容易造成患者的反感和不信任，使患者形成对治疗的阻抗。所以初诊的倾听，理解患者的痛苦，分析症状形成的机制是必要的。在治疗当中，医师应告诉患者，不要整天找家人、朋友、医师诉说症状，或是到处询问关于症状的问题，不要无休止地网上搜索症状，这样做的目的是为了减少对症状关注，避免使注意固着于症状，否则不利于打破被束缚状态。要注意的是患者在很多情况下是不自主地关注症状，即使已经知道了不关注症状的重要性，却不知道怎样做到这一点，医生应该指导患者去关注和解决现实生活中存在的问题、不良习惯，重点去改善人际关系，锻炼身体，努力工作，增加兴趣爱好等，这些方面做得好了，做得多了，那么对症状的关注就会有所减轻。

二、巧用"死的恐怖"

"死的恐怖"是一种出于本能的自我保护。围绕"死的恐怖"的行动往往导致负性情绪的发生、发展，但是"死的恐怖"并非全都代表消极，有时医师加以巧妙运用，也会有益于患者纠正不良习惯。比如患者长期大量抽烟、喝酒，久之可造成身体疾病，可是即使亲人、朋友反复劝说，他们也往往很难戒除。有趣的是，一旦患者罹患脑梗死、脑出血或癌症等重大疾病后，他们大多能很顺利地改变抽烟喝酒等不良习惯。为什么？因为只有当人真正面对生死的时候，"死的恐怖"才会更加强烈。这时，医师应让患者充分意识到烟酒对身体的危害，强调戒除烟酒有益健康，才更容易激发"生的欲望"，促使患者果断戒除不良嗜好。

三、行动方案的可操作性

医师、心理咨询师、教师和家长，都可以通过学习森田心理疗法的理论，用森田疗法理论指导患者生活实践，以期达到治疗目的。但是有一点需要治疗者注意，在心理治疗的开始阶段，忌只注重理论说明解释，忽略实际操作，相反，我们应把重点放在指导患者实施具体的行动方案上来。治疗者不要只是告诉患者"顺其自然就可以，去运动就好，转移注意就行"，而应每天指导患者具体做哪些活动或运动，什么时候做，活动量多少，持续多长时间等。否则会由于指导不具体、没有操作性而使患者总有理由拒绝治疗者的意见。

四、指导语的简明、易懂

一部分神经症患者会由于文化水平低、理解力差、对疾病有错误认识，对医师的指导不理解或误解。另外，被束缚状态导致患者注意固着于不适症状，对其他事物注意涣散，因此很容易听不进去医师的话，或者听到了医师的意见却并没有往心里去，结果自然不能按照医师的指导去行动，仍然按照自己原来的行为模式去生活。所以医师如果用比较简明、易懂的指导语，打比方、举例子、画草图帮助患者理解，会收到更好的效果。

五、向患者提出要求时应说明理由

在森田心理疗法治疗过程中，医师经常向患者提出要求，让患者去运动，做家务，与人为善，多做好事等，但是如果不说明理由，只是提出要求，患者容易产生抵触，不愿按照医嘱去做。如果患者不配合，肯定达不到预期效果。所以简明、扼要的理由在森田疗法治疗中十分重要。那么，何种理由容易使患者接受医师的建议呢？这不能一概而论，比如，胆小、肥胖、体弱以及怕得病的患者需要加强锻炼，强壮身体；怕被人瞧不起的患者需要好好工作、学习，与人为善，因为只有这样做才会获得别人的尊重。医师应让患者知道一个道理："面子"是要靠自己赚出来的。只要通过努力提升自己，自然会被别人尊重；你对周围的人友善，周围的人自然也对你友善。有人对治愈疾病特别迫切，医师应告诉患者，想治好病，不仅要知道治病，还要知道治人，为什么别人遇到同样的打击或压力没有得病，而偏偏是我得病了呢？因为，我可能具有某种容易患病的易感素质，可能有某些行为模式、生活习惯有问题。给人治病和给庄稼治病一样，治庄稼的病一定要同时治土地，治好了土地便于治好了庄稼。那么治人需要怎样呢？要改掉不良的生活习惯和一些坏毛病，要纠正不良的人际关系，原来不够孝敬父母则需要改正，原来懒惰需要变勤快等。患者如果接受了这些理由，并在行动中认真执行，就有助于转变行为模式。

六、患者应对医师的指导有反馈

医师每次对患者的指导，都应要求其进行反馈，口头、书面均可。通过反馈，医师才会发现患者对医师的指导理解了多少，实施了多少，进而强化患者对医师心理指导的理解和实施，使患者花精力去思索医师提出的问题和解决方法，去体验每次行动的感受。就像在学校一样，老师讲课，学生好像都听懂了，可是一考试就会发现有些人是真正懂了，而有些人没懂。所以医师给患者苦口婆心地讲，觉得患者应该懂了，其实不一定，还要通过不断反馈（就像复习考试）来理解和强化才能达到预期目标。

七、巧用逆向思维法

逆向思维法是指为实现某一创新，或解决某一常规思路难以解决的问题，采取反向的、不同于常规的思维方式解决问题的方法。人们解决问题时，习惯于按照熟悉的常规的思维路径去思考，即采用顺向思维，比如"乏力就整天躺着休息""怕见人就躲起来""感到紧张不安就开始害怕紧张不安""今天失眠明天就多睡"等，可是躺时间长了不锻炼，人的身体容易虚弱；总是躲着不见人就更容易胆小；越害怕紧张就会越容易紧张；白天睡多了晚上就更睡不着，失眠更严重。所以，用顺向思维找不到解决办法的情况很多，此时运用逆向思维去解决问题常常会取得意想不到的功效。如非器质性疾病的乏力患者，让其每天出去散步，一点点增加散步的时间和距离，慢慢地经过训练，体力会逐渐改善；怕见人者该见人时还是去见，该说话时就说，慢慢习惯了也就不害怕了；怕紧张者慢慢习惯也就不觉得紧张了；即使晚上失眠，白天也不睡，该做什么做什么，这样晚上就会更困，反而有助于改善失眠。还有采取不问疗法、患病不休息反而去劳动、接纳症状、接受烦恼、对症状不直接消除反而顺其自然等。上述方法都是森田心理疗法使用逆向思维模式运用于心理治疗的产物。学习和掌握这种思维模式，加以正确运用会收到意想不到的效果。

八、行不言之教

森田心理疗法有许多重要理论，如症状受容、顺其自然。许多心理治疗师直接用这些理论去指导患者或教导学生。然而在心理治疗中，让由于症状而痛苦不堪的患者去顺其自然、接纳症状实在是一件不容易的事。很多患者不容易理解，甚至产生反感，以各种理由拒绝医师的建议，这样就无法实施治疗。那么，这时医师应该怎么办呢？道家老子有句名言："不言之教，无为之益，天下希及之。"意思是，施无为之政所获得的功效之大，行不言之教所获得的收益之多，天下万物是没有什么能够比得上的。放到森田疗法中，可以理解为，没有直接用语言言及想要说的事，却实现了想要达到的教育目的，没有直接去做，却也解决了这件事，这是最好的做事方法。也就是说，有比直接说出来更好的方法，可以实现顺其自然和接纳症状的目的。例如患者总是害怕自己患病，因此整天躺在床上什么也不干，或者到处检查身体，即使查不出毛病仍然不甘心，为此焦虑不安。对于这样的患者，医师要求让他不要整天躺着，四处到医院检查，或者对他说根本就没病等，无论怎么说也很难使其改变。如果能够说服其为了提高体质、增进健康而每天锻炼身体，注意饮食，改正不良生活习惯，患者在锻炼身体的过程中，逐渐顺其自然、接纳症状，也就达到了不言之教的目的。

第五节　神经症病情迁延、难治的因素及对策

一、抵抗

神经症患者一方面积极要求治疗，到处求医，反复检查，迫切寻求各种良方，另一方面，对医师的指导、治疗意见会有意无意地怀疑，常常忘记医师的嘱咐，不按医师的指导服药，怀疑医师水平和药物效果，过度害怕药物副作用，对医师提出的治疗方案婉言对抗：

"这个药我吃过，效果不好。"（其实只吃几次或只少量吃过）

"我腿不好，不能运动。"

"天气太冷（或热），没法外出运动。"

"不吃零食饿得受不了。"

"看说明书，这药副作用太大，没敢吃。"

"最近太忙，没时间来医院。"

"最近总是忘了吃药。"

好像患者总是有意与医师作对，其实这也是患者思想矛盾的一个特征。虽然患者没有说只有自己是最正确的，但事实上很多患者只相信自己，不轻易相信别人，因此才会出现上述对抗，严重影响患者对治疗的依从性。设法使患者放弃对治疗的无意识抵抗，也是治疗的重要一环。医师如果能根据患者的病情、实际身体情况，抓住患者的部分问题，说服患者放弃情绪本位，放弃抵抗有一定作用。

比如，患者总是主诉心慌、胸闷、乏力等，躯体各种检查无异常，各种治疗无效，医师希望其增加身体活动，减少对症状的关注，可是患者说"我太胖走不动"并以此为由抵抗。医师可以提醒他："你现在体重比正常人超出 30 多斤，假如你每天额外背 30 多斤的行李，不论白天黑夜都不放下会怎样？你一定比别人容易疲劳，容易心慌、胸闷、乏力吧，不是么？如果你把行李放下来，会怎样？"如果患者恍然大悟，从此决心减肥运动，戒掉不良饮食习惯，就等于放下抵抗，放下情绪本位，会产生积极作用。

抵抗是由多方面的原因造成的，要根据具体情况，采取不同的措施。有时可以用逆向思维解决这些问题，比如患者害怕药物副作用，不敢吃药，医师可以问他："那就不治了，行吗？"或者说："即使有了副作用，它和你的病比，哪个问题大？先解决哪头好呢？""你不希望治好病吗？既然希望治好就是想获得效果，想获得能不付出吗？"

还有一种方法是先肯定，再疑问，后否定。比如，医师希望患者接受药物治疗，患者立即回答"不想吃药"，医师马上给予肯定，说："这种想法是对的（肯定），哪有一个人渴望吃药呢（疑问），可是不吃药能尽快治好病吗？（疑问），恐怕困难吧（否定），所以可以尽可能少地用药却达到最大的效果，这个结果还是通过努力可以达到的。"又比如一个失眠患者，经常晚上 7 点就上床睡觉，12 点左右才能睡着，早上八九点才勉强起来，真正睡眠的时间达到 8~9 小时，在床上 13~14 个小时，但还抱怨入睡困难、没睡好，医师希望他晚一点睡，每天不要上床太早，睡眠时间在 8 小时左右就行。患者抵抗："我要是能睡 8 小时就好了，其实根本睡不着，睡不着再不多休息一会儿，那我哪能受得了？"医师说："你觉得睡得不好，想多睡一会儿，这个想法没有错（肯定），可是上床那么早又睡不着，你不难受吗（疑问）？第二天起床晚了，晚上想早睡不就更容易睡不着了吗（疑问）？你是这种感觉吧（疑问）？所以，要想睡好觉，首先睡眠时间的计划要正确，即每天计划睡 8 小时，那你自己算算，几点上床、几点起床比较好呢？"以上这些方法有益于克服抵抗。

二、固执地以情绪的好坏为行动准则

情绪本位是一种幼稚的、不健康的生活态度。患者以情绪的好坏左右自己的行动，常常表现为只做喜欢的事，不做不喜欢的事，而他们的喜欢或拒绝有时恰恰是对治疗不利的，如不喜欢与人交往、不爱运动、挑食、少言寡语、循规蹈矩、过分关注身体、遇事往坏处想等。由于他们固执于这种以情绪为本位、为主导的行为模式，所以在治疗时严重影响对治疗的依从性，影响治疗效果。

医师让患者多运动，患者说"我不喜欢运动"；医师指示患者尽量减少网络游戏时间，可是患者说"我喜欢上网打游戏"，照样该怎么玩就怎么玩。如果能让患者认识到这种情绪本位是不成熟、幼稚的心理和治疗的一大障碍，这就是成功的第一步。然后，设法使患者形成向成熟转变的愿望，让患者理解，一个心理成熟的人应该为实现自己的目标而采取相应的行动，即以目的为自己行动的准则（目的本位），为实现某个目标，即使不愿意、不喜欢做的事也要去做，即使很困难也要坚持下去，这就是目的本位。比如，学习虽然很累，但是为了实现考上好大学这个目的，忍住疲劳、艰苦，克服困难学习就是目的本位的行为。若仔细观察，人类生活都是在这种目的本位的原则下行动的。医师教给患者这样一个行动原则，让其学会在各种情况下去领会、运用这个原则。患者往往一开始好像明白了这个原理，但实际用起来并不容易，就像老师教给我们一个公式，我们好像明白了，可一旦在作业或考试中应用，还是会经常出错，必须经过反复实践才有可能慢慢掌握这一行动原则。掌握了这一原则并能够主动去运用，对纠正情绪本位具有极其重要的意义。

三、注意固着于症状而难以自制

神经症患者的注意经常严重固着于症状、烦恼、挫折、痛苦上，越是注意，烦恼和痛苦就越严重。其实患者自己也会发现，忙碌时症状和痛苦会减轻，闲暇时会加重，但是他们常常会说："我也知道过分注意症状没什么好处，也想转移注意，但是我控制不住，总是不知不觉就又对症状关注起来，脑子又被烦恼占满了。"这种情况对治疗非常不利，对于这种情况，只用说教的方式常常是白费口舌，不起作用。因此，医师不是设法让患者不关注症状，单纯让患者转移注意，而是让患者进行可操作的、力所能及的行动。比如，鼓励他们把由于患病而停下来的家务重新做起来，到户外散步，画画，练字，唱歌等。因为，做任何事情都是需要有注意做保证的，把注意转到生活行动以后，他们就会不自觉地减少对症状的注意，所谓"一心不可二用"。对症状的注意减少，对症状的感觉随之减轻，减轻后会更加减少注意，形成良性循环，久之达到改善注意固着的目的。

史载明代江西鄱阳县名医杨贲亨，曾收治了一位眼疾患者。患者不停地对着镜子看自己的眼疾是否好转，因患者性情过于急躁，将注意过于集中在眼疾上，反而总是治不好。杨贲亨了解患者的病情后，告诉患者："你的眼疾不要紧，它可以自然痊愈，但由于你先前服药过多，药中的毒素已流入你的左大腿，毒性可能随时都会发作，一旦发作，可能会危及你的生命，我很为你左腿内的毒素担心。"说完之后，杨贲亨就走了。患者相信了杨医师的话，开始关注自己的左腿，也许是想消除腿内的毒素，每日不停按摩左腿。久而久之，患者的眼疾竟自然好了，而腿中的"毒素"也没有像杨医师所说的那样发作。他不解其中道理，就问杨医师是怎么回事。杨医师解释说："医师治病不能忘记'先医其心'的道理。你性情太急，总是不停地照镜子，急切地渴望自己的眼疾能早点治好，这样的心情会导致眼疾更加严重。为了分散你对眼疾的注意，我只好故意危言耸听，以便将你的注意从眼疾转移到腿上。注意一旦转移到别处，你焦急的心情就会改善，你的眼疾也就慢慢自然康复了。"患者听后恍然大悟。我国古代医家早就发现了转移患者注意是一种治病的方法。清代名医吴师机在《理瀹骈文》中说："七情之病者，看花解闷，听曲消愁，有胜于服药者矣。"看书、听音乐、弈棋、练书法、种花、旅游等活动，可以分散或转移患者对疾病的注意，排遣情思，改易心志，从而达到治愈疾病的目的。

四、执着于思想矛盾或偏差

有一部分神经症患者，即使被医师或其他人指出了思维矛盾的存在，指出这种思维会对症状、烦恼、痛苦起到助推作用，对预后带来坏的影响，但是很多患者不会轻易相信医师的分析。他们表面上理解了医师的话，回过头来仍然按照自己的错误思维去行动，他们虽然嘴上不说自己是最正确的，但他们的所作所为都可以证明他们认为自己最正确，别人都不可信，所以不太可能通过一两次心理治疗就改变思想矛盾。

很多患者固执地坚持症状最初形成时对症状的认识，越想越坚信自己的判断，顽固地按照最初的判断去行动，不轻易相信别人（哪怕是专家）的建议，直至若干年后，已经被疾病折磨得痛苦不堪了，才不得不改变原来的认识和态度。比如，某患者 20 年前一次劳累后出现胸闷、乏力等症状，害怕自己得了肺病，到医院检查没有发现异常，患者不相信这个检查结果，又到别的医院检查，还是正常，却仍然不放心。从此奔走于本地和外地的各大小医院，在各科反复检查求治，无论怎样治疗都无明显疗效。别人建议她到心理科看看，她却认为别人不理解她，勉强被家人带到心理科治疗后不遵医嘱，或以各种理由拒绝服从医师的心理指导和精神药物治疗。20 年来，患者花钱无数，痛苦万分。最后实在没办法了，再次回到心理科就诊，经过医师认真的心理和药物治疗，在症状改善的事实面前才改变了对疾病的认识。所以，这种执着于对症状的认识可能是难治或者病情慢性化、迁延的原因之一。

五、执迷于负向思维模式

负向思维是一种"遇事往坏处想"的思维模式，这种模式常可以使人情绪沮丧、不安、压抑，对挫折、失败、痛苦等负面影响缺乏耐受力，心理承受能力降低。

小李年底加薪了，每月工资从 4000 元涨到了 5000 元，这本来是一件可喜可贺的事，值得庆祝才对。而小李却郁闷了很长时间，最后竟然辞职不干了。很多人都莫名其妙，不知道为什么。领导经过反复询问才弄明白，原来小李对涨工资并不感到兴奋，在她看来这是应该的，但是当她听说小赵涨后每月比自己高出 100 元时，就郁闷了，觉得自己被别人看不起，被领导小瞧了。于是，涨工资后反而失去了干劲，最终辞职。

小王和小张本来是好朋友，可是由于小王请小张吃了一顿饭，小张对小王有意见了，为此两人互不理睬。经过家人反复询问才知道，小张不为小王请自己吃饭而高兴，却为小王找的饭店档次不高、菜不可口而生气，认为小张是糊弄自己，瞧不起自己。

小林是高一的学生，经过努力这学期他的总分从期中的 520 分提高到期末的 560 分，可是他一点都不为此高兴，反而哭了好几天。因为他的排名从班里第 10 名，降到了第 15 名。本来小林的成绩有所提高是好事，他不为这些进步而高兴，却为进步没有其他几名同学快而烦恼。

如果知道这种负向思维模式对自己的不利影响是痛苦的根源之一，一般人都会积极设法改善，但是神经症患者却对此不以为然，他们常常会说："我习惯了，改不了了。"让他们做正向思维训练，也常常不能坚持，仍旧我行我素。这种情况一方面是由于情绪问题引起的，人在情绪低沉的时候最容易出现负向思维，那么改善情绪是改变这种思维的重要方法，抗抑郁药物治疗和心理治疗可以起到关键作用；另一方面则是性格因素影响，患者自幼就有这种倾向，纠正这种情况就比较困难，需要反复训练，比如一种情况出现后，应引导患者在负向思维出现的同时，思考它的相反思维应该是什么。还可以通过行动的方法，证明事情并没有想象得那么坏、那么糟。

六、重视药物而轻视行动

很多神经症患者都说："只要把症状消除了，就可以正常工作、学习、生活了，症状没有消除就无法正常生活。"所以一些人对于药物治疗寄予很高的期望，而对医师建议其带着症状进行有建设性意义的行动，去上班、做家务，恢复以往的快乐生活，患者往往打着各种借口不肯去实践，强调："我实在是太痛苦了、太难受了，什么也干不了了，电视都不想看。"在这种情况下，让患者按照医师的指导去行动确实很难，最好能够找到充足的理由，有了理由，说服患者行动就容易多了。理由可以从患者的检查结果、生活习惯、体质情况等方面入手。比如，对于一个经常头痛的患者，了解到他喜欢打麻将、看书或是打游戏机，这种身体不动、精神高度集中的习惯当然容易造成体力减退，头颈部肌肉过度紧张、僵硬和精神疲劳，到了这种程度仍然不改变不良习惯，就容易出现头晕、头痛。如果要想改善头痛，就应该加强运动，改善肌肉紧张僵硬的状态，头痛自然容易缓解，这样患者对医师让其运动的建议相对容易接受一些；腹胀的患者应该晚饭后到外面散步，说明饭后散步便于消化，是治疗腹胀的有效方法。用一些简单易行的方法去指导患者，往往比较容易达到督促其实践于行动的目的，只要患者坚持有建设性意义的行动，就会逐渐体验到行动带来的快乐，进一步理解行动的意义。

七、医源性因素

传统的生物－医学模式使人们建立了一种思维定式，即患病就需要到医院接受药物、手术治疗，因此即使患了神经症这样的心理疾病，患者和家属总是寄希望于特效药物，非心理科的医师容易忽视患者可能有心理问题需要治疗，患者想不到去心理科谋求心理治疗，更想不到治疗神经症需要改善心理社会因素。前文提到神经症的发生、发展与多种心理社会因素相关，如果这些因素不能得到有效调节，那么一方面可能导致药物越用越多，否则就控制不住症状，另一方面一停药就会复发，这是神经症治疗中容易遇到的普遍现象。改变这种情况一方面需要广泛宣传生物－心理－社会医学模式，让患者广泛了解疾病的发生、发展不仅与生物学因素有关，也与心理社会因素的密切关系，使患者主动为调整心理社会因素行动，成为治疗疾病的主体角色，另一方面，医师要纠正单纯的生物－医学模式的治疗方式，即不能单纯依靠药物或手术治疗，而是要考虑心理治疗、改善生活习惯等。

八、顽固地围绕"死的恐怖"在行动

神经症患者会有很多"怕"，围着"怕"做事，围绕"死的恐怖"安排自己的行动，这是神经症迁延难治的因素之一。由于不同的患者所怕的对象不同，围绕"死的恐怖"所进行的行动方式也有所不同。比如，有的人特别在意别人对自己的评价，有人特别怕得病，有人十分怕脸红，其实对于正常人来说，也会出现类似的心理状态，害怕得病、脸红、评价过低本身并不算什么问题，关键在于害怕之后应该怎么做。而如果怕什么就围绕着这些怕的内容转来转去，会使自己陷入更加害怕的境地。

怎样才能使自己不再围绕"死的恐怖"来做事呢？医生用非常容易懂的语言，让患者知道怎样做有益于健康和快乐地生活，注意饮食、多运动；兴趣广泛，努力工作，与人为善；如果做到了这些，就等于走在通向健康、愉快生活的道路上，沿着这条路走下去，自己的理想就可能会实现。

九、不停地围着症状转

有些症状，如胡思乱想、焦虑不安、恐惧等情绪症状是自己的意志不能控制的；有些事情，如亲人过世、交通事故，一旦发生是无法改变的，既然不能自我控制，无法改变事实，还拼命地想控制或改变事实，是无济于事的，结果反而会发动精神交互作用，形成恶性循环，使症状更加严重，成为难治的因素。

那么，怎么做才是正确的呢？最好的办法就是先放下对症状的关注或烦恼，放弃对症状的排斥，等于间接地接纳症状、接受现实，对这些症状不加干预，让它顺其自然，做自己应该做的事，在做事的过程中，这些症状就会逐渐减轻乃至消失。然而，放下症状和烦恼并不那么容易，很多胡思乱想会不由自主地闯入脑海。失恋的人会不由自主地回想昔日恋人的音容笑貌，说过的每句话，做过的每件事，去过的每个地方，甚至还会重游故地，这就是放不下，不能受容。真正的放下和受容是你不去排斥脑中的胡思乱想，也不按照胡思乱想做事，而是你努力做好眼前应当做的事情，并且还是具有建设性意义的事情，比如工作、做家务、锻炼身体、与朋友交流等，通过这些行动，改变注意和精神能量的运行方向，渐渐改善原来的精神症状。

十、想获得却不肯付出

很多患者一方面想获得很多，比如迫切地想治好自己的病，想受人尊重，或是想获得健康的身体，而另一方面他们害怕服药、害怕药物副作用；不愿改变以往的不良习惯；不愿按照医师的建议去安排自己的生活，做有建设性意义的事情；不愿关心、照顾别人。这就是不愿付出，当然什么也得不到，这也是造成治疗困难的原因之一。懂得了这个道理，不断为自己的愿望付出、努力行动，对于患者按照医师指导去行动具有重要意义。

第六节　森田心理疗法与生物－心理－社会医学模式

医学为人类的健康做出了巨大贡献，几百年来，生物－医学模式已在人们的思想中扎根。生物－医学模式的医学教育是最受重视的主流医学教育模式，受此教育的医务人员在医疗实践活动中，总是从人的生物学特性上认识健康、认识疾病，在诊治疾病时，总是试图在器官、细胞或分子水平上寻找异常，以确定疾病的诊断。医师通过各种检查和诊断方式查明病灶，发现血液、生化指标的异常改变，或是心电图、脑电图的异常变化来确诊疾病，用手术治疗、药物治疗、物理治疗等方法治疗疾病。如果查不到病灶，血液、生化指标没有改变，心电图和脑电图正常，则视为健康。这种诊疗方式往往会忽视心理、社会因素在疾病发生、发展中的作用。

森田心理疗法诞生的年代，尚没有开发出那么多有效的精神药物，因此对精神疾病的治疗极为困难。在这种背景下，森田教授更加重视心理和社会因素对心理疾病的影响，重视人的性格、行为习惯、生活模式对神经症发生、发展的影响，注重陶冶性格、改变不良生活习惯和生活模式。更多有效的精神药物出现以后，现代森田心理疗法也并不排斥药物治疗，而是把精神药物治疗与森田心理疗法的治疗方法有机结合，取得了令人瞩目的治疗成绩，提示森田心理疗法的治疗模式更符合神经症等疾病的医疗需要。

美国罗彻斯特大学（University of Rochester）医学院精神病学和内

科教授恩格尔（Engel.GL）在 1977 年的《科学》（*Science*）杂志上发表了题为"需要新的医学模式：对生物医学的挑战"（*The Need for a New Medical Model: A Challenge for Biomedicine*）的论文，指出了现代医学只关注致病的生物学因素，而忽视社会、心理因素在发病中的作用，这个模式不能解释和解决所有的医学问题。为此他提出了一个新的医学模式，即生物－心理－社会医学模式，这种医学模式在注重生物因素的同时，也重视患者生活环境、行为习惯、生活模式在疾病发生发展中的作用。

医学模式的转换在医学史上是一个新的里程碑，为人类医疗事业发展做出了巨大贡献。生物－心理－社会医学模式与森田心理疗法的医学心理治疗模式不谋而合，学习运用森田心理疗法，对于临床医师顺应新的医学模式发展需要，把医学模式转变为生物－心理－社会医学模式，对于提高医疗技术水平、顺应广大患者医疗保障的需求具有很大帮助。医师如果能够做到这一点，会扩大看待疾病的视野，增加解决问题的角度，以往难以治疗的疾病可能会治愈。

例如，患者因头痛、失眠就医，生物医学模式的医疗会给予脑 CT 及各种全身检查，如果没有发现问题则视为没有器质性疾病，仅给予纠正失眠的药物治疗，但不一定能够彻底改善症状，因为，引起患者头痛、失眠的重要因素很可能是不良的生活习惯，如整天读书学习，稍有时间就打游戏，面对电脑时间过久，这种运动量很小的生活模式日积月累，肩颈肌肉容易产生僵硬状态，导致头痛症状。而如果通过生物－心理－社会医学模式或森田心理疗法来治疗这些病症，医生即使通过上述检查没有发现异常，也要继续关注患者的生活模式，进而改变经常玩游戏、每天长时间看书而不运动的生活模式，督促患者经常锻炼身体，这样才能根本改善这类患者头痛、失眠的问题。森田心理疗法不仅可以用于神经症的心理治疗，还可以应用于各种抑郁症、心身疾病等疾病的治疗。

第五章　森田心理疗法与道家
哲学思想的关联

中华文化具有悠久的历史，道家哲学思想是其中最有生命力的部分之一。老子和庄子是道家学派的重要代表人物，他们留下了许多著作。老庄思想对中国古代的政治、经济、军事、教育、中医学、心理学等诸多领域影响深远，也广泛流传于世界各国，被后人传承并发展。老子、庄子所处的年代是春秋战国时代，那时中国内战连绵不断，经济水平落后，医学知识匮乏，人口平均寿命短暂。人们随时可能受到饥饿、疾病、自然灾难和死亡的威胁，这些危机对人们的心理健康构成严重的威胁和巨大打击，如何应对这种打击是当时亟需解决的重大课题。庄子认为："人之生也，与忧俱生。"(《庄子·至乐篇》) 意思是人从一生下来，注定会有艰难困苦、生老病死之忧。这种忧患大致有三种，即"生死之困""情欲之困""无道之困"。人们对生的眷恋和死的恐惧是原始的本能，生和死给人们带来了诸多困扰，如果没有一种让人们广泛接受、化解困扰的生死观，那么饥寒交迫、危机四伏的古代中国民众不知会承受多少心理上的苦难。

第一节 老庄道家的无为而治思想

无为，就是对时势、趋势做出判断，顺势而为，它是一种指导思想、行为原则和行为方式，是一种与"人为"相对的解决问题的方式。它顺应自然的变化规律，使事物保持其自然的本性而不人为干预，不妄为，从而达到"无为而无不为""无为而治"的境界。无为是中国道家思想重要内容之一，这一思想可用于政治、军事、教育、医疗、心理治疗、修身养性等诸多领域。

世界上很多事情都是无法预料，无法改变，无法随着人的意志而转移、发展的。例如，每个人都十分珍惜自己的生命，害怕死亡，但死亡时常毫无预兆，突如其来，让我们措手不及。即使意外事故造成亲人死亡的事情时有发生，我们也不能因此而不坐车、坐船，不出门。被别人批评、指责后，我们都会感到难受、不愉快，无论你如何告诉自己别害怕、别生气、别难受，也很难去除这些情绪和感觉。对于这些情况，最好的应对方法就是顺其自然，对无能为力的事"无为"，自己该做什么就做什么，不在这些事上纠结、纠缠。

之所以要采取"无为"的行为方式，还有一个原因，那就是事物都有自然本性、规律及发展趋势，逆趋势而为往往失败，正确认识和把握事物的自然本性、规律和发展趋势才会取好的结果。"以辅万物之自然而不敢为"（《老子·道德经·第六十四章》），对于很多事物的发展不加干预，而是以辅助或引导的方式，使其向着有利于事物解决和发展的方向运行，往往比人为干预的效果更好。"无为为之之谓天，无为言之之谓德"（《庄子·外篇·天地》，意思是以无为的原则处事，即不围着某些无法改变的事盲目行事，而是另辟蹊径，看似放弃，实则高明），是最高的处事之道。春秋时期，我国古代著名军事家、政治家孙子曰，"不战而屈人之兵，善之善者也"（《孙子兵法·谋攻》），即不兵戎相见也能使敌人降服，就是这样高明的军事策略的典范。以无为的原则说话（即想说却不直接说或不说，换一种形式表达），虽没有直接使用明确的语言，却通过自己的表率行动表达出自己的思想，或是转换成其他的语言表达出自己的意思，是一种最高明的表达方式。比如，医师让怕患病的患者锻炼身体，并没有直接说"别怕患病，不要怕，怕患病也是没有用的"，而是要求患者按照医师的指导去锻炼身体，使身体越来越健康，自然就达到安心、不怕患病的目的了。

第二节　老庄的"生死宿命论"对消除恐惧的作用

《庄子·大宗师》云："死生，命也，其有夜旦之常，天也。"还说："生之来不能却，其去不能止。"意思是生和死都是"命中注定"，是自然规律，就像白天和黑夜的转换是常态，有生就有死，死是在所难免的，从生到死是自然过程，每个人有自己的生活轨迹，生命也各有长短，但有一点是一致的，就死是必然的，是"宿命"不可违，是从生之时就决定了的。人在自然之中，无法违背自然规律。通俗一点说，无论你是怕死怕得要命，还是完全不在意死这件事，人最终都是要死的，再怕也没有用。围着"怕死"做的任何事都是无用功，那么我们为什么不坦然面对，轻松地活好人生的每一天呢？因此，对于生死，我们应"顺其自然"。《庄子·内篇·人间世》云："知其不可奈何而安之若命，德之至也。"在庄子看来，人要知道某些事情是自己无力改变，"命中注定"的事，是不可逆的，便放弃这种无谓的努力顺应其本性，不在这方面费功夫，好好利用活着的时间，生活得有意义，有质量，有快乐和幸福感。

人生在世，一定可能遭遇一些自然灾害和艰难困苦，这也是一种自然规律。既然如此，我们就没有必要恐慌、畏惧，而是接受，放下，面对，不为此烦恼，做自己该做的事情，比如预防灾害，解决实际遇到的困难，这样才可以真正减少损失，减少困难带来的烦恼。

第三节　老庄的正向思维

一、正向思维模式

《庄子·大宗师》云："夫大块以载我以形，劳我以生，佚我以老，息我以死。故善吾生者，乃所以善吾死也。"意思是，大自然给我形体，用生使我操劳，用老使我清闲，用死使我安息。所以我把我的生看做是好事，应把我的死也看做是好事。生的时候看到生的意义，死的时候看到死亡的意义，回归自然，安息解脱，永垂不朽。这是从正面看待事物的思维模式，也可以称之为正向思维模式。

正向思维把死这种可悲、可怕的事正常化了，由生到死是自然的过程，也是必然的规律，有生就一定会有死，就像有开始就有结束，有花开就有花落，有日出就有日落一样，死是必然的、自然的事情，既然如此，它也就不那么可悲、可怕。

庄子的这种正向思维，起到了老子"是以圣人处无为之事，行不言之教"的目的，即虽没有直接说"死亡不可怕，不要怕"，却通过建立正向的思维方式，使人们对生死顺其自然，减少了对死亡的恐惧。如果对于死亡这么恐怖的事情都能看出它的正面意义，那么以往我们认为可怕的各种事情就都不那么可怕，甚至还有一定积极、正面的意义了。比如我们患病本来是一件痛苦的事，但这也提示我们以往生活中存在哪些问题，如果不及时纠正，今后还可能患上更严重的疾病。这样看待，就是从患病中发现积极的意义，这样就不容易被负面思维所左右、所困扰，更容易面对、战胜疾病和其他的艰难困苦。

二、超越死亡恐怖

《老子·道德经》云："不失其所者久，死而不亡者寿。"意思是，死是可以超越的，人虽死了，但其精神和所做过的好事、善事，对家庭和社会所做的贡献却可以永恒，一直存在下去，如果通过不懈的追求达到了这样目的和境界，才是真正意义的长寿者，死而不亡是最高的境界。如果能够追求到这种境界，也就感觉不到对死亡的恐惧了。不仅如此，生命还可以迸发出意想不到的光芒，因为这种可以超越恐惧的思维模式，给予人们一种启示，一种追求，由于有了这种启示和追求，人的一生一直处于一种奋发向上、乐观豁达的精神状态，拥有超出常人的生活热情。在面对亲人死亡的时候，人们如果能够超越死亡，就不会为亲友的去世过度悲伤、恐惧。

　　在这里，作者想推荐一本书《快乐人生》（生きるのが楽しくなる）（图5-1）的作者，日本医师日野原重明（1911—2017），他是世界上行医时间较长的医师之一。他1937年从京都帝国大学医学部毕业后，到东京圣路加国家医院从事内科医疗工作，一直持续到104岁。他一生工作内容概括为门诊、查房、写书、讲演、管理财团和医院，即使已经100岁，他还是每年到日本各地进行100多场医学讲座。他一生独自撰写或翻译图书150多种，如果加上与人合著的图书，合计可达200余种。他在

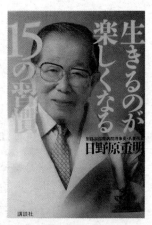

图5-1　《快乐人生》
（日野原重明　著）图书封面

年满百岁之后，还出版了15本著作。日野原重明用这种对工作执着，对死无所畏惧的精神面貌，对身体健康的管理和驾驭能力谱写出了一部生命的传奇。

三、调节正负思维和情感的平衡

　　《庄子·秋水》云："察乎盈虚，故得而不喜，失而不忧，知分之无

常也；明乎坦塗，故生而不悦，死而不祸，知终始之不可故也。计人之所知，不若其所不知；其生之时，不若未生之时；以其至小求穷其至大之域，是故迷乱而不能自得也。"意思是，事物的规律是有得就有失，因而有所得不必过喜，有所失也不必过忧，因为得失无常；生与死之间一线之隔，因而活着不必过喜，死离人世也未必是灾祸，因为开始和结束是不会一成不变的。算算人所懂得的知识，远远不如他不知道的东西多，他生存的时间，也远远不如他不在人世的时间长；用极为有限的智慧去探究无穷尽的知识领域，内心迷乱而不能如愿。

《庄子·大宗师》云："古之真人，不知悦生，不知恶死。其出不欣，其入不距。翛然而往，翛然而来而已矣。不忘其所始，不求其所终。受而喜之，忘而复之。是之谓不以心捐道，不以人助天，是之谓真人。"意思是，古时候的"真人"，不为出生而过度喜悦，不为死亡而厌恶；自由自在地来，无拘无束地走，不会忘记自己从哪儿来，也不追究自己往哪儿去，遇到什么事都坦然面对，遇到不好的事也很快忘掉，不费心智去琢磨，也不做人力不可为的事。学会这种调节方法，就会在世间面临各种悲伤事之时不至于过伤感，遇到大喜之事不至于过喜。过喜、过忧都可能是人的应激刺激因素，所以学会这种调节方法，对于稳定情绪具有至关重要的作用。古人对可以做到这一点的人称之为真人，真人之所以超过圣人、至人，是因为具有调节情绪，控制情绪以免走向两个极端的能力。

第四节　老庄的辩证法

一、事物的对立统一观

老子集前人的智慧和他本人的社会实践经验，提出事物普遍存在对立性，诸如有无、难易、长短、高低、前后、美丑、损益、刚柔、阴阳、强弱、福祸、荣辱、智愚、巧拙、大小、生死、胜败、攻守、进退、静躁、雌雄、轻重等一系列事物对立存在的现象。老子还提出对立双方的互相依赖、互有统一性的思想。

《老子·道德经》指出："有无相生，难易相成，长短相形，高下相倾，声音相和，前后相随。"意即不能孤立地看待这些对立的事物。有可以变成无，无可以转变成有；难和易可以相互转化，相互依存，没有难就不存在易，没有易也不存在难；长和短相互衬托，没有长就显不出短，没有短也显不出长；高和低相互依托，没有低就显不出高，没有高就显不出低；声和音相互配合，缺一就觉得单调；前和后相互跟随，没有前也就谈不上后，没有后就没有前。准确地说，这些事物既对立又统一，一方以另一方为存在的条件。由此可见，人穷的时候不必气馁，经过奋斗总有致富的可能；能力弱的时候不必自卑，经过努力一定会变强；富裕或地位显赫的时候不必骄狂、放纵，也可能也会变得一贫如洗甚至沦为阶下囚；强大的时候不必自傲和藐视、欺凌弱小，否则可能走向衰亡；生活特别安逸的时候不要安于现状，因为这样会使人逐渐变得颓废，失去进取、奋斗、吃苦耐劳的精神，一旦遇到困难、挫折、失败，才发现自己没有应对能力。又比如，对于生死，从宏观的宇宙、自然世界看待，生是一种形态，死是另一种形态，生是一种自然的现象，死也是一种必然规律，生于天地之间，死乃回归自然。生死既对立又统一，这样看待生死，由于视角广阔、多元化，对于生和死就看轻了，对于死的恐惧、悲哀和对生的过喜也就变小了。老庄对事物的对立统一观告诉人们，怎样面对两极化的事物，调整心态，立于不败之地。

二、认知的相对观

（一）多视角的事物判断法

《庄子·齐物论》云："夫天下莫大于秋豪之末，而太山为小；莫寿乎殇子，而彭祖为夭。"微观视角下，秋毫的末端好像比什么都大，宏观看，泰山也很渺小；如果以分秒来计算，夭折的孩子寿命也很长，从历史长河来看，以长寿著称的彭祖也是短命的。单纯从一个侧面、一个角度、一个时间、空间或距离看待事物，对事物的判断与改变了视角、视野和观察事物的距离得出的判断是不同的。所以，人的认知都是相对正确的，没有绝对的正确，换一个角度去看待同一事物，结论可能大不一样。同理，错误也是相对的，没有绝对，换一个角度去看同一个事物也许就不是错误而是正确的了，所以就没有必要对于事物的好坏、大小、高低、长短、难易等过于计较或过于较真。如果能够做到多视角看待事物，就会减少由于片面的看待事物导致的许多烦恼，增进心理健康；同时对于已经出现心理疾病的患者来说，这种多视角看待事物的方法可以改善思想偏差或歪曲，达到治疗心理障碍的目的。

（二）认知的相对正误观

人的认知无绝对的正确或错误，当时看来是正确的，过后看可能是错误的；当时看来是错的，过后看可能是正确的。

《庄子·齐物论》云："梦饮酒者，旦而哭泣；梦哭泣者，旦而田猎。方其梦也，不知其梦也。梦之中又占其梦焉，觉而后知其梦也。且有大觉而后知此其大梦也，而愚者自以为觉，窃窃然知之。君乎、牧乎，固哉！丘也与汝，皆梦也；予谓女梦，亦梦也。是其言也，其名为吊诡。万世之后而一遇大圣，知其解者，是旦暮遇之也。"意思是，在睡梦里饮酒作乐的人，天亮醒来后很可能痛哭；睡梦中哭泣的人，天亮醒来后又可能在欢快地逐围打猎。正当他在做梦的时候，他并不知道自己是在做梦。睡梦中还会卜问所做之梦的吉凶，醒来以后方知是在做梦。人在最为清醒的时候方才知道他自身也是一场大梦，而愚昧的人则自以为清醒，好像什么都知晓，什么都明了。这是君，这是牧，这种看法实在是浅薄鄙陋呀！孔丘和你都是在做梦，我说你们在做梦，其实我也在做梦。上面讲的这番话，它的名字可以叫做奇特和怪异。万世之后假若一朝遇上一位大圣人，悟出上述一番话的寓意，这恐怕也是偶尔遇上的吧。

《庄子·齐物论》中还有一段："予恶乎知悦生之非惑邪！予恶乎知恶死之非弱丧而不知归者邪！丽之姬，艾封人之子也。晋国之始得之也，涕泣沾襟，及其至于王所，与王同筐床，食刍豢，而后悔其泣也。予恶乎知夫死者不悔其始之蕲生乎！"意思是，我怎么知道贪恋活在世上不是一种困惑呢？我怎么知道厌恶死亡，并不是像幼年流落他乡不知回归故里呢？丽姬是从前艾地封疆守土之人的女儿，被晋国俘获，当时哭得泪如雨下。到了晋国王宫，宠为晋侯夫人，吃上美味珍馐，才后悔当初不该那么伤心哭泣。我怎么知道，死去的人不后悔当初那么怕死，极力地求生呢？

庄子用"后悔"这一经常出现的心理现象来提醒人们，思维是经常会有偏差或者错误的，所以才会后悔。庄子在此借丽姬悔泣的故事告诉世人，人在不同的时期有不同的想法，没有必要为了无法改变、无法左右的事情而纠结，执着一念。因为你现在的执着，不仅为你带来痛苦，而且你换一个角度看可能观点会不一样，将来还可能会后悔曾为此痛苦。对于那些无法改变、无法左右的事物，不如顺其自然。

综上可见，早在 2000 多年前，中国就已经知道应用辩证法、正向思维、无为理论去调节人的心理，纠正思想偏差，缓解情绪。中国文化对日本影响极深，森田心理疗法虽然是源于日本，但其源头与中国的哲学思想联系甚广，其重要治疗理论——"顺其自然，为所当为"与老庄的无为思想同出一辙。值得关注的是，日本非常注重学习和借鉴别国的文化、经验，从中汲取精华并改良，将其发展为自己的国粹。"他山之石，可以攻玉"，我们何不借鉴森田心理疗法，解析森田心理疗法，为中国的神经症患者治疗所用呢？

第六章 森田心理疗法心理学原理的思考

森田心理疗法提倡把负向思维、负向情感、负向行动转变为正向思维、正向情感、正向行动，将喜静行为模式转为喜动行为模式，由被束缚转向热衷建设性行为方式，将负的精神交互作用转为对生活、事业、有益的兴趣爱好的正的精神交互作用，将消极的行为模式转为积极的行为模式，将负的精神能量消耗在围绕"死的恐怖"的行动中转为正的精神能量投入到围绕"生的欲望"的行动中，进而转变成以正的精神活动为主，正负有机结合、灵活机动、互相平衡的精神活动状态。这个转变的过程是一个艰苦而困难重重的过程，其中蕴含着丰富的心理学原理，需要去深入思考、挖掘、探索和总结。

第一节 精神的方向性理论

一、"生的欲望"与"死的恐怖"

（一）"生的欲望"

"生的欲望"包括：①希望健康地活着；②希望生活一帆风顺和更美好，成为幸福的人；③希望聪明和知识丰富；④希望被人尊重；⑤希望向上发展、成为伟人等内容。

"生的欲望"是具有积极意义的本能，围绕这种本能去学习、工作和生活，容易更好地保护自我，同时还可以实现自我发展的愿望，产生积极、有意义的成果。将精神能量消耗在学习、工作、看书、写字、习武、发展有意义的爱好以及交友、恋爱、结婚、运动、平衡饮食营养、旅游，或克服各种困难、化解危机和烦恼等方面，势必会获得相应的成果。正常的人虽然有"死的恐怖"，但一般并没有恐怖感，是因为正常人的精神能量都消耗在围绕着"生的欲望"的行动之中，所体验的多是围绕"生的欲望"而行动带来的喜悦、成就感中。但并不是"生的欲望"越大越好，要有相应的行动相呼应、相伴随、相保证，而只有"生的欲望"没有相对应的行动的保证，往往欲望得不到满足和实现，反而可能引起情绪的异常。

（二）"死的恐怖"

"死的恐怖"与"生的欲望"相反，如：①怕得病、怕死、怕脏；②怕失败、怕挫折、怕困难；③怕无知；④怕丢面子，怕被人瞧不起，怕被人贬低、批评，怕被笑话、欺负、欺骗、玩弄，怕被人在背后说坏话；⑤怕不能向上发展，怕财产损失等。

"死的恐怖"与"生的欲望"属于自我保护的本能，从这种意义上说，两者是相同的，只是表现形式相反。"死的恐怖"在某些情况下对人是有保护意义的，但在大多数情况下是消极意义上的自我保护。围绕着"死的恐怖"去做事的人，往往行动上也围绕负面情绪在转。但是也并不是"死的恐怖"越小就越好，"死的恐怖"越小，"生的欲望"也就越小，虽然没有那么多害怕，也不容易产生恐惧和焦虑、强迫等负性情绪，但同时也不容易有积极的行动。有的人没有感觉到自己有"死的恐怖"，但只要有强烈的生的欲望，就说明不是没有"死的恐怖"，而是没有在意"死的恐怖"。

二、正向思维与负向思维

思维是有方向性的，成语中有"左思右想""前思后想"的说法；

我们在这里讨论的是正向思维和负向思维两种思维模式。

（一）正向思维

正向思维即积极、热情、向上、向前的思维方式，对人、对事向好的方面去思考，给予高度的评价。某人对别人很热情，评价为"这人很好，很热情"；某教师对学生很严厉，评价为"严师出高徒"；旧社会反动政府对老百姓压迫很深重，评价为"这是黎明前的黑暗"。这便是正向思维的判断。一般来说，正向思维具有积极意义，是每个人所不可缺少的一种思维模式，缺少了它就容易悲观、感到眼前一片黑暗，情绪低沉，缺少进取心。但是如果过度注重正向思维，有时也容易忽略负向思维的平衡作用而出现问题，容易缺少戒备心，什么都不在乎、不害怕，容易被欺骗，为人自负、骄傲等。这是由于过度注重正向思维，会把事情想得太好，太乐观，忽视负向思维，所以缺少负向思维的调节和平衡作用。

（二）负向思维

负向思维是从消极、悲观、负面的角度看问题，看待和评价事物和人，并用这种观点指导自己去生活、做事的思维方式。负向思维是消极、悲观、防卫式的思维方式。例如，某人对别人很热情，评价为"这人很虚假，可能有企图，想往上爬"，于是不与其交往甚至产生敌意；某人得了一种很难治的病，几年都没有治好，这次经过一段时间的治疗总算有所改善，可是见到医师还是说自己还有各种症状（剩余症状），不经别人提醒就想不起来一些症状已经改善了，为此甚至又放弃了这种治疗；别人没和自己打招呼，认为是看不起自己，批评自己是特意和自己作对或有什么企图，不怀好意，这就是负向思维。负向思维模式也不是一无是处，因为不相信别人，轻易不会被骗，小心谨慎而不容易失败，但是也因此不敢做大事，不容易获得成功，容易情绪沮丧、自卑、抑郁、焦虑。

（三）负向思维与正向思维的结合

单纯正向思维模式容易缺乏防卫而导致失败、挫折，单纯负向思模式则由于防卫过度容易造成什么事也干不成、心情沮丧甚至患心理疾病。将正向思维和负向思维有机结合，灵活运用才能有效避免过分偏颇所导致的问题。

三、顺向思维与逆向思维

（一）顺向思维

顺向思维是人类用得最多的思维模式，借助思维的惯性来思考问题，顺着事物的发展方向去思考，来解决生活、工作、学习中遇到的困难，这种思维模式被称为顺向思维模式。例如，有病就要治疗、休息；做产品想多赚钱就减少成本，提高价格；遇事好紧张就回避，设法少遇事；见人就脸红就少见人；一道题解不开就加把劲解题等。顺向思维在某种意义上说可以是一种解决问题的方法，但是很多时候这种思维方式并不能解决问题，反而会帮倒忙。例如，有病确实需要治疗，但是有时只是患者自己认为有病，其实身体没有器质性异常，这种情况到处求治，不但治不好，反而增加患者的疑虑，对自己不利；制造产品降低成本，质量可能出问题，卖了高价卖不出去反而造成积压；怕紧张就回避反而更怕紧张；怕脸红就少见人以后就更不敢见人；考试时在解不开的题上花费大量时间，结果这道题不一定能解出来，会做的题也没时间做，反而造成成绩下降。所以，有些情况下，顺向思维处理问题的结果不一定好。

（二）逆向思维

逆向思维是从与常规思路相反的方向进行思考，从事物的反面去思考问题的思维方法。例如，妈妈不希望孩子总待在家不出门，顺向思维是直接劝孩子多到外面活动活动，可是以往这样建议孩子根本不听；逆向思维的建议是，你在家待着吧，我和你爸爸出去逛街去了，这样孩子反而要跟着去。妻子希望丈夫晚上不要回来太晚，就对丈夫说："晚上 10 点不回来就不给你开门。"丈夫开始的 3 天怕过了晚上 10 点妻子不给自己开门，就早回来了，可是 3 天以后不想早回来，晚上干脆不回来了。妻子一看这一招不行，于是说："你晚上 10 点不回来，那我就睡觉不锁门了，省得你回来了会吵醒我。"（逆向思维）此后丈夫再也不敢太晚不回家，更不敢一夜不归了。古时候，有个孩子在玩耍中掉入大水缸，常规思维是赶紧把他从水缸里拉出来，而司马光的逆向思维是赶紧把水从缸里弄出来，结果砸烂了缸，更快地救了孩子。由于市场行情的影响，某项生意已经不适宜继续做下去了，多数人纷纷退出市场，而有的人逆市而上却抓住了商机发了财。一个人病了但不愿吃药，顺向思维的建议是劝其吃药，会使病好得快些，可对于有的患者，你越是这样建议，他越不肯服药，逆向思维方法则是建议，你可以不吃药、不治疗，就这么挺着，你觉得可以吗？这样一来，患者反而会说，我不能这么挺着不治，反而可能会吃药了。晚上怎么也睡不着，顺向思维的解决方法是睡不着就想办法睡，翻过来调过去，而逆向思维是睡不着就先不睡，晚点再睡，过几个小时就困了，过几天这种状态也许就过去了。生活中并不是所有难题都可以用顺向思维解决，用常规的顺向思维难以解决的问题，反过来用逆向思维却可能得到意外的解决。

（三）顺向与逆向思维结合

顺向思维好还是逆向思维好，其实没有定论，二者各有所长，各有千秋，要具体情况具体分析、具体对待，拘泥于某种思维模式，不能灵活运用，就常常会被困难、烦恼、失败、挫折所难倒，甚至患病。如果能够灵活运用这些思维模式，不拘一格，常会收到意想不到的效果，灵活地解决生活、工作、学习中的困难。

四、正向情感与负向情感

（一）正向情感（积极情绪）

一切具有积极作用的情感都称为正向情感，如爱、热情、高兴、幸福、愉快、欢乐、感谢、同情等。精神健康的人往往正向情感占主流，无论贫富、地位高低、年纪大小，其情感的主要取向都是正向、积极的，很少为负向情感所烦恼。

（二）负向情感（消极情绪）

一切主要具有消极作用的情感都称为负向情感，如仇恨、忧愁、悲伤、焦虑、恐惧、烦恼、愤怒等。精神不健康的人，即使遇到好事、取得好成绩也很少流露正向情感，在生活中遇到负面、消极、失败的事时，更容易产生负向情感，烦恼，痛苦、消极的情绪就比较多。

（三）正向与负向情感的灵活运用

大多数的时候正向情感应该占主要地位，这时如果出现莫名其妙的、无明显理由的负向情感，则可能是病态；而到了该悲伤、愤怒时却出现没有理由的高兴、欢笑，也不合时宜，也可能是不正常的。两者有机结合，在适宜的时机出现相应的情感，是人的心理活动正常与否的一个重要标志。

五、正向行动与负向行动

（一）正向行动

凡是对家庭、亲友、工作、社会具有建设性意义的行动称为正向行动，围绕"生的欲望"的行动多是正向行动，获得正的精神能量，产生正的精神力量，有益于进行正向行动，如工作、学习、做家务、运动、生儿育女、教育、表扬、赞赏、培养良好爱好和习惯、拾金不昧、关心别人、孝敬父母、团结他人、多参加社交活动、助人为乐等。正向行动多是积极行动，但是积极行动不一定都是正向行动，因为一部分行动在当时看来是积极行动，可是过一段时间来看却是不正确的行动，甚至是负向的行动。比如战争，发动战争的时候认为战争是正义的，对自己一方有意义的，可是若干年后看来是错误的，其后果是灾难性的。又比如父母不管孩子的基础条件怎样，过多地让孩子参加各种课外培训班，看起来好像是正向行动，但是如果超出孩子承受能力使孩子压力过大，承受不起，耽误了成长甚至导致了疾病，积极的行动却带来了错误的结果。

（二）负向行动

凡是对家庭、亲友、工作、社会具有负面影响的行动称之为负向行动，围绕"死的恐怖"的行动往往是负向行动，获得负的精神能量支持，产生负的精神力量，如懒惰、没礼貌、随地吐痰、乱扔杂物、贪玩、暴饮暴食、过分关注自己、自私、不求进取、破罐子破摔、孤独、搞破坏、骂人、打人、犯罪等。负向行动大多是消极行动，但不是所有负向行动都绝对是消极行动，比如为了维护被害人的利益而打了坏人，为了惩戒做坏事的孩子偶尔责骂了他（她），虽是负向行动，有消极的一面，但也有积极的一面。

六、做事模式——由大到小和由小到小

（一）由大到小的做事模式

把大部分时间和精力放在大事上，小事也可以有序插入，生活相对完整，就会有所成就，比较顺利，这是由大到小的做事模式。世间万物有大小之分，人生就像一个容器，这个容器可以容纳小于其大小的各种东西，但如果选择先放满了小的东西（比如芝麻），就无法加入大的东西（比如乒乓球），而选择先放入大的东西，还可以适当放入小的东西。做事也是一样，小事或没有意义的事做多了，就没有时间和精力去做大事。所以人做事要分清大小、主次、轻重，从大到小有序进行，每天大事做完了，小事也可做一些，实在没时间做也不影响大局，大多数人都是按照这种做事模式去生活的，分不清这些就可能造成生活上的迷茫。

（二）由小到小的做事模式

做事不分大小，把大部分时间和精力都放在小事和无意义的事上，特别在意别人的一句话、一个眼神、一个举动等，在意一些事物的枝节问题，天天在这些小事上观察、思考、打转，从一件小事转到另一件小事，就没有时间和精力顾及大事，一辈子都忙忙碌碌却一无所获、平平

庸庸，甚至在疾病或痛苦中挣扎，这就是由小到小的做事模式。

七、有为与无为

（一）有为

有为包括拿得起，有所作为，做该做的事，围绕自己树立的正确目标行事，但也包括自认为正确、实际上无意义甚至错误的行为，如纠结一些无意义的小事（钻牛角尖），总是后悔，总是回忆往事而耽误眼前的工作、学习、生活；对已经无法挽救的事仍然试图改变，不惜忽视和放弃正常的生活，即使多少个月或多少年白白过去了也不醒悟。其实，很多人分不清哪些事需要"有为"，哪些不需要。在不该有为的时候有为是画蛇添足，多此一举，也可以称之为"妄为"。比如，某学校的一些制度有问题，教职员工十分散漫，工作效率极低，新任领导大胆改革（有为），使学校面貌焕然一新，业绩不断提升，领导也因此升迁。继任的领导为了取得新的业绩，显示自己的领导能力，又把制度改革了一次（以为是有为），结果效果不好，反而出现倒退，这就是妄为。

（二）无为

无为是与有为相对的一种行为方式，由于自然趋势的需要，或没有办法改变某些事实，只有放下对这种事的作为，顺其自然，为所当为，这就是无为，反而对处理事物更有利，无为胜过有为。老子谓之"无为而治""无为而无不为"。

三国时期，魏国司马懿挂帅进攻蜀国街亭，诸葛亮派马谡驻守失败。司马懿率兵乘胜直逼西城。诸葛亮此时无兵迎敌，如果逃跑很容易被追杀导致全军覆灭，躲避也已来不及了，索性对于防卫不做任何努力（对于防止魏国军队进攻来说是"无为"），大开城门，像平常一样在城楼上弹琴唱曲。这一反常态的做法反而使司马懿怀疑诸葛亮设有埋伏，引兵退去，无为之法胜过了有为。

无为的含义里还包括不妄为，做该做的事，而且不是夸张地做、做多余的事。某大学宿舍住了 6 名学生，其中一人钱包一时找不到了，对大家说自己丢了钱包，里面有 1000 元生活费。6 个人中的 4 人对丢钱者说"好好找找吧，应该不会丢"，说完就去学习了（对自己是否有偷钱嫌疑不作辩解，"无为"）。另外那个学生害怕自己被怀疑，反复对丢钱者说"我可没看到你的钱包，我可不是小偷"，还把自己的箱子打开让丢钱者看，分别找另外 4 个人解释自己绝对没有偷钱，从小就特别恨小偷，捡到钱都会交给老师等。这样反而让其他人觉得他做贼心虚，越是这样他就越是想撇清干系，于是越抹越黑。这就不是无为，自认为这事需要有为（认为需要解释清楚），其实是妄为（越抹越黑）。

一个孩子流鼻涕、咳嗽，医师诊断为感冒，嘱咐其服点感冒药（几元钱），多喝开水，喝点姜汤，继续上学，什么也不影响，一周就好了（对于过度医疗来说，这是一种无为，即简单、恰当地处理，继续为所当为）。另一孩子也是流鼻涕、咳嗽，医师的诊断也是感冒，可是家长强烈要求住院，全面检查，要求用最好的抗生素，结果小病大治，住院 10 天，非但没有比常规治疗提前治愈，还因为用药出现了肝肾的副作用，多花了几千元钱，耽误了学业，这就是自以为有为，其实妄为的结果。

（三）有为与无为的有机结合

有为和无为，两者缺一不可。前者几乎人人都知，而后者却不是谁都会的，是需要学习的一种思维模式。能够将两者有机结合，就可以大大提高自己解决问题的能力。其实，有些心理异常或人际关系问题也可以理解为解决问题能力的欠缺。比如，对待一次大的挫折和失败后的痛苦，有为的对待方式就是不愿承认失败，委屈、怨恨、后悔、埋怨、捶胸顿足等，而无为的对待方式是对失败的痛苦不予理睬，顺其自然，因为痛苦是失败后应该出现的正常情感反应，对于正常的反应，自然没有必要在意，而是应该及时总结失败的原因，及时弥补自己的不足，这次失败就为今后的成功奠定了基础。这种对待失败、痛苦的无为的处理方式比有为的处理方式更有效。

八、狂热与被束缚

狂热和被束缚是思想的两个极端状态。

（一）狂热

狂热和热衷有相似之处，但是狂热比热衷的程度强许多倍。狂热使人的注意焦点聚集于一个问题或一件事，整个精神活动都被这件事占据，往往容易忽略其他，而在事后或若干年后才感到那件事情或那个时期太疯狂、太狂热了，比如战争等。狂热可能是某个人、集体、组织、集团、党派、全民族的行动围绕着某个注意的焦点展开，而对注意的焦点以外的事情往往容易忽略，以至于做了荒唐甚至是可怕的事情却浑然不知或不以为然，还固执地围绕着关注的焦点去做事。关注的事或事业可能迅猛发展，势不可挡，但是被忽略的事情可能是事后难以弥补的。狂热往往是使人兴奋、愉快的，身体、社会功能不减退，反而增强，狂热者所做出来的事情，往往令人惊讶，使人震惊。

（二）被束缚

被束缚与狂热有相似的地方，就是注意聚焦在某处，但是被束缚时注意聚焦的方向是与狂热相反的，注意多固着于负性事件或感觉，是一种被某种负性的思想、观念，或不良体验、不适感所束缚的状态，这种状态的一个突出特点就是注意是自我强迫性的固着于上述方面，难以自拔，明知不该这样，还是控制不住，不由自主地关注，好像自己管不住自己一样。由于注意固着于此，精神能量随之而来，每天大部分时间都在想这些事，做与此相关的事，其他的事做不下去、听不下去、想不进去，以至于影响生活、工作、学习、人际关系。人处于被束缚的状态下，就像被某种事情缠住了一样，放不下，脱不开，鬼使神差般地去想去做。被束缚是与狂热相反的另一个极端，患者为此而不懈地努力去消除烦恼，然而烦恼却越消除越多，越陷越深。

九、狂妄与自卑

（一）狂妄

狂妄是指极端地高傲自大，自以为了不起，目空一切，什么都不放在眼里，什么事情都敢做，极端地看不起他人，口出狂言，桀骜不驯，往往做出超出自己能力的举动，或做出超出常人想象的事情。

（二）自卑

自卑是指过于轻视自己，不分场合、地点，不论对谁都采取谦卑的态度为人处事，有时反而不适时宜，让人瞧不起，往往可能什么也不敢想、不敢做，唯唯诺诺。

十、热衷与拘泥

这是两种相反的思想倾向，思想围绕一件事不能展开也不能放下的状态称之为拘泥；如用同一种思路解决问题，用同一种方法做某件事情，即使解决不了，即使事情做不下去也不改变思路和方法等，这种拘泥的思维模式限制了人的思维，限制了事物的发展、进步。与之相反，热心做某事，把更多的时间和精力投入到某件事情上去，称为热衷。

（一）热衷

很多人热衷于做某种事情，多数情况下，热衷可以使人更加积极和投入，把热衷的事情做得更好。因此，热衷做某事是有积极意义的，但前提是不影响其他事情，比如热衷于工作而不影响生活，热衷于打篮球而不影响学习等。而有些事可能对于本人来说是好事，但是对于其他人来说是坏事，这种情况下，热衷的事就具有消极意义了。比如某人过于热衷打麻将，他的麻将技术可能日渐精进，在麻将桌上旗开得胜，个人也很快乐，但是对他的前途、事业、家庭往往是坏事。有的人甚至发展为对打麻将狂热、成瘾，进而严重影响个人前途、事业发展、家庭幸福。

（二）拘泥

拘泥在词典的意思是固执而不知变通。一旦做起某事，不管遇到什么情况都执着地不肯放下。这种情况与被束缚有相似之处，但程度不如被束缚严重。拘泥的对象可以有多种，如拘泥于做事时的某种形式，拘泥于某种固定的做事模式而不能灵活的运用其他方法，拘泥于某种旧的理念或思想而很难接受新的观点、新的事物等。拘泥会限制人的注意的广度，使思维的灵活性受到影响。

十一、正向与负向精神交互作用

在某种契机下，某种感觉或观念引起了注意，注意和感觉或观念交互作用，其结果为注意与感觉或观念互相加强，这一过程就是精神交互作用。

（一）正向精神交互作用

如果精神交互作用的结果是好的，可以称之为正向精神交互作用。如越想越高兴，越吃越香，越看越喜欢，越干越起劲等。由此产生正向的情绪，形成一些行为模式和习惯。

（二）负向精神交互作用

如果精神交互作用的结果是坏的，可以称之为负向精神交互作用。如越想越怕，越想越憋屈，越想越着急，越看越闹心，越听越心烦等。神经症发病中的精神交互作用其实就是负向精神交互作用。

十二、内向与外向性格

（一）内向性格

内向性格者少与别人交往，少语，不善表达，不爱活动，表情少，沉闷，不活跃，相对外向性格的人兴趣爱好较少等。

（二）外向性格

与内向性格相比，外向性格的人兴趣爱好较多、话多，愿与人交往，活动多，表情丰富，开朗，活跃，易急躁。

十三、注重与轻视

（一）注重

注重是注意和重视某事物，把很多精力和精神能量都投入其中。如注重金钱、名誉、事业、爱情等。如果注重的事情方向正确，就会带来正向的结果，如发家致富、事业成功等。如果注重的事情方向错了，就可能产生对自己不利的后果。如注重吃喝玩乐，工作、事业就可能受到影响。

（二）轻视

注重需要精神能量，而人的精神能量是有限的，所以在注重某事物的同时，往往就会轻视其他事物。如注重工作的人可能轻视自己的健康，过于劳累，或轻视家庭，经常加班，把工作带回家等；注重名誉的人可能轻视自己的利益，不在乎得失；还有人注重了药物的副作用而轻视了服药治疗作用，耽误疾病的治疗；有人注重卫生，轻视了精神健康，过度清洁，反复、不停地打扫卫生，不许别人碰自己的东西，容易影响工作、生活、人际关系和情绪，进而影响精神健康。

十四、高度注重与忽视

（一）高度注重

高度注重就是，严重关注和注意某事物，把大部分时间、精力和精神能量投入其中。如果高度注重的事情是对的，全力以赴则更容易成功，取得了不起的成绩。所以高度注重是做成大事的必要条件之一。但是高度注重之前一定要先辨明方向，因为有些事情需要高度关注而有些事情不需要这样，一旦高度注重的事情方向错了，也容易出现意想不到的结果。如有人高度注重孩子的学习成绩好坏，把考试成绩好看得最重，让孩子把大部分时间和精力用在学习上，家长和学生每天关注的是不是学习有进步，而家务料理、人际关系处理、个人生活能力、身体健康、心理健康往往被忽视，结果许多学生由于被忽视的方面出现了问题而影响了今后的正常的生活。

（二）忽视

由于高度注重某事物，大部分的时间、精力和精神能量被占用，就容易忽视其他事物。比如有的人高度注重名誉，为了名誉不受损害，连生命都会忽视，如某女遭遇强暴，过于悲愤难过而自杀（忽视生命）。高度注重某事的人往往好像看不到忽视带来的问题和损失。如果发现某人明显忽视某事时，可以推测出他可能有高度注重的事物。有些事他们本来也是不愿忽视的，可能由于过度注重某事而不自主地忽略了其他一些事产生的结果。如某高中生非常重视自己的身体健康，对身体出现的一点不适或疲劳都不能接受，反复要求检查和治疗，对于父母、医师的劝说无动于衷（忽视），对于自己好不容易考上的重点高中不珍惜，动不动就请假，好像忘记了自己当初多么渴望好好读书，考上好大学。

十五、明智与迷茫

（一）明智

明智是通达事理，有远见，从多角度来观察和判断，做事能分清轻重、主次、前后，能全方位、最大化地规划人生，所有的选择都围绕自己的人生规划，这样的人不容易迷失方向。人生经常面临各种各样的选择，大多数人没有仔细琢磨过，我们的每天、每月、每年应当怎样度过，做哪些事、如何做才对自己、对家人、对发展最有利。很多人因为没有仔细规划再行动，往往只有经过之后才知道自己哪些事情做得明智，哪里事情失误了。

从众多成功人士的生活轨迹中，可以发现他们的多数行动都是明智的，看起来好像是他们的运气好，其实不然。他们往往具有一种能力，在大多数事情的选择上、在人生的方向规划上是明智的、有远见的。反观那些一生碌碌无为的人，如果追寻其以往的生活轨迹，会发现他们在生活道路、行动方向上的选择往往很随意，会做出很多不明智的选择。

（二）迷茫

迷茫是指不知道该如何规划生活、工作乃至人生，没有方向感；或者以为自己知道该怎么做，其实不然，因为所作所为都是不明智的，甚至是错误的。比如怕别人看不起自己，却不为扬眉吐气而做任何努力；怕患病却没有为健康做出努力，甚至做了许多对身体健康不利的事。

迷茫者往往是迷失了大的生活目标，只注重眼前的利益、想法、快乐，以此作为行动的准则。比如，为了眼前的快乐而逃避学习的痛苦；为了眼前的经济利益做了不该做的事，如行贿受贿、弄虚作假等；为了暂时的安逸而得过且过、好逸恶劳、为所欲为。而这种行动的选择错误就会导致今后的不良后果。

第二节　精神能量理论

一切生命活动都需要能量，如物质代谢的合成和分解、肌肉收缩、腺体分泌、器官活动等。精神活动也不例外。用于精神活动的能量，我们称之为精神能量，这些能量主要来源于食物、空气、水。精神能量存在于人的脑内，人的一切精神活动都在不知不觉中消耗着精神能量，每天的物质摄取又在制造和补充精神能量，周而复始，直至生命的尽头。

一、人体精神能量分布

正常人体的能量是按需分配的，哪里最需要能量，哪里的血液供应就会增加，相应的能量供应也就随之增加。然而脑的精神能量分布就不那么简单了。人的精神活动十分复杂，那么它们的能量分配形式是怎样的呢？生理学家、心理学家都有不同的解释。精神活动消耗精神能量来支配着身体活动、认知活动，比如语言、歌唱、写作、情感、感觉等，精神能量支持人脑正常运行，精神能量优先分布在当前最需要的地方。就是说当前正在进行的精神活动能量分配最多，而对同时进行的其他精神活动就会减少精神能量的供应，以保证当前的精神活动顺利进行而不受其他影响。能量可以做功，精神能量也应该如此，但是人的精神活动极其复杂，做功的形式也很难分类。如果用一个简单的方法，把人的行为、情感、感觉分为正的和负的，那么我们就容易理解精神能量消耗的去向了。

（一）正向精神能量

消耗在正向行为、情感、思维等方面的精神能量可以称之为正向精神能量。正向精神能量付出后往往能获得有价值的东西，比如在工作、劳动中消耗了精神能量，通过付出体力和精力，获得金钱、荣誉、成功、赞赏、幸福感、愉快感等；运动不仅需要体力，也需要集中精力和消耗精神能量，通过不断运动可以获得强壮的体魄，获得别人的赞赏、钦佩；游览美景可以令人感到愉快；做好事受到他人的表扬，留下好名声或得到报答。也就是说，把精神能量消耗在正向行动、情感方面，就可以获得物质财富、精神愉悦，获得具有积极意义的成果。

（二）负向精神能量

消耗在负向行为、情感、思维、拘泥、被束缚等方面的精神能量可以称之为负向精神能量。当人把精神能量被消耗在这些方面后，往往不仅无法收获物质财富、精神力量，还会产生负面、消极的影响，比如产生严重的焦虑、恐惧、强迫、愤怒、痛苦、烦恼、仇恨、冲动、犯罪行为等。就是说，负向精神能量消耗在负向行动、情感方面往往导致对人具有消极意义的结果。

二、精神能量的特征

（一）精神能量的储存

精神能量存在于大脑，具有能量的特征，有传递性，可以传递到需要精神能量的地方，具有可转化性。精神能量遵守能量守恒，可以做功。

（二）精神能量的产生和消耗

各种精神活动会消耗精神能量，食物等转化作用也会重新产生精神能量，周而复始。但是，有用的精神能量的获得方式却不仅来源于空气、食物和水的生物化学作用，还可以通过树立人生目标，关注和学习的各种榜样，受到表扬等影响，把闲散的和分配到一些无意识精神活动上的精神能量不断聚集在一起，使自己的正的精神能量不断强大起来，向着人生目标、学习的榜样、被表扬的方面进一步努力，从而获得进步和成功。相反，如果把关注的焦点集中在负性思想或情绪上，那么同样可以聚集和获得较多的精神能量，使负性情绪和思想不断强大，产生心理疾病。

（三）精神能量的去向

精神能量与情绪、思维、意识、注意、意志、行为等精神活动关联紧密，这些精神活动在不断消耗精神能量。

（四）精神能量与注意的关联

人的注意对精神能量运行的方向有指引作用，或者说精神能量总是跟随着人的注意运行的方向前进。当人的注意高度集中于某一事物时，精神能量也会集中于此。由于精神能量大量集中于此，使人的意志有时难以改变注意的方向，如失恋后控制不住每天都想着旧恋人，无法自控；被领导批评了，很长时间都在想此事，无法自拔等。人的注意如果长期关注一件或几件事情，精神能量也会优先供应到这些方面来。比如从小就喜欢唱歌的孩子会把很多时间和精神能量投入到与唱歌相关的活动中，他了解的和唱歌相关的人和事就比别的孩子多，会唱的歌也更多，歌也会唱得比别人好。

（五）精神能量的付出与收获

精神能量的消耗或付出可以产生精神力量，使用精神力量可以获得物质利益和精神愉悦，所以，虽然我们没有过多关注精神能量的去向，但只要把关注的方向，确定在正常的工作、生活、理想、人际交往、有益的兴趣爱好等方面，我们就会从中获益，也就是说，通过精神能量的付出会收获对自己有益的结果。相反，如果我们主要的关注方向是负面的事物，即关注工作、生活等方面出现的负面事件、言语、感觉等，那么，精神能量就会向负面方向倾斜，会给自己和别人带来烦恼和痛苦。但是人往往对于精神能量的消耗是不加以关注的，所以往往即使很快乐或者很痛苦，也不知其所以然，不知道将过多的精神能量关注在快乐或痛苦上才是这些情感非常鲜明的真正原因。其实人并不是越快乐越好，也不是越痛苦就越不好，乐极往往生悲，苦尽才会甘来，所以没有必要对事情过喜或过悲。

（六）精神能量的机动性

正常人的精神能量具有机动性，可以随着思维、注意、行动、情感的转移而转移，为这些精神活动提供能量、动力。如果精神能量的机动性出现了障碍，就会影响人的生活、工作、学习、社交的正常进行。比如，精神活动完全被恐惧所占领，精神能量也大部分聚集在此，其他部分获得不到精神能量，精神能量的机动性减退，就会导致社会功能减退，不能正常生活。再比如，我们生活中一定会遇到喜事，但是如果过喜，也把精神能量聚集于此，其他精神活动的精神能量供应减少，产生精神能量的机动性出现问题，容易忽略一些比较重要的事情，从而可能乐极生悲。

（七）精神能量与精神力量

精神能量是支配人类的意识、思想、情感、意志、行为等一切精神活动的动力，而精神力量是精神能量付出后产生的精神方面的推动力。精神力量不仅可以从精神能量中自觉获得，也可以从历史故事、现实生活中的一些感人事迹、榜样中获得，还可以从他人表扬和鼓励中获得。因为这些事迹、榜样、表扬和鼓励吸引了人的关注，从而吸取了投入的精神能量，进而获得精神力量，使人做事有了方向、干劲，精神力量有了用武之处，精神能量用在了正向思维、正向情感、正向行动方面，所产生的精神力量是正向的，所产生的是具有正面影响力、具有建设性的利人或利己的结果。但是，如果将精神能量用在了负向的思维、情感、行动方面，所产生的精神力量也是负向的，这种精神力量的消耗具有负面影响力，会造成破坏性结果。

三、精神能量的方向转换

人的主要精神能量往往跟随注意在运行，在完成所关注事情的过程中消耗，也会在所进行的精神活动中消耗。比如，目前你这堂课在学习英语，当前的精神能量就会消耗在学习英语上；下堂课开始学习化学，则另一部分精神能量又转到了学习化学上；如果你最近经常胡思乱想，精神能量又会转到胡思乱想上，而对老师讲课就会充耳不闻、注意无法集中，可能是因为精神能量被分散到其他地方所致。神经症的患者经常为某件事纠结烦恼，精神能量就会转到烦恼和纠结的事中，越想排除烦恼就越烦恼。如果患者能放下目前的烦恼，不去刻意排除它，做眼前该做的事，在这个过程中，精神能量就会回到眼前所做的事情中来，这就改变了之前自己控制不了注意的状况，慢慢将注意力恢复到原有的状态。改变精神能量的运行方向是纠正上述烦恼的有效的心理疗法。

第三节　感情法则

一、情感的自然升降法则

对某种精神刺激、不愿接受的事实所引起的情感反应，如果不特别加以干涉，而是任其自然发展的话，这种情感的发展往往像抛物线或山的形状，先是逐渐上升然后慢慢下降，随后便逐渐自然消失了。而越是加以关注、干涉、排斥这些不愿接受的情感反应，这种情感反应的强度反而会随时间的延长而逐渐增强，而不是逐渐减弱（图6-1）。

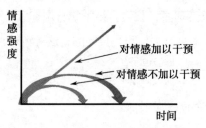

图 6-1　情感的自然升降法则

二、满足冲动与情感平复

人的某种冲动一旦被满足了，相应的情感便会随之暂时平静下来，这是一条规律。如某人遇到一些自己认为不公平、不合理的事，感觉非常气愤，产生了不满情绪，如果这种负性情绪不断积累就容易产生发泄不满的冲动。为了平复不满情绪和想要发泄不满的冲动，某人向别人说出了自己的想法，甚至指责、打骂了别人。发泄不满的冲动得到满足后，心中的怨气因此可以平复。性欲、食欲等的冲动一旦得到满足，也可以获得内心情绪的暂时平静。很多人都在利用这条规律，不断发泄自己的不良情绪或平复冲动。但是，如果单靠满足冲动来平复情绪，不加以自我约束，不加强自我修养，不学会其他平复情绪冲动的方法，在反复冲动的过程中反复用此方法平息，就容易形成一种习惯，即反复以满足情感冲动来满足情绪平复的习惯，甚至形成一种性格倾向。例如，在发生愤怒的情感反应时，如果不加抑制和转移，任其冲动发展，使该情感冲动爆发和满足，相应的情感虽然由此暂时得以平复，可是事后不总结，不反省，就容易再次、反复地发生，影响人际关系和自己的身心健康等。

三、情感的习以为常

人一旦习惯了某种感觉或情感反应，就会对其变得迟钝、不敏感。比如早上很早起床，起初很不习惯，产生不愉快的感觉，但是如果坚持下去，反复多次早起，便逐渐习惯它了，也逐渐感受不到早起难受的感觉了。南方冬天很少下雪，偶尔下一场大雪，很多人感到新奇，欣喜若狂地拍照、写诗、打雪仗，而如果经常下雪，大家便会习以为常，不会像这样感到新奇了。在生活中不可能只有快乐和美好的事情，也会遇到艰难困苦，但是不论怎样，只要忍耐住，反复多次也就习惯了。虽然一开始时，我们会感到艰难、劳累，但逐渐习惯了之后，就不会感到有那么难、那么苦了，如体力劳动、体育训练、刻苦学习、艰苦工作等。还有的父母总是不断向孩子发脾气，孩子对父母的脾气慢慢习惯，逐渐就不那么在乎父母的愤怒和教训了，这样的教育往往会失败。

四、情感交互作用

如果某种刺激持续出现，人的注意更容易关注在这种刺激及所产生的感觉或情感上，而越是关注，它就越强烈，这就是情感交互作用。例如，蒙上某人的眼睛，他虽然看不到周围环境，也不知自己会被带到什么地方，因此也没有恐慌；但如果摘掉眼罩，他发现自己站在十几层楼高的展望台上，脚下是透明的玻璃地板，可以透过玻璃看到地面的人只是一个个小黑点，于是他会害怕起来，这种害怕还会逐渐加剧，以至于他不敢向前迈出一步，死死抓住旁人的手，表示以后再也不敢到这个地方来参观了。人因为某种原因产生恐慌时，恐慌会引起人的关注，而且还总是想消除这种恐慌，但越想消除就越容易对其加以注意，恐慌的情绪反而增强。有些人在众人面前怯场，说话声音发颤、脚发抖，这时如果想控制自己别发抖，反而会更加胆怯，想要说的话都会说不清了。

五、新体验后的条件反射

体验过某种强烈的情绪刺激，或者反复多次体验某种情绪刺激，人容易产生条件反射。例如，俗语中常提到的"一朝被蛇咬，十年怕井绳"；有些人某次坐车时感到头晕、想吐，下次再坐车往往担心再次头晕。这种担心容易引起预期焦虑，导致害怕坐车，但越害怕就越可能头晕，形成条件反射，逐渐变得不敢坐车，或长时间坐车更容易头晕。还有的人在天气不好的某天身体不适，以后往往一遇到类似的天气就不舒服；有人吃了某种食物觉得恶心、想吐，以后再见到这种食物就厌烦，也不再敢吃这种食物了。

同理，有人体验到做某事成功后的喜悦，越做越顺手，反复体验过这种喜悦后就更加喜欢做此事。某人吃到一种好吃的新食品，下次还想吃，慢慢就养成经常购买和食用这种食品的习惯了。如果人反复体验到某种成功或愉悦感，容易形成喜爱这种体验的情感，以及追求这种成功和愉悦的行为；相反，如果较大的打击或痛苦的体验被反复多次，人就容易形成厌恶、害怕、逃避这种体验的情感和行为。

六、情感大小的变动

情感的大小是可以变动的，对某件事情的情感反应大／小的时候，对其他方面的情感反应就容易变小／大。例如，某人因一件在别人看来很小的事情生气，这时，由于他关注的焦点和精神能量集中流向生气的事上，这件事就变大了，甚至大到要与对方吵翻天，导致原本恩爱的夫妻闹离婚，骨肉兄弟动刀枪，父母子女反目成仇，除了这件事以外的其他情感都变小了，亲情、爱情统统被抛到九霄云外，导致极端的事情发生。世间的事虽然各不相同，但是在情感大小变动方面是类似的。

把父母养育亲情看得很重的人，由于情感大小的变动法则，会把被父母骂得狗血淋头的事看成"小事"，不为此生气，反而承认错误、安慰父母。相反，把自己挨父母骂这件事看得很大的人，就会对父母恩情慢慢看淡，与父母为敌，甚至还有发生杀害父母的情况。我们可能都听说过这样的新闻：一个少年杀害了自己的父母，理由居然是"他们管我管得太严了"，他把这件事看得太重，对亲情、法律就看得轻了。再比如，一女子特别喜欢花钱，对钱看得很重，又没有能力赚到很多钱供自己挥霍，于是想出骗保险的主意，给几个孩子上了保险，把一个孩子带到海边，回来报告说孩子不慎淹死，得到一大笔保险金；过了一段时间，另一个孩子又不慎淹死了。经过调查，这两件事是这位母亲人为造成的，由于她过于看重金钱，忽视亲情、生命，以至于不计后果地做出这种禽兽不如的事情。

第四节　注意与其他精神活动

一、注意的特性

（一）注意的可移动性

正常情况下，注意是可以随着人的意志而自主移动的。由于这个特性，人可以根据需要不断关注世间的各种事物，在不同的时间里关注不同的事或人，做不同的事情，也可以被某些事件或事物所吸引，使精神活动专注于此事，随时有新的事情出现，随时就将注意转移到新的事物上了。如果这一功能出现障碍，人往往被一两件事情所吸引而无法自拔，以至于影响到其他的事情，不能关注该关注的事，以至于影响生活、工作、学习的顺利进行，这是可能罹患某种心理疾病的重要表现。

（二）集中注意的持续性

不同的人对一件事集中注意的持续时间是不同的。一般来说，7岁以前的儿童集中注意的持续时间比较短，注意集中能力还会随着时间的推移不断下降。成年人集中注意的持续时间一般比儿童和青少年要长得多，但也会随着注意集中时间的延长，注意集中的能力不断下降，导致丢三落四、出现错误的情况增多，这时就需要适当休息，变换生活方式才能恢复注意的集中能力。如果不考虑注意的这个特性，过分强迫自己高度和长时间集中注意某事，容易使集中注意的持续性受到破坏，造成注意涣散、不容易集中注意等症状，影响精细工作和学习的能力。

（三）注意的集中和稳定性

注意不仅可以随意移动，也可以在一段时间内集中关注某处，成年人往往能稳定地关注几个小时。注意集中时，思维容易集中学习某些知识、思考某些问题，就是说，注意的集中和稳定性对于人们学习和工作具有极其重要的意义。当我们的注意高度集中于某件事时，精神能量也高度集中于此，更便于精细地理解、分析、记忆关注的对象，就是说，这种注意集中的稳定性越高，越有利于学习和思考，有利于工作和生活。而注意的稳定性一旦被破坏，学习和工作的效率往往受到影响，进而影响情绪，容易导致心理障碍的发生。

（四）注意范围的广泛性和自动分布

我们不仅可以将注意集中于某处，还可以广泛注意周围事物。比如，我们在行走时不仅可以注意到前面的一切，也可注意到两侧，甚至留意到后面的声音；我们不仅可以关注眼前每天发生的事，还可以关注国内外发生的事。我们关注事物不仅用眼睛关注，还同时使用耳朵、身体感觉等进行全方位的关注。有的人一边唱歌、一边跳舞，或者一边弹琴、一边表演，此时注意自动分布在所需要的领域，有机地协调自己的身体各部，完成好表演的任务。注意的自动分布能力是长期生活实践中习得的，也可以通过训练不断完善。如果注意的广度和自动分布能力出现了问题，我们不能像往常一样自动把注意分配到需要的地方，可能是由于注意被某种事物高度吸引，以至于使注意固着于此，影响了注意的广度和自动分布。这种情况会使思维的能力受到限制，影响思维的质量，同时间接影响情绪。例如某人在某次见到一位美女之后感到脸红，好像被对方注意到了，觉得十分尴尬，此后一直关注脸红的问题，一天到晚都在注意自己的脸红没红，以至于与人见面时应该说什么、做什么都不知道了，社交活动受到了影响，他的注意无法和以往一样正常分配到其他领域，很难根据需要自动分布。

二、注意与记忆

记忆对于人来说是极其重要的，记忆与注意二者不可分割。注意是记忆的前提和基础，如果没有注意的保证，记忆的功能也很难保持完整。也就是说，想要有良好的记忆，就必须有良好的注意功能。人往往对第一次的新鲜体验十分关注，对这种体验的记忆也十分清晰和久远，比如第一次恋爱、第一次踏入大学的校门、第一次工作、第一次出国等都会给人留下深刻、永久的记忆。但是，人们对于不关注的事情，记忆往往很淡，比如我们每天都上下楼梯，却并不会关注楼梯究竟有多少级台阶，无论在这所楼房住多久都记不清楼梯的台阶数；每天换衬衣，但是一般很少有人能说出一周前的某天自己穿的是哪件衬衣；有人每天都吃药，吃了一年多了，可是如果问他在吃什么药，回答不上来药名者大有人在。但是这些现象并不能说明我们的记忆力不好，而更可能是由于没有关注这些事所致。很多年轻人也述说自己的记忆力减退，怀疑自己是不是患了痴呆。其实这些大多是由于过多关注其他事才会产生的情况，比如谈恋爱、与人吵架等，我们对于谈恋爱或者吵架的事记忆十分清楚，而对于其他的事往往想不起来，这是由于重要的事占据了注意的资源以至于对其他事物的注意减少所致。

三、注意与思维

思维也需要良好的注意功能做保证，特别是在深入思考问题时，如果没有集中而稳定的注意的参与和保障，很难建立正确的思维。比如有人昨晚没有休息好，在今早的大会上讲话时就可能思路不清，说些废话甚至不该说的话，说明注意无法保证思维的正确性。当然，有时我们对一些问题一时想不出结果，可以暂时把它们放在一边，将注意转移到其他的地方，做其他事情，也许某一天我们会突然想通从前那个想不明白的问题。看起来注意并没有参与思考的过程，其实不然。即使我们搁置了当时百思不得其解的问题，我们的注意也会有意无意地关注相关的信息，思维在潜意识中联系以往的经验，以至某天可能突然受到某件事的启示而想出了解决问题的方法。直到问题真正解决以后，注意才会从这件事中撤退出来，甚至在此之后，我们的注意还是容易被与其相关的信息所吸引。比如，做生意的人一直思考怎样把自己的生意做好，即使做着生意以外的事情，也对与生意相关的信息十分关注，会捕捉到发财的机会。他们的注意就是在思考其他问题、做其他事情时也在关注着与这个问题相关的信息，才会有意外的收获。

四、注意与感觉

注意与感觉的关系极其密切，注意越是集中，注意的时间越是长久，我们对注意的焦点的感觉也就越强。比如，竖起耳朵细听音乐，就会听到各种乐器的声音，而平时不注意是听不到这些细微的声音的差别的；睁大眼睛仔细看事物就会看到平时看不到的景象；仔细品尝菜肴就能尝出菜中的各种滋味。盲人不能用眼睛看事物，他们更多通过其他的感觉器官关注事物，所以他们的听觉、嗅觉、触觉往往比眼睛健全的人更加灵敏，说明他们的注意集中在眼睛以外的感觉器官，所以才会有更灵敏的感觉。有些人对学习、生活、工作没有兴趣，而是高度关注自己身体的某一部分，他们也会发现平时察觉不到的一些现象或感觉，比如可以感觉到心跳、大血管的搏动等。

五、注意与情感

注意与情感密切相关。例如，人在热恋时会高度关注恋人的一切，对方一点优点也会十分喜欢，通过良性精神交互作用，将其优点不断放大，对方的一句誓言、承诺都会让自己刻骨铭心，对方即使有很大的缺点也会被自己忽略甚至是视而不见、听而不闻，而父母、亲属等旁观者的客观评价和意见不容易说服热恋中的人，反对意见也不容易动摇这份热烈的爱情。如果一个人的仇恨占据整个身心，一心想着报仇，只关注仇恨的事，仇恨的情感就越来越强烈、持久，在这种情感的驱使下，他们往往做出平时做不出来的鲁莽行动。人在关注到某事产生恐惧情感的时候，由于高度关注会使恐惧反应不断增强，以至于草木皆兵，杯弓蛇影。情感与注意互相交互作用的结果使注意和情感不断增强，导致在不同的情景下出现越来越爱、越来越恨、越来越怕、越来越紧张、越来越厌恶等情感。

六、注意与行动

人的所有有目的的行动都离不开注意的支持和保证。比如人在讲演时说的每一句话，做的每一个手势和表情，看似随意，实际上都离不开注意的监视。一个有修养的人，即使专心演讲，也不会无意识做出抠鼻孔、随地吐痰、色迷迷盯着某个异性看等行为。如果你在讲演时经常出错，说明你可能是很疲劳，以至注意不集中，或是被其他事情分散了注意，进而影响了你的讲演。

注意和行动是密切关联的。比如，我们会从注意一个可爱的女孩到喜欢和热烈追求；从初次品尝一种美食，到注意到这种美食的物美价廉、营养丰富，再到经常购买并形成食用的习惯；从注意到一个有价值的投资项目到真正投资办厂。以上这些都是注意与行动互动的过程。

七、注意与兴趣爱好

我们很多人都有这样的经历，对于自己喜欢、感兴趣的事就容易集中注意做下去，注意集中持续的时间较长，反之则较短。有些学生对学习感兴趣，因此也会很努力，上课集中注意听讲，下课集中注意完成作业，考试成绩比较好，容易受到表扬和赞赏，就更喜欢学习，对学习感兴趣，形成良性循环；而成绩一旦被别人超过，自己的排名不断往后移动，则容易沮丧，如果下次考试还是这样，情绪就会越来越沮丧，容易失去对学习的信心和兴趣，那么上课、做作业就可能出现注意不集中的情况，进一步影响学习成绩，形成恶性循环。还有些学生对学习失去兴趣，但是对打游戏机很容易产生兴趣，感觉游戏更有意思，每天连续玩几个小时都兴趣不减，把注意都集中在游戏上。以上的例子都说明我们对有兴趣的事情更容易加以注意，注意和兴趣两者的关系十分密切，好的兴趣与注意互动容易形成良性循环，而不好的兴趣与注意互动容易形成恶性循环。

八、注意的质量与才能和智慧

如果注意的各种特性齐备、功能健全，那么我们的思维、感觉、记忆、行动就有了保证，我们就容易学习到新的知识，做好每一件事情，不断提高自己的能力。也就是说，注意的质量与才能应该是成正比的。举一个正面的例子，一个很想成功、高度关注自己公司发展的商人往往可以开动脑筋克服公司遇到的各种困难，成为商业奇才。再举一个反面的例子，一个极想恋爱成功的人，高度关注对方的一切需要，无微不至地讨好对方，但由于将注意过于集中在求爱上面，对于被欺骗的可能性缺乏足够的重视和关注，很容易在恋爱中被欺骗，对自己的个人财产乃至人身安全的保护能力降低到极点，事后往往被人称为"情痴"。人在高度关注事物局部时往往会忽略全局和整体，导致大小不分、轻重不分，只关注自己思想的正确性，忽略他人思想的正确性，看起来很聪明，做事却很愚蠢，可见注意的品质对智力、情商水平有很大的影响。

九、注意的表现形式

（一）注意集中

注意集中是在短时间内把注意集中在某项事物上，而将其他事物置于注意之外的表现。如学生学习时专心读书，根本发现不了周围环境发生了什么变化。

（二）关注

关注是短期或长期把注意集中在自己关心的一种（或几种）事物上的表现。我们对某种事物越关注，对其他事物的关注就会相对减少。如喜欢足球的人特别关注足球比赛的信息；医师特别关注疑难疾病的最新研究成果；特别在意健康的人会尤其关注身体微妙的不适反应等。

（三）瞩目

很多人甚至是广大民众一齐关注某种事物称为瞩目。例如某些重大的国际比赛，国际上发生的重大事件往往受到众人的瞩目。

（四）注重

注重是注意和重视某些事物，并为此甘愿付出巨大的代价，而忽视很重要的其他方面的东西也在所不惜。例如注重名誉、财富、地位、尊贵的人，不惜舍弃自己的健康、时间、精力、尊严、爱情、亲人的厚望等，而专注于获取自己注重的事物上。

（五）在意（在乎或介意）

在意是把某事或某人相对持久地放在心上、不能释怀的表现。例如，丈夫十分爱妻子，就对她的举动十分在意，当她生气或生病时就会非常重视。相反，如果夫妻已经不再相爱甚至反目成仇，双方就不会在意对方的情绪和健康。

（六）牵挂或惦念

无论在何时何地，心里都放不下某些人或某些事，总想关注或关心这些人或事。如母亲牵挂远在异国他乡的孩子，战士退伍后牵挂远方的战友等。

第五节　行动方式

森田心理疗法不仅是一种治疗神经症的心理治疗技术，同时也是一种人生哲学。这种观点被国内外森田心理疗法界的专家学者和心理治疗师、医师们所接受。森田心理疗法不仅可以帮助患者治病、减轻痛苦；同时也可以"治人"，纠正不良生活习惯、不正确的人生观、人际交往方式，使其进入正确的人生轨道，收获不一样的人生。森田心理疗法的治疗不仅致力于治好患者的病，同时也注重改善患者各方面的素质，从而改变患者的人生方向，这是它与其他疗法的不同之处。

教予患者一些人生哲理和行之有效的行为方式具有什么意义？其实，关于人生哲理、行为范式（包括好的行为典范和坏的行为反例），中国自古以来留下来很多文化遗产，这方面的知识浩如烟海，只不过需要整理归纳。任何对于人生的进步发展、不良习惯的纠正、不良人际关系的改善、生活工作学习的促进有意义的思想原理、行为范式都可以作为森田心理疗法治疗中的一部分去指导患者和需要帮助的人。对于人生发展、进步有负面影响的行为反例都可以作为镜子使人引以为戒。

一、消极行动

一切具有消极意义和产生消极结果的行为，都称之为消极行为。即使是消极防卫，虽也具有防卫功能，但因为容易产生消极的结果，这种结果与希望防卫的初心不符，所以也归属于消极行为的范畴中。

（一）围绕不良情绪的行动

1. 围绕"死的恐怖"的行动　前文已经提及"死的恐怖"的概念，它具有方向性，和"生的欲望"一样都具有自我保护、自我防卫的本能，在某些情况下"死的恐怖"对人有保护作用，但它是一种消极防卫。而围绕死的恐怖在做事的人并不知道这一点，相反他们认为这是最正确的行动。因此，按照"死的恐怖"这种防卫本能去做人、做事和安排自己的生活，一般来说也可以获得暂时的安心感，但是不会获得长久的安心和稳定，因此需要反复重复上述围绕"死的恐怖"的行动才可以获得相对长时间的安心。比如怕被人笑话就不与人交往；怕生病就反复洗手或反复到医院检查；怕丢面子就不愿出门或不在人前讲话。越是围绕死的恐怖去安排自己的生活行动，就越容易产生恐怖、焦虑、强迫等负面情绪，这种负面情绪又导致继续围绕"死的恐怖"去行动，而且这种人为自己找到各种行动的理由，在这种恶性循环中负向精神能量被消耗，负向情绪也越来越加重。这种防御的结果是永无宁日，永远难以实现自我防卫本来的目的。

消极的防卫本能往往产生消极的想法，其想法又会产生消极的行动和情绪。所以一个人是否以消极防卫本能占思想的主导地位，往往通过其想法、情绪、行动就可以体现出来。例如，有些人总是把"我很失败""老天对我不公平""什么事都做不好""不会有什么成就""比较笨""不善于学习""运气很差""不受欢迎""不值得别人爱""没有魅力"等语言挂在嘴边，这些消极想法势必产生负面情绪，并与其相互作用，形成恶性循环，自己对这种消极的想法会更加坚信，甚至并作为自己应对各种事情的指导思想，形成一种特有的应对方式或者行为方式。这种人往往胆小怕事，裹足不前（怕得病，怕死，怕丢面子，怕丢东西，怕被人笑话或瞧不起等），很容易陷入焦虑、恐惧等神经症的症状中。

2. 情绪左右行动　这是以情绪的好坏来左右行为的行动方式，行动与否全凭自己的情绪来决定。这种情绪本位在很多种情况下是不健康甚至是幼稚的，常常表现为只要是喜欢做的事，不分好坏、轻重也要做；不喜欢的事不论是否需要也不愿意做。比如，有些人喜欢玩电子游戏或打麻将，整天沉浸于游戏或麻将中，谁的劝阻都听不进去；不喜欢上学、不喜欢参加社交活动就不去；不喜欢运动，不管身体是否需要都不运动，导致身体越来越肥胖也在所不惜；遇到不喜欢的人和事就回避，不管在生活或工作中是否需要与之交往。这种被情绪左右行为的人，如果选对了行为方向，可能会获得成功，但是如果选错，则会导致不良行为习惯的形成，一旦患了神经症，也很容易坚持病态的行为方式和生活方式，使病情慢性化。从表面上看，这样做可以保护自己的情绪免受伤害，但是其实这是消极的行动，会带来消极的结果，如想吃多少就吃多少，心情和肚子得到了满足，长此以往却会导致肥胖，容易患糖尿病、心脑血管疾病；喜欢玩游戏就无休止地玩，心情得到了满足，却可能影响学业、工作、生活。

3. 感情用事，义气用事　不顾理智、客观事实、他人忠告等综合因素，仅凭个人的爱憎喜怒等感情来处理事情。例如，某人为朋友两肋插刀，不顾法律的约束帮朋友打人出气；某人掌握一定权利，在亲友面前轻易放弃原则，办了不该办的事，甚至不惜触犯法律等。

（二）主观行动

1. 凭印象办事　初次接触某人、来某地、办某事都会留下印象，如果以后办事都凭着第一印象进行决断，就是凭印象办事。这样的行为方式虽然在很多情况下是没有问题的，但因为只凭印象判断事物容易出现偏差，出现错误的概率很高，有时还会带来惨痛的教训。例如，某位老人的儿女在外地，老伴已经去世，一个人生活很孤单。某A主动接近这位老人，嘘寒问暖，帮助她忙前跑后几年，不图回报。后来有一次，A向老人借了1千元钱，很快就还给了老人。第二次，A向老人借了1万元，不仅很快就还了钱，还请老人吃了一顿饭，留给她1千元的利息，给老人留下了很好的印象。第三次，A以公司发不出工资为名，要向老人借100万元，并约定给她10万元利息。凭以往的印象和信誉，老人毫不犹豫地把房子抵押了出去，借给A 100万元。可是这一次借款之后，老人再也联系不到A了。这就是单凭印象办事的结果。

2. 凭想象办事　做事时没有经过认真的思考和调查研究，仅凭自己的想象就决定行动的方案，很多情况下会导致行动失败。比如，某人在预定的地点有一个重要的约会，要见一个重要的人物，自以为20分钟就足以到达，可是事实上堵车、修路、打不上车等许多因素都可能导致他在20分钟内到达不了目的地，结果耽误了约会，失去了信誉，也失去了重要的发展机会。又比如某男大学生很喜欢某位女同学，却认为对方条件那么好，一定不会喜欢自己，没敢表白，若干年后，老同学见面，开玩笑时说出了这件事，女同学说："其实当时我对你印象也不错，如果你要是真的追求了我，也许历史会改写呢。"男生懊悔不已，可惜为时已晚。这就是凭想象办事的结果。

3. 凭个人价值观办事　每个人都有自己的价值观，价值观也因人而异，有些人觉得值得去做的事，在别人看来可能完全不值一提，更不值得去做。可是有些人往往对别人的观点不屑一顾，我行我素，全凭个人价值观办事，虽然不一定每次都是错的，但是单凭这种模式办事，出现错误是难免的，也容易因思考问题过于片面而招致失败。比如，某人看到别人穿戴寒酸就瞧不起，言语讥讽，却没想到人家是很了不起的人物，自己却因此得罪了一个不该得罪的人。相反，有些人看到别人衣冠楚楚就十分尊重，唯命是从，结果被骗等等。

4. 凭一时冲动办事　有些事会让人一时拿不定主意，当事情紧急的时候，有人急于求成，不顾一切，冲动行事，往往导致不良后果。比如，某人急于办成某事，因为领导不批准，他便一怒之下打了领导，不但丢了工作，还进了派出所；某人和家人吵架，一气之下砸了电视机；某人冲动之下买了十分贵重的物品为此背负债务，后悔不已等。

5. 凭经验办事　有时我们采取简单的方法取得了很大的成功，于是每次办事都只凭经验，不顾条件、时机、场合、人员的变化仍然采用老办法，忽略了事物的千变万化，就难免出现错误和失败。守株待兔就是一例，第一次看到一只兔子撞到大树上，很容易就捡到一只兔子美餐一顿，捡了个大便宜，以为以后还会有这种好事发生，于是每天守在大树旁等待奇迹的出现，这种经验主义往往是白白浪费时间。

6. 凭主观认识办事　不考虑任何感情因素，不论对亲朋好友，还是同事同学，认为不对的事情就要较真、辩解、争吵，非要争个高低对错。但是，他的认识在他自己看来是对的，换个角度，站在他人的立场来看就未必对的了。所以，这种办事方法也很容易出问题，影响自己的工作、生活和人际关系。

7. 凭传闻办事 人与人之间的传闻、媒体报道、网络传闻等都是人们间接了解事物、事件的途径，我们通过这种方法了解到了很多原本自己并不了解的事件。但是，由于不是第一手的信息，可能存在失真、不实的情况，那么，凭传闻左右自己的行动往往就有造成错误的可能。比如领导由于地位很高，没有时间和机会接触基层人员，他对基层人员的认识全凭下级汇报，这些下级就成了决策人的感官，虽然在大部分情况下，下级汇报的情况是真实的、正确的，但是还有一些时候，下级汇报的情况带有主观判断和感情用事的成分，这样一来上级的决策就很可能出现偏差。一个人对周围的人和事比较了解，对接触不多的人和事的认知多半都来自别人的传闻，而传闻往往带有主观成分，很多人不辨真伪，特别容易轻信这些传闻，并根据传闻来判断某人、某事，往往容易出现失误。

（三）负面行动

1. 回避、逃避 如退学、辞职为了防止自己的面子、地位、权势、利益受到损失，不愿承受暂时的痛苦、压力和困难，为了躲避眼前的需要面对的困境，不想承担本应肩负的责任而采取的退缩性的行动，当事人往往忽视这样做的不良影响，反复这样做的容易导致情绪的沮丧、社交能力降低。

2. 吹嘘、图慕虚荣 为了获得别人的赞赏、重视，图慕虚荣，不被人蔑视或小看，获得暂时的满足，所采取的夸大事实的行动。还有人为了虚荣心，不惜逞强，大大超出自己承受能力的借钱消费等。

3. 攻击、争吵 为了维护自己的利益、地位、面子，坚持自己的主张或满足自己的私欲，而忽略别人的感情、利益、尊严、人权等，采取的鲁莽行动，也是一种冲动表现。

4. 马虎 行为过程中为了减少疲劳，减少支出，节省时间，注重速度而忽视质量，出现本不该出现的过失。而且，越是忽视马虎可能带来的不良后果，越容易出现这类失误。

5. 贪财、占小便宜 贪图眼前利益而忽视可能出现的不良后果的行动，贪财和占小便宜既是品质问题，却是通过受贿、贪污、偷情、盗窃等负面行动实现的。

6. 否定 为了防止心理受到打击，保护自己的面子、荣誉，故意不顾事实，否认某事的发生或事实的存在，采取的自欺欺人的行动。否定别人的批评，总是找理由逃避责任，掩饰缺点。

7. 掩饰 生活中有很多丑陋、肮脏、罪恶的事情，人也有很多缺点，为了不使这些问题影响到自己，很多人采取隐藏、掩饰的办法，以达到不被惩罚和安心目的，但是有句老话叫纸里包不住火，隐藏得越深，一旦曝光，不良影响也越大，有时不良影响甚至大到失去前途，因为无地自容，不得不以死谢罪，失去生命的程度。

8. 高傲、自满 往往自以为自己很了不起，藐视一切，什么都不放在眼里，可是自己的能力并不是那么高，业绩并不是那么显赫。

9. 损人利己 为自己的利益而不顾损害别人的利益所采取的行动。比如为了自己能当官，不断讲竞争对手的坏话，希望贬低对方，抬高自己。有些人损人不利己，如骂了别人，也暴露了自己的粗鲁、野蛮，使大家对自己产生不好的印象；把人家的东西砸坏了，自己既要赔偿，还会受到法律制裁等。还有人损人害己，例如，对别人有意见，于是把某人杀了，既害了别人，自己被法律制裁，最后也害了自己。还有些事表面利己，实则害己，例如好吃懒做，好逸恶劳，表面上看来是自己舒服，对自己有利，但是实际上恶名在外，既找不到好工作，也找不到真心爱自己的人，没有好前程，不节制的吃喝还会损害身体，甚至导致严重疾病而造成早亡。

10. 破罐破摔 有些人一旦遇到困难、失败、挫折就放弃，本能地用负面行动主宰自己的生活、工作、学习，完全放弃积极的行动，变得好吃懒做，或者吃喝嫖赌。

（四）退缩行动

人本能地会对艰难、困苦、困惑、痛苦、不快、疾病、死亡、被欺负或瞧不起感到厌恶，所以会对产生上述负面情感的行动、事件感到反感，并加以回避和排斥。在正常情况下，通过思维的调节作用（鼓励、展望未来、对生活目标的渴望等），可以克服这种退缩行动。这种思维调节能力是在成长过程中慢慢形成的，每个人的能力大小不同，调节能力差的人，在生活中克服困难、吃苦耐劳的能力也就差。经常以退缩行为来解决生活中的困难，容易产生以下行为习惯：

1. 懒惰　不愿意做事，特别是繁琐、困难、艰苦的事，喜欢吃喝玩乐，好逸恶劳。

2. 洁癖　格外厌恶脏、乱，极其强调整洁，把时间、精力过多地放在整洁和卫生方面，极其反感别人影响到自己的整洁，反而没有时间做大事，工作、学习、事业往往成绩平平，使自己退缩到一个相对狭小、非常整洁的生活空间中。

3. 懦弱　无论对什么事都不敢争，什么事都退让，唯唯诺诺，过分胆小怕事，即使丧失原则、人格也在所不惜。为了避免自己厌恶、恐惧的事情发生，有些人不惜丧失原则，甚至做出献媚、低三下四、丧失人格的事，懦弱到没有骨气的程度。

4. 吝啬　过度节省，为了节省一点一滴的钱、财、物，不惜花费很多时间、精力。即使这种节俭对身体有害（如吃变质的食物）、不会给自己带来什么利益也要坚持，而不在努力赚钱方面花时间和精力。过度在乎别人对自己的看法，却不愿在搞好人际关系和与人交流方面下功夫。

5. 胆怯　胆子奇小，生活中不敢冒一点险；过度关注自身状态，有了一点小毛病就怀疑自己得了大病，行动经常围绕怀疑是不是自己有病来进行，对于怎样才能使身体健康没有什么行动，甚至做一些有损身体健康的事，如抽烟喝酒、不节制饮食、爱生气。

6. 自卑　过低地评价自己，低估自己，它的负面影响可能使人不敢向比较高的目标而付出努力，也就不容易获得较大的成功，缺乏实践就不能获得相应的各种能力，能力不足和很少成功也就容易缺乏信心，形成恶性循环。

7. 目光短浅　只求眼前安逸，不顾今后长远目标的实现，逃避困难，可是自己目前所做的事可能让自己今后后悔，比如不好好读书，每天在家玩游戏，由于没有多少文化，长大之后，生存可能会十分艰难。

8. 好逸恶劳　不顾家里经济条件好坏，不顾周围人对自己的看法，整天无所事事，游手好闲，讲吃穿，讲排场，用名牌，高消费，不惜父母家人为之受苦也不肯自己辛苦劳动取酬。

二、积极行动

（一）围绕"生的欲望"的行动

"生的欲望"是具有积极意义的防卫本能，围绕这种本能去生活，容易在更好地自我保护的同时实现自我发展的愿望，产生积极、有意义的成果，将精神能量消耗在工作、学习、写字、看书、唱歌、跳舞、习武等对个人有积极意义的活动中，积极恋爱、结婚、交友、运动、衡饮食营养、旅游、克服困难、化解危机和烦恼等，这样做势必获得相应的成就感。正常的人虽然有"死的恐怖"，但一般并没有恐怖感，是因为正常人的精神能量都消耗在围绕"生的欲望"的行动中，所体验的多是围绕"生的欲望"而行动带来的收获的喜悦和成就感，所以对"死的恐怖"往往感觉不到。

（二）正能量行动

1. 目的本位　即以目的为行动准则；怎样做事，做什么事取决于生活的目标，按照目标的需要做事，比如今天要上班（目的和需要是上班），即使天气不好，情绪不高，或者这些天一直很疲劳，工作很艰苦，工资又不高，也坚持去上班，坚持把工作做好，这就是目的本位，是成熟的行为方式。只有向着人生的或生活的目标去行动，才更容易获得成功。

2. 理智用事　这是一种成熟的行动方式，不管情绪怎样激动，都能够理智处理事情的行动方式。而不计后果，只为泄愤的做法是感情用事。

3. 大公无私　做事以大局为重，以国家、集体、他人的利益为重，以公益为重，不惜牺牲个人的时间、精力、财物甚至生命，有时好像牺牲很多个人利益，但是大公无私的人往往受到多数人的喜好和拥护，最终有利于自己人生目标的实现。

4. 低调　不管个人社会地位、经济地位多高，都谦逊、谨慎、节约、谦让，以这种态度为人处事就是低调。

5. 友好　对于周围的人，无论他们地位高低，都与其友好相处，努力为他人、为社会做好事，助人为乐。

6. 进取　不断为各方面进步而努力奋斗，生活目标一直明确，不迷茫，即使已经很有成就，地位很高，很富有，事业有成，仍不停留在原地，一直努力、向前进，活到老，学到老，奋斗到老。自强不息，永无止境，这样的人往往能在各个领域取得不菲的成就。

7. 正义　生活中有很多丑陋、肮脏、罪恶的事情，偷盗、欺骗、造假等，与之相反的见义勇为、揭露丑陋现象等属于正义之举，会受到多数人的欢迎、称赞，会出名，受社会褒奖。然而虽然是有积极意义的行为，但是毕竟抓住了坏分子，揭露了少数人的黑暗面，虽然坚持了正义，也容易引起一些人强烈的反感、反对甚至是敌对，有时甚至会引起十分强烈的报复，就是说积极的行动中也可能会产生部分消极的结果。

8. 勇敢　不仅战士冲锋需要勇敢，争取爱情、事业、投资的成功，在遇到重大事情时做出决策、承担责任等都需要勇敢。生活中必要时的勇敢精神、勇敢行动是改变困境的关键。

9. 感恩　人生中，对自己有恩的人很多，如父母、亲友、老师等。有了这些人的帮助，我们才能健康成长，不断进步，学业、事业有成。英国作家萨克雷曾说："生活就是一面镜子，你笑，它也笑；你哭，它也哭。"成功时，感恩的理由固然能找到许多；失败时，我们也应感谢失败让我们聪明起来，使我们获得了成功的经验。

10. 坦诚　待人坦率真诚，以这样的态度与人相处，短期看起来或许未必对自己有利，甚至还会暴露自己的缺点，但从长远看，这样更容易与人相处长久，更容易获得别人的信任。

11. 宽容　每个人做事都不可能百分之百正确，都可能有错。能允许别人犯错，原谅别人的失误或对自己不利的行为；耐心而毫无偏见地容忍与自己的观点或公认的观点不一致的意见是一种美德，也是一种能力。有了这种美德和能力，你的人际关系和事业发展都会受益。

12. 礼仪　待人有礼貌，行为有规范，行为举止文雅，尊老爱幼，宽宏大量。由于人具有社会性，需要与各种人打交道，礼节是人际交往的需要。有礼节的人符合社会规范，被认为有素质，受多数人喜欢。别人越是欢迎、喜欢有礼节的人，这种素质就越容易持续下去，自己也会为此感到快乐。

13. 机智　一件事有许多处理方法，经常不拘泥于条条框框，能够根据具体情况，用不同的方法、策略去妥善处理问题和事务，这就比较机智，与之相反，有人遇事好钻牛角尖，死板，一条道走到黑，就是不够明智，更谈不上机智。

（三）享乐

人天生就喜欢愉快感、满足感、安逸感，这是人的一种本能，因此，那些能够带来愉快、满足、安逸的行为也容易被喜欢和持续下去，比如性活动、进食、旅游、娱乐、被表扬、得到奖励、接受礼物、被崇拜等行为。有益的享乐会使人产生心身愉悦，消除压力，增进向上的动力，而不会享乐则容易造成压力堆积，无法释放和缓解。

1. 好习惯　长期以来形成的一种主动、不由自主、乐于去做的活动。这种活动对自己的身体或心理是有益的，比如唱歌、跳舞、运动，都可以愉悦心身、强健身体；写字、作画可以陶冶情操。所以，注意建立好习惯，对人生具有重要意义。但习惯不一定都是好的，也有坏的，如暴饮暴食、纵欲过度、嗜烟酗酒等，短时间满足了心理上的快感，长期看来是对身体有害的，甚至出现无法弥补的身体损伤。

2. 干净、整齐　人在满足了基本的温饱需求以后，需要有安逸的生活环境。环境和随身衣物的干净、整齐便显得十分重要。满足这一需求，人可以获得心理安慰，形成安逸感。

3. 享受　这是人的本能，每个人都以自己的方式追求着自己的享受。有人认为吃是最大的享受，有人认为能到处旅游是最大的享受。对享受的追求也往往会成为人生奋斗的目标之一。

4. 休闲　休闲可以让人得到暂时的安宁和祥和，这就像一种奖励，多数人都喜欢它，在休闲中做自己喜欢的事情，休闲过后继续奋斗，然后再次获得休闲的奖励，在周而复始中度过人生。

5. 工作　工作可以获得金钱，有了金钱才能满足衣食住行等各种需求，获得医疗等各种保障，获得尊重，实现自身价值。因此工作对于多数人来说是有吸引力的，也是快乐的，是间接的享乐。

6. 交友　人生活在社会上，就可能与各种人打交道。那么，与自己和谐友善相处的人就可能成为朋友。每个人都有朋友，朋友间通过互相帮助获得快乐、便利、满足，使友谊持续下去。

三、积极行动与消极行动的辩证关系

积极行动和消极行动存在辩证关系，在一些条件下是可以互相转化的。如果积极行动过度，可能出现消极的结果，那么积极行动也就转变成了消极行动。因此，积极行动一定要在方向正确的前提下实施，否则容易转化为消极行动。例如，吃饭是积极的行动，人为了生存，必须每天吃饭，但是如果不加选择、不加限制，往往由于饮食过量，导致肥胖甚至疾病，那么这种暴饮暴食的吃饭方式就变成了消极的行动。

四、行为模式

模式是一种宏观的概念，比方式、形式更大。行为模式可以理解为经常化、几乎不改变的行动方式，如果改变它就容易产生不愉快的感觉。人的行为模式可以根据行动内容的不同分为以下几类。

（一）喜静行为模式

人是高级哺乳动物，好动是动物的本性。但人在不断进化过程中已经渐渐失去了这种好动的本性。很多人喜欢读书、学习、看电视、写作、上网、打牌、下棋、打麻将等娱乐活动，说是活动，其实身体是不动的。这些身体不活动的行为方式已经成为大多数人每天生活的中心内容，很多人一生基本都是围绕这种方式生活，离开这种方式就不习惯，不喜欢甚至讨厌运动或身体活动，找各种理由回避。现代工业文明迎合了人的这种特性，制造了很多机器，大大减少了人的身体活动。这些机器深受人们的喜爱，助长了人们不爱动的习性，那么总结这种人的行为方式特点，可以称之为喜静行为模式。

（二）喜动行为模式

喜欢劳动、运动、旅游、社交、做家务、唱歌、跳舞等需要身体活动的行为方式，而不喜欢、不愿意采取与之相反的方式，如不喜欢甚至讨厌学习、看书、写作这些安静的行为，找各种理由回避做这些身体不动的事情。这类人的行为方式特点，可以称之为喜动行为模式。

（三）动静结合行为模式

这种模式是既喜欢读书、学习等身体不动的活动方式，又喜欢劳动、运动等身体活动的行为方式，并不拘泥于任何一种行为模式，而是根据生活、工作、身体的需要而决定自己的行为方式，可以称之为动静结合行为模式。笔者认为这是一种最有利于身心健康的行为模式。

第七章　森田理论的神经症预防

神经症的患病率很高（第一章所示），严重影响患者的生活质量、工作和学习能力、人际交往等，给患者和家庭带来痛苦，所以不仅积极治疗神经症意义重大，预防也是很重要的课题。

第一节　做行动的"能人"

一、发挥"生的欲望"的行动

神经质的人都是生存欲极强的人，在没有患神经症之前，他们中的很多人是以"生的欲望"为目标而努力生活、工作的，有的也取得一定成绩，成为领导，当上教授。如果他们这样生活下去，没有遇到什么大的风浪，可能顺风顺水。但是，生活往往并不那么简单，我们遇到挫折、失败、烦恼、痛苦是常有的事。在生活中遇到的问题容易诱发其疑病体验或某种思想矛盾，发动负向精神交互作用，进而使自己的一举一动转向围绕"死的恐怖"来进行，用围绕"死的恐怖"的行动来保护自己。比如，由于怕脏就反复洗手，怕丢东西就反复检查门是否锁好，怕别人说自己坏话就特别在意别人的言论等，这些行为很容易使精神能量转向"死的恐怖"，引发一系列精神症状。因此，把精神能量转向"生的欲望"，激活"生的欲望"，发挥"生的欲望"，使人的日常行动围绕

"生的欲望"来进行，是预防和治疗神经症的重要环节。此外，神经质中的很多人"生的欲望"很强，却不知如何围绕其行动，或者说行动力不足，为此"生的欲望"难以满足，那么对于这些人来说，增强围绕"生的欲望"的行动力就是预防神经症的重要一环。

我们将以"生的欲望"为目标去行动称为具有建设性意义的行动。这种行动的特点是积极向上、努力进取、不畏艰难、不怕痛苦、进行有意义的行动。例如努力工作、做正当生意、学习，或培养对个人有意义的兴趣爱好，如练书法、读有益的书、习武等，或恋爱、结婚、交友、运动、平衡饮食营养、旅游，或积极地克服各种困难、化解危机和烦恼等。这些有建设性意义的行动可以使人健康、快乐地生活，被人尊重，不断向上发展。也就不容易烦恼或患心理疾病。增强发挥"生的欲望"的行动力是关键，要想增强行动力就要目标明确，明白目前行动的意义，这样才会不畏艰难，不断进取，才不会陷入享乐或迷茫之中，停滞不前。

二、追求目标的行动

人在不同的时期有着不同的目标，我们在求学期间希望自己获得好成绩，考上好大学，找到意中人，找到自己满意的工作，赚到足够的钱，孝敬父母，实现更高层次的理想等。这些具体的目标就是人在生活中努力奋斗的动力。无论何时，我们一旦失去这些目标，就失去了前进的动力，还容易把去除身体不适、焦虑不安、恐惧感等当成新目标，到处就诊，把所有的精力用在去除症状方面。结果不但没有消除症状，人生目标也变得越来越模糊了。

生活目标其实是比较容易建立的，为了实现这些目标要付出相应的代价，而且即使付出了代价也未必能实现目标，向着目标前进的过程中会遇到各种困难、艰险。在这种情况下，我们是否有足够的毅力支撑自己前行，不被困难吓倒，不迷茫或失去前进方向，就非常重要了。在这种情况下如何行动，遇到困难、阻碍、挫折时怎样克服是一个很大的课题。

三、克服困难的行动

我们在生活中一定会遇到各种困难，对待困难的态度和行动决定了我们能否实现人生目标。克服困难这件事是对我们的考验，有时需要吃苦，有的困难即使吃苦也无法解决。面对这种情况，仍不轻易言退，坚持不懈，想尽方法实现目标，那么，即使眼前的问题一时解决不了，有了这种良好的品质，也容易获得成绩，实现其他目标。克服困难的行动实际也是实现"生的欲望"的一部分。把克服困难当成一种能力，在这一过程中不断提高这种能力，为发挥"生的欲望"提供保障。

四、超越本能的行动

生存是人原始的本能，那么食、性、安全等包括在内，追求快乐地活着、喜欢享乐也应属于本能范畴，但是人还要受到法律、道德、情感、经济条件等方面的约束，要活得有尊严、快乐，同时要有更高的追求，如坚持信仰、实现理想、获得成功等。我们应对自己的原始本能加以约束，不把过多精力放在满足本能上，还要为了实现自己更高的人生目标而付出很多辛苦，如果能做到这点，就是在超越自己的本能，就可以成为更高尚、更有远见的人。这是实现人生目标的基本条件。如果一个人把大部分精力都投入到满足本能的活动上，往往难以实现较大的人生目标。

五、超越挫折、失败的行动

我们在生活一定会遇到挫折和失败，如果不能正确对待，化解由此带来的危机，很容易被失败打倒，改变精神能量运行的正确方向，容易患心理疾病。培养这种应对失败和挫折的能力是一个重要的课题，如果我们把每次失败和挫折都当成对自己的考验，当成一次提高应对能力的锻炼，而不是当成一次痛苦的经历，每一次都坚持下去，努力克服困难，查找失败原因，最终也会成功化解难题，扭转失败的局面。经过多次这样的经历，承受失败的能力就会增强，这种受挫能力的增强也可以转变为今后成功的动力，是超越挫折、失败的重要一环。

第二节　孩子的教育

一、因人施教

神经症多发生在青少年时期，所以青少年时期的教育和成长环境对孩子有着重要的影响。恰当的教育方法、良好的成长环境是预防神经症的重要组成部分。每个人都希望自己的孩子成才，所谓"望子成龙"，但是若教子无方，孩子不仅不能成才，往往还会事与愿违。有的家长抱怨孩子不听话、贪玩、不好好学习，其实，每个孩子的基本条件是不一样的。有的孩子天生聪明好学，有的则天性贪玩，因此教育一定要因人而异。有的孩子懂事极早，勤学苦读，只要有好的老师，不管多么严格的训练都能够接受，积极进取，但是有些孩子往往做不到，如果只是经常进行严厉的批评、训斥，而不适当予以表扬，有时这种批评会起到反效果，会让孩子感到，无论我怎样努力还是会被训斥，不如干脆不努力了，破罐子破摔。这种逆反心理一旦形成，往往会使家长伤透脑筋。比较明智的教育方法是要经常去发现孩子的长处，适时予以表扬，不断发现孩子各方面的优点并加以肯定。这样做才容易使孩子努力向好的方向发展，明确地把握努力的方向。这一点十分重要，过多的批评往往会使孩子无所适从，不知该怎么办才好，陷入迷茫。当然，如果发现必须批评的错误当然要批评，但是方法要得当，尽可能引导孩子自己发现错误，让他们理解为什么挨批评，并且指明改正的方向；或者先表扬好的方面后再指出缺点，这样孩子更容易接受。

二、教育中要照顾孩子的特性

儿童注意集中的时间有限，不能长时间集中注意是正常的。家长应充分认识到孩子的这一特点，在学习安排上要考虑到孩子的年龄，对于年龄较小的孩子，学习时间要间歇性允许孩子休息，活动身体，或各科作业交叉进行，隔一段时间就适当安排孩子参加感兴趣的活动。长时间的学习不加调剂，孩子容易产生厌烦心理，就像喜欢吃烧鸡就每天三顿都上烧鸡这个菜一样，再好吃的食物也会让人慢慢厌烦的。人的生活需要有节律，学习也需要有节律，家长需要了解这一点，避免产生反效果。

三、培养孩子的兴趣爱好

人对感兴趣的事更容易注意，对喜欢的事更容易做好，因此引导孩子的兴趣爱好十分重要。家长应注意观察孩子的兴趣，如孩子喜欢收集、观察哪些事物，喜欢做哪些运动，喜欢读哪些书等，试着去包容、鼓励、支持他们，而不要随意批评孩子的兴趣。如果孩子对某个爱好厌倦了，也不要轻易责骂或强迫他继续下去，让孩子知道，他有权改变主意。

孩子兴趣爱好广泛，似乎会影响一些学习时间，却可以帮助孩子提升智力，扩展视野，还可以帮助孩子提高消除精神压力的能力。只不过，孩子的兴趣需要家长的正确引导，家长可以充分利用奖励机制，如口头表扬、物质奖励，鼓励孩子培育良好的兴趣爱好，如音乐、唱歌、舞蹈、运动、读书，对孩子的心身健康发展都是有益的。

四、培养有规律的生活

孩子从幼时起就养成有规律的生活习惯十分重要。当孩子喜欢玩一件玩具，已经到了废寝忘食的地步时，家长应在适当的时候把孩子的注意引到其他事情上，因为做什么都要有所节制。如果完全不加限制，任其尽情地玩下去，孩子容易养成情绪本位的行为习惯，即只要自己想做的事情就尽情去做，甚至发展为想做什么事就一定要做，对于不想做的事就不做。但是事实上生活中，我们想做的事和实际需要往往有偏差，按照情绪本位的准则来做事，就可能导致不好的结果。比如喜欢美食就暴饮暴食，不爱运动就完全不动，哪怕上一层楼都要坐电梯，出门就坐出租车，这样的生活方式很容易导致肥胖、糖尿病、高血压、心脑血管疾病等问题。还有的人因为洁癖，喜欢整洁，就不停地关注谁碰了自己的东西，不停地洗手、洗衣服，长此以往就容易患强迫症。

五、家长的榜样作用

有句古话"子不教，父之过"，教育孩子是家长的责任，但是教育孩子，不仅是说教，父母的一言一行是对孩子最好的教育。如果父母关系不融洽，经常争吵、互骂脏话；生活上不自律，经常睡懒觉、打麻将、玩游戏、酗酒，或者是缺乏责任感，孩子也难免跟着学。所以，孩子没有教育好不仅是父母直接的教育方式有问题，还可能是父母没有做好榜样，或者说父母可能做了反面教员，自己虽然主观上并没想让孩子成为这样一个人，但是父母的言传身教使孩子潜移默化养成了这些坏习性，这些习性也会影响个人的发展，进而造成生活中的失败、挫折和前途的渺茫，都可能反过来影响情绪，继而导致神经症的症状。

第三节　应对烦恼和痛苦，把压力变为动力

一、学会接受和放下烦恼

我们在生活中都会遇到一些烦恼，甚至是痛苦的事情，既无法回避，也无法把这些痛苦从大脑中直接排除出去。

那么，我们应该怎样应对？有人说，找到造成烦恼和痛苦的根源，把问题解决了，烦恼和痛苦也就不存在了。但问题是，有些烦恼不是一时就可以解决的，而通过主观排除的方法也并不容易。

对此，我们的建议是，既然如此，为何不改变对烦恼的看法和处理的策略呢？我们既不要再反感它，也不再花时间去排斥它，而是试着接受或放下，换一种方式去解决它。这样，烦恼也就不再是烦恼了。比如，为贫穷而烦恼的人，无论怎么烦恼，自己的存款也不会自动变多，与其这样，不如接受和承认贫穷的事实，放下纠结，去努力工作、努力赚钱，总有一天，这件事就不再成为烦恼了。有人为自己长得不帅而烦恼，天天照镜子，总想通过整容解决，可即使整容也不一定真能改变这一事实，甚至有可能变得更丑。那么，我们为何不接受这个现实，把精力放在其他事情上呢？比长相更重要的事有很多，如健康、知识、财富、地位等，你可以多掌握一些知识，成为一个难得的人才；通过劳动获得更多的财富，让生活富足美满；通过努力工作，获得社会的认可，取得应有的社会地位等，都可以弥补外貌上的不足，受到别人的尊重、敬仰和爱戴。

二、对烦恼和压力的态度

人不可能没有烦恼和压力，是人就有各种欲望，会遇到挫折、失败，每天都要遇到很多事，承受各种压力。许多人把烦恼当做压力，其实，烦恼是欲望的产物，当许多欲望不能得到满足，便成了烦恼；烦恼也是失败、挫折的产物，而且是从许多不尽如人意的事物中派生出来的产物，有人整天为烦恼而发愁，把自己所有的问题、压力都归罪于烦恼。可想而知，以这样的心态对待烦恼，你会被烦恼压垮，最终成为烦恼的俘虏。

那么，如何对待烦恼和压力才是明智的呢？如果你把它当成"敌人"去排除，你会慢慢发现，你的敌人越来越多。我们如果换一种思路，把烦恼当成生活的一部分，平和地面对、接受它，不再对它加以敌对和排斥，你对烦恼的关注就会减少，精神交互作用也会减少，也就不再感到那么大的压力或习以为常了。

如果我们不仅接纳烦恼，还能认真思考引起烦恼的原因，并加以解决，这些烦恼也就不再是"敌人"，相反还会成为我们的"朋友"，成为我们成功的基石。

一些人在抱怨某种工具不好用的时候，另一些人却进行了改良，成了发明家；一些人为道路泥泞而发愁、烦恼时，另一些人却修路、架桥解决了这一难题，成为造福一方的英雄；有人为缺钱而苦恼，而更多的人却艰苦创业，创造财富，带动大家发家致富。

常有人说生活压力太大，但如果生活没有压力，我们也会缺少前进的动力。其实，感到压力过大的人往往是抗压能力或心理素质较差的人，如果我们能认识到这一点，不断提高解决问题、应对困难的能力，不断提高心理素质，那么这些压力反能成为有利于我们发展的动力。比如，某人在工作中经常会被某项技术难题所困扰，被上级批评，限期改进，在此压力下，经过努力不但解决这个技术难题，还成为了他的特长，成为你进步的动力。如果没有这些压力，也许你仍然业绩平平，不会进步这么快，这么受人尊敬，所以生活中不在于压力多大，而在于怎样对待它。

三、怎样把坏事转变为好事

几乎每个人对于遇到好事都会感到高兴，比如受到赞扬、提拔、加薪、考上大学等。而遇到坏事，就会烦恼、不快、沮丧、懊恼、痛苦，甚至引发精神障碍。那么怎样正确对待生活中的"坏事"是保持精神健康的重要一环。

很多事实告诉我们，人如果被"坏事"带来的精神压力压倒，就容易引发一些可怕的结果，如痛苦、失眠、高血压，甚至精神障碍等。所以，很多人极其害怕遇到"坏事"，比如怕被批评、指责，怕丢东西，怕丢面子，怕得病等，极其在意别人的看法，也非常在意自己的身体出现的任何不适症状。但是，往往越是这样，坏事越是会找上门来，好像有人故意与自己过意不去似的，但是他们往往会忽略一点，有些事在眼前看来好像是坏事，但以后再看可能是一件好事。这样的例子很多。笔者的好友 40 年前曾经在一家工厂当过工人，参加工作后方知自己知识匮乏，正好工厂办起了一所工人大学，他高高兴兴地参加了工人大学入学考试，一举金榜题名，满心欢喜，就等着上"大学"了。然而，天有不测风云，突然通知来了，这次考试成绩不算数，需要重新考试，再次考试的结果是，上次考试一些成绩平平的人在这次考试中成绩快速提高，榜上有名，而第一次考入工人大学的一部分人却名落孙山，其中也包括他。这个打击非同小可，他当时的压力之大可想而知，然而要争一口气的念头使他重新振作起来，复习课程，参加了国家的高考，并且顺利考上了国家正规大学。可以说，这种人生的转变得益于他考工人大学时的落榜。真应了那句话：塞翁失马，焉知非福。

所以，生活中遇到的坏事，将来再看可能是好事，所以，我们没必要为了一件眼前的"坏事"而痛苦，而应该通过努力使"坏事"变成好事。

另一种情况是"坏事"中有好事。你没有被提拔升官，却选择下海经商并通过努力发达了，这就是坏事中的好事；你被父母严厉管教，但把你从几乎犯罪的边缘挽救了回来，使你更早成熟，进步更快了。

有人说磨难是金，这一件件表面上是坏事的事锻炼、提醒、教育、考验了我们，使我们变得更聪明、更成熟、更智慧，使我们学会了克服以往克服不了的困难，弄懂以往不懂的事，达到以往达不到的目标，获得以往得不到的财富。

主动发现坏事背后隐藏的好的一面，这才是我们对待眼前的"坏事"应有的态度和应对的方法。

四、怎样将烦恼、痛苦、压力转变为动力

2013 年 10 月 25 日，中央电视台致富经栏目曾介绍过一位传奇人物，是一位来自河北邯郸农村的农民。他曾经生活比较艰难，为改善生活状况，他做小生意，可开始时做什么都赔钱，有一段时间甚至曾经靠捡破烂维持生计。但是，生活的压力并没有压倒他，反而使他立志干一番事业。他从经销带花的玻璃门到开玻璃厂，在几年内把厂子建成了当地玻璃行业的龙头企业，他的烤卤蛋也销售到全国各地，逐渐地，他把商业的触角伸到各行各业。经过 13 年的打拼，他已成为身价数亿的富翁，企业每年销售额 5 亿多元。是什么使他获得了如此巨大的前进动力？一句话，是生活压力迫使他前进，他成功地把压力转变为前进的动力，排除万难，在经过无数次失败后获得了成功。

第四节　性格的陶冶

青少年在身体成长的同时，还有一个重要的课题就是塑造一个良好的性格。有人说性格决定命运，此话很有道理。在一定程度上，人的命运与性格有着密切关联，塑造一个良好的性格等于人生成功了一半，而没有这一半打基础，任何事情都很难成功，或者即使暂时成功，也容易在最后出现失败。试想，一个意志薄弱、自私任性、依赖别人又无自制力的人，会有所作为吗？现在很多孩子的独立性较差，自理能力较弱，很容易产生孤独感，不合群；也容易形成任性、自私、以自我为中心的性格，产生对父母的过分依赖性。

一、发现和重视青少年出现的问题

部分孩子容易出现的问题

1. 孝敬父母的观念淡薄，平时很少与父母联系，过年也不回家看

望老人，借口工作太忙，没有时间。只想自己快乐、轻松，不愿承担养育后代的义务。

2. 不适应人际关系，导致频繁调动工作。和配偶的关系处理失当，甚至因为一点小事就闹离婚。

3. 不想上学、上班，终日沉迷于网络游戏等。

4. 患精神疾病。

凡此种种都与人的性格形成有着密切关系，没有良好的性格作为基础，就容易出现上述现象，影响工作、生活、学习。

二、塑造孩子的优良性格

（一）热情、开朗、大方

富于热情的人，愿意关心、帮助他人，做事精神饱满，全力以赴，生活内容丰富，充满生机；而这样的生活反过来又陶冶他们的心灵。性格开朗的人乐观，兴趣广泛，生活充实。培养儿童热情、开朗、大方的性格，使他们对生活、对美好事物充满兴趣和热情，等于铺垫了他们意志品质、思想品德的基础。那么，怎样培养儿童热情、开朗、大方的性格呢？

1. 培养目的本位的行为模式　注意培养孩子按照生活需要去做事，而不仅仅是按照喜好做事的习惯，无论是对简单、复杂、新鲜还是自己喜好的事物，都能够根据实际需要去努力，按照实现人生目标的需要去执行，而不是按照好恶来左右自己的行动。

2. 巧妙纠正孩子的缺点　不要过多指责孩子。父母、老师对孩子的限制和指责太多，会使孩子渐渐失去做事的热情。作为家长或老师应多鼓励、引导孩子去做对人生有意义的活动，鼓励他们表达自己的观点、想法，鼓励孩子助人为乐，培养孩子的孝心、爱心、热心、探索心、好奇心。这些优良品质发展得越好，孩子需要改正的不良行为就会越少，因为孩子的精神能量是沿着正确的轨道发展的。

3. 培养兴趣爱好　多让孩子接触新鲜、新奇的事物，激起孩子的好奇心和求知欲。当孩子兴趣盎然、全力以赴地去探索一件新鲜而未知的事物时，即使遇到挫折和失败，也会获得新奇的发现，洋溢愉悦的感觉，从而激起对未知事物的更大热情。因此，家长可以设计一些具有新鲜感的、全家人参与的活动，激起孩子强烈的好奇心，不要怕这怕那而让孩子避免参加这些活动。

4. 家庭气氛和谐　和谐、热情、温暖的家庭气氛是培养孩子开朗、热情性格的必要条件。父母给予孩子无私的爱是前提和基础，家长营造这样的家庭气氛，对孩子的性格形成有良好的影响。生活中，父母就是孩子的榜样，有时父母埋怨孩子不好，其实可能就是父母自己的性格有问题，给孩子做了反面榜样。试想，一个沉闷，充满暴力，夫妻经常吵架、骂脏话、摔东西、打骂孩子的家庭培养出来的孩子，其性格会开朗热情吗？很多父母为了生计，外出打工，把孩子交给老人抚养，祖父母对孩子的爱和父母的爱往往不同，有的只是养育而缺乏关心和教育，这种养育方式非常容易影响孩子的良好性格培养。

5. 接触大自然　久居都市的人时常找机会去远足，饱览山河大川的自然景色，心情豁然开朗，精神为之一振，心胸为之一拓。大自然是陶冶性格的好课堂。

6. 培养爱心　爱祖国、爱家人、爱亲朋好友、爱同学老师、爱同事，一个有爱心的人才会爱事业、爱生活、爱家庭、爱自己，有爱心的人懂得对父母家人、亲戚朋友、同事关爱，懂得尊重和爱护别人，帮助别人，那么也就会被爱、被尊重，遇到困难会被帮助，建立良好的人际关系，有益于与周围人和谐相处，有益于事业发展，有益于心身健康。

（二）忍让、谦逊、友好

成长过程中，我们不断使自己学会在生活中忍让、谦逊、友好，这不仅是一种美德，也是一种能力，用这种能力可以解决人际关系中遇到的许多问题，能够获得伙伴的尊敬，能够融洽、和谐地与伙伴们交流，还有利于自身的成长，对今后的社会生活无疑是很大的帮助。一个人学会在人际交往中照顾大局，而对于一些小事，善于忍让，达到化解矛盾、解决危机的目的，对别人谦逊友好，处处照顾到别人的利益，也一定会得到别人的喜爱和帮助。这种性格在生活中逐渐形成，为今后的生活工作、人际交往奠定了基础。如果一个人自幼就任性自私、盛气凌人，没有把这种性格倾向当做一个影响以后的学习、工作、生活的大问题，不仅不能形成忍让、谦逊、友好的性格，还会阻碍孩子的发展，今后很可能会不合群、孤独，不能适应社会生活。

（三）勇敢、顽强、坚韧

勇敢、顽强、坚韧的意志品质是孩子在生活中克服各种困难所必需的品质。学校的每一次考试，平时遇到的每一道难题，生活中遇到的每一个困难，每一次失败、挫折、打击都是对孩子的考验，适当让孩子承担家务和力所能及的份内劳动是对孩子的锻炼。很多孩子害怕考试、失败、被批评，这就等于失去了锻炼和考验自己的机会，而失去这样的机会虽然可以获得暂时的安心，但这使孩子形成了缺乏意志力和勇敢精神的性格。这样下去，孩子今后会有所提高吗？所以，学会把遇到的困难、问题、失败当做锻炼和考验自己的机会，从中吸取经验教训，不仅提高了克服困难、解决问题的能力，也可以培养勇敢、顽强、坚韧的品质。

（四）自信、自立、勤劳

一个人如果无论大事小事，都依赖别人帮忙，自己做什么事都没有信心，也就没有能力可言。家长培养孩子的自信，首先应培养他们独立地处理问题的能力，能够独立、熟练地解决、处理问题，完成各项工作，也就会产生自信。

首先，学会在做一件事情的时候对自己说："我一定能行。"没有一个人做事不需要努力一下子就可以成功，但是还没努力就先否定自己而不去实践，那就真的不行了。有些事情看起来好像很难，但是经过不懈努力以后，回头再看并不是很难。例如你没有自信在大庭广众之下唱歌，可能是你没有经过这种场合的反复训练，如果你希望自己能在众人面前把歌唱好，就反复练习，等到你达到一定的水平了，也就自然有了在大庭广众之下唱歌的自信和勇气。有了自信才可以自立，有了独立自主完成任务的经验，自信心、自立能力也就容易建立起来，反复实践就会不断增强这种能力。勤劳是一种习惯也是一种品德，它是需要培养的。在力所能及的前提下，勤劳、独立、自信地大胆开展自己的活动，孩子的思想、能力才能得以发展。

吃苦耐劳也是重要的品质。日本的一些中小学校，无论夏天还是冬天，教室里都没有空调，有人以为这是为了节约电费成本，其实并不是这么回事。日本的电费是便宜的，学校不至于连空调都用不起。不仅如此，即使是冬天，日本的孩子上半身穿棉衣，下半身却是男孩穿短裤，女孩穿短裙，孩子们也不至于穷得穿不上裤子。其实，这些做法的更深层的意思是锻炼孩子对寒冷和炎热的耐力。日本的中小学午餐都是免费的，每天中午都是学生们轮流充当服务员，为全班同学分发午饭，然后洗碗、打扫卫生，这不是为了节省劳动力开支，而是为了锻炼孩子们的生活和劳动能力，培养热爱劳动的习惯，如果孩子在生活中不参加任何劳动，也很少参加体育锻炼，往往就缺乏吃苦耐劳的能力，等于缺乏一种优秀的品质。每个民族都有其各自的文化，我国不一定需要完全模仿别国的教育方式，但是对孩子的过度保护，往往不利于孩子的耐力培养，不让孩子进行适当的劳动，往往不利于培养孩子勤劳的品质。

（五）自觉、自制

我们无论生活、学习、工作，都应是一个向着人生的目标前进的过程。这个过程不是总是在家长的监督下完成的，而是一个自觉完成的过程。在自觉的行动中，我们应该怎样做、做到什么程度，全靠自制力来监督完成。要想做到这一点，就必须清楚自己的前进目标，不论遇到什么挫折、失败，都不能迷失目标和方向，这样才会不被暂时的享乐所吸引而不能自制，就是说具有足够的自觉和自制力，为了自己的人生目标而自觉地努力奋斗。

第五节　明辨正常与异常

生活中遇到的许多事，如果我们认真去思考，很容易分辨出是正常还是异常。对于那些正常的事，我们就不会产生不安、紧张、恐惧等情绪，但是很多人往往对于没有经过认真思考便做出判断，一旦判断失误就会影响自己的情绪，陷入恶性循环。有些人偶尔睡不着觉就认为自己患了失眠症，为此焦急、烦恼，然后进一步影响睡眠，这种恶性循环使失眠不断延续下去。其实，有些人的失眠在开始时不一定是异常的，比如有人下午喝了很多茶、咖啡或者酒，有些人见到了多年未见的老朋友，有些人白天睡得太多或晚上睡得太早，这些情况都可以引起暂时的入睡困难，并不属于身体异常的表现，只要不去介意，并改变一些不良的生活习惯，也就不会持续入睡困难。但如果只是注意到入睡困难，而错误地认为这是异常现象，就容易陷入恶性循环之中，逐渐成为真正的失眠患者。又比如，有人目击一场交通事故，看到有人死亡的惨状，导致多日心里难受，吃不下饭，这是完全正常的反应。可是，如果他只注意到自己这种难受、吃不下饭的状态，进而产生怀疑自己生病的想法，越怀疑就越关注自己的"异常"，这些躯体不适的感觉会愈加严重；相反，如果认识到这是正常的应激反应，不加在意，做该做的事，随着时间的推移，这些不适感会慢慢减弱乃至消失。

另外，判断事物正确与否，应该从多种因素、多个角度来考虑，不能仅凭主观判断来决定，认为和自己的想法（或思维定式）不同就是错的，这样会导致经常出现判断错误或偏差，进而影响自己的情绪。许多家庭矛盾、人际关系紧张都是双方从自己的主观立场出发，他人的做法和自己的想法不符合就不认可，导致生气、争吵。如果双发都能认识到这个问题，对于意见不一致，而且一时无法明辨是非对错的事情，暂时搁置，反而更容易处理好。

第六节　调节思维平衡

思维是有方向性的，正所谓"左思右想""前思后想"；我们也可称之为正向思维和负向思维。正向思维即积极、热情、向上、向前的思维方式，对人、对事往好的方面去想，如这人不错，这事做得好。负向思维即消极、悲观、负面的思维方式，例如某人对人很热情，有人却说这人很虚假，有企图，想往上爬；别人见面时没和自己打招呼，认为是看不起自己；别人批评自己是特意和自己作对，与自己过不去，不怀好意；这些都是负向思维。

正向思维具有积极意义，但是如果形成一种看人、看事只看正面的正向思维倾向，有时也容易忽略负向思维的平衡作用而导致问题的出现，比如容易被欺骗等，这是由于单纯的正向思维模式缺乏防卫机制，导致失败和挫折。单纯的负向思维容易使人消极、悲观、过度防卫，并容易由于防卫过度导致什么事也做不成，心情沮丧，造成心理疾病。正向思维和负向思维的有机结合，才能有效避免过分偏激所导致的缺陷。

第七节　行动方向的掌控

我们每天所做的大多数事情都是有目的的，不是盲目、随意的。而生活中，我们往往会遇到困难、挫折，会遇到我们十分喜欢或烦恼，导致无法放下的事情，这些都容易使人失去前进的动力和目标。为了躲避困难或压力获得暂时的快乐和轻松，为了满足自己的喜好而狂热地追逐自己喜欢做的事（如打游戏），其结果是脱离正常的生活轨道而不自知。例如，有些人年龄很大了还不工作，需要父母抚养；有些人工作多年无所作为等。所谓行为方向的把握就是经常能把自己的行动控制在一个正确的方向上，所有的行动都是有意义的，有益于工作、学习、生活、健康、人际交往，有益于个人、家庭、亲友、社会，即使是娱乐活动也不脱离正确的方向。而如果我们没有这个概念，就容易像一个近视的人不戴眼镜，做事只看眼前，看不到远处，生活盲目，做事不分大小和轻重，就容易导致失败和错误，进而影响情绪。比如，拼命学习和工作可能影响健康，过分玩乐可能影响工作、学习，过多考虑自己则可能影响家庭、亲友、人际关系。因此，应把握平衡，有益于各方面全面协调、发展，才是上策。

第八节 做注意的主人

注意是人的资源，做任何事都少不了注意这个资源的参与。生活中需要我们关注的事太多了，可是注意的资源有限，并非取之不尽、用之不竭，因此就要有效分配，而不是被某一方面独占。要做好调节，首先不要迷失生活的目标和方向，不管有多少诱惑，都应按照自己的目标和方向前进，安排好生活和工作，把主要精力放在自己的目标上。例如，在工作日好好工作，在休息日则把精力分配到生活中最需要的地方，并适当进行体育活动、娱乐、人际交往、孝敬父母等活动，而不仅仅陷入自己喜欢的游戏、小说、吃喝玩乐等。其中，经常参加体育活动、锻炼身体对改善注意的帮助最大。研究显示，体育系的大学生，由于运动的时间多，注意的品质好于非体育系的、平时运动少的大学生，因此体育系大学生的心理健康水平也好于非体育系大学生。

第八章 神经症森田心理疗法治疗案例分析

第一节 焦虑症森田心理疗法治疗案例分析

【相关病史】

患者，男，30 岁，小公司老板，未婚。既往性格特点是对什么事都不放心。买日用品买 2 个，认为一个找不到了还有另一个，甚至买电脑也要买 2 台，认为坏了一台还有一台。4 年前开始经常坐立不安，不明原因。将工作交给下属，无心打理公司事务，全身不适，经常出入各大医院，反复检查身体，未发现异常改变。3 年前被某院精神科诊断为焦虑症，先后经过帕罗西汀、文拉法辛、西酞普兰、黛力新（氟哌噻吨美利曲辛片）、度洛西汀治疗，焦虑症状改善不明显。易紧张，易发脾气，影响工作、生活，十分痛苦。2 年前来诊。

【体格检查、实验室检查及精神检查】

体格检查、实验室检查无异常。

精神检查：意识清楚，接触可，紧皱眉头，有自知力，焦虑，易激惹。症状自评量表 SCL-90（以下简称 SCL-90）测评显示焦虑极重度，强迫、恐惧、躯体化，其他中度。人际关系敏感、抑郁、敌对、偏执、精神病性轻度。艾森克人格问卷（以下简称 EPQ）神经质。神经症被束缚状态自评量表（以下简称 SSTN）74 分。

【诊断】

焦虑症。

【药物治疗】

给予帕罗西汀，早晨、中午各 20 mg，口服；阿普唑仑，早晨、中午各 0.4 mg，晚 0.8 mg，口服。

【首次森田心理疗法治疗过程】

医师："从你的表现来看，你对什么事好像都不放心。"

患者："是啊，我从小就是这样，做什么都得万无一失才可以放心，买什么东西都要买 2 个，同样的书买 2 本，受不了东西找不到了，或者东西用着用着就坏了，那得急死我。"

医师："你的急性子也是你发病的重要因素。"

患者："为什么呢？"

医师："需要抓紧办的事情抓紧就是了，但若不考虑自己的承受能力去做事，负面影响就较大。另外，关键是很多事不是抓紧就能解决的，不是围着它团团转就能办好的，如果解决不了，急性子的人容易急得什么也干不下去，这样就更急，形成恶性循环，就容易陷入焦虑之中。"

患者："性格的问题怎么办呢？"

医师："对于急也办不成的事情却还要急，就会越来越急，所以要学会暂时放下，顺其自然，先去办其他的事情，这样这件事的负面影响就会缩小。"

患者："这可不那么容易，不过我尽量学着这样去做。"

医师："你现在一天到晚，一会儿担心身体生病，一会儿担心公司经营不下去，可是你担心生病就不会生病了吗？你担心公司经营困难，公司就蒸蒸日上了吗？"

患者："不会的，可是我不由自主地就这样了，我该怎么办？告诉自己别担心，别着急？我试过，没有用。"

医师："我并没有说让你别担心、别着急，你要是担心自己会生病，就经常去锻炼身体，每天都去，最少每天坚持步行 1 小时，使身体健康起来。同时设法使生活充实，扩大兴趣爱好，让心情好起来。你要是担心公司经营出问题，那就要发动员工群策群力，调动大家积极性，在公司经营方面多动脑筋。"

患者："那我的症状怎么办？"

医师："不要把着急、担心当做敌人去排斥，不要围着着急、担心转，着急就着急，担心就担心，把担心、着急时应该做的事情都做好，再做得更好，其余的事情顺其自然就行了。症状交给医师去解决，按照医师说的去吃药、去做事就可以了。"

患者："谢谢医师。"

【治疗结果】

焦虑症状逐渐改善，每半个月就诊一次。第 2 次复诊时，阿普唑仑减至每日早晚各 0.4 mg，复诊 3 次以后就没有再复诊了。

【随诊情况】

一年半后的一天，医师偶然在街上碰到了患者，他邀请医师到他开的琴棋书画会馆坐一会儿，泡了茶边喝边聊。

医师："那次就诊以后的情况怎样了？"

患者："完全按照您的指示办的，每天步行 1 小时左右，同时为了丰富生活，我开了一家琴棋书画会馆，一边可以教客人学习琴棋书画，当然是有偿的，一边可以自己娱乐，公司那边也好多了。我是两头跑。"

医师："药还在吃吗？"

患者："在去您那以前服了两三年的药也不行，按照您指导的方法去做，您给我的药我吃了 2 个多月，症状改善以后逐渐减药，慢慢减到每天半片帕罗西汀，继续坚持服用。别的就没吃什么药了，一直挺好，什么事都没有。现在每天都非常开心地生活，想起来那个时候真不是人过的日子，多亏了您了。"

医师："现在还有什么问题？"

患者："遇到什么事情容易往坏了想。"

医师："说明你存在负向思维倾向，其实任何事物都有两面性，一面是好的、正的，一面是不好的、负的。你所想到的只是事物的一个负的方面，却想不到它的反面还有好的和正的，那么你的心情就容易变坏。首先应进行正向思维训练，想你周围的人和事物的优点、好处；然后，遇事往不好的方面想的同时，再想想它有没有好的、积极的一面，把它作为一种训练。"

患者："我努力去做。"

【病例讨论】

该患者是个不安全感极强、负向思维模式的人。在某种契机下，思想和行动都围着"死的恐怖"在转，怕身体不好，怕公司经营出问题，越想越怕（精神交互作用），为了使自己不怕，使自己安心，买东西买两份，经常到医院反复检查身体（症状受容性低下），可还是无法消除内心恐惧，觉得身体有病（思想矛盾或偏差），于是换一家医院检查，控制不住关注这些负面信息（注意固着），以至于公司无心打理（身体社会功能低下），陷入被束缚状态之中。

虽先后服用多种抗抑郁药，仍无法使焦虑、恐惧症状改善，经过医师指导后，患者迅速转变了行动方式，围绕"生的欲望"行动，开琴棋书画馆，公司经营群策群力，这样行动的结果，切断了精神交互作用，改善了注意固着于症状的状态，不再纠结躯体不适，也放弃了不断排斥症状的行动，不再去担心没必要担心的事情，也不再到医院反复检查或在网上寻找相关信息（提高了症状受容性），不再为排斥疾病而努力，而是经常地锻炼身体，愉悦心身（纠正了过去总是觉得自己有病的思想偏差），公司效益不断提高，新开的琴棋书画馆也有经济效益，自己的身体、社会功能得到提高，打破了被束缚状态，改善了焦虑症状，生活越过越快乐。

在该例患者的治疗中，药物肯定是起到了帮助作用，但不是决定性的，因为以往也用了多种抗抑郁药物，有足够剂量和疗程，因为效果不显著才来求治。因为患者一直围绕死的恐惧在行动，大量精神能量聚集在死的恐惧的行动之中，使死的恐惧不断增强，越来越难以治疗，这可能是由于之前患者的被束缚状态没有受到重视，单纯药物治疗没有打破被束缚状态，是以往治疗效果不理想的原因之一。本次治疗药物中，帕罗西汀具有显著的抗焦虑作用，但显效较慢，阿普唑仑的抗焦虑作用显效较快，两者的结合可以缩短抗焦虑显效的时间。在森田心理疗法治疗中，患者不断把精神能量转向"生的欲望"的行动中，死的恐惧受到的精神能量支持越来越少，上述药物更容易发挥作用，对症状的治疗作用迅速显效更增加患者沿着"生的欲望"去行动的信心，形成良性循环，才使症状得到改善。

第二节　恐惧症森田心理疗法治疗案例分析

【相关病史】

患者，女，25岁，职员，未婚。3年前患者在工作中与某同事发生口角，后来听说那个同事在背后说了自己很多坏话，自己一接近人群，他们就不说了。于是觉得自己使别人尴尬，开始时见到有矛盾的同事不与其说话、打招呼，慢慢地，见到其他人都感觉不自然、紧张，尽量低头或回避见人，见人也很少说话，特别在意别人眼光、看法。迎面碰到人马上低头，不知眼睛往哪看好，自己也感到这样不太好，但是无法自制，十分痛苦。看了几次医师，诊断为恐惧症，没敢服药。既往无精神病史，无躯体疾病史，无精神病遗传史。

【精神检查】

意识清楚，接触可，表情紧张感，自述病史，易焦虑，对人恐惧，经常有意回避社交场面，无幻觉妄想，无明显情绪低沉。能认真工作，与异性交往更易紧张，因此每次谈恋爱均失败告终。SSTN 72分。

【诊断】

社交恐惧症。

【药物治疗】

帕罗西汀，早晨 20 mg，口服。

【首次森田心理疗法治疗过程】

医师："你的性格测验结果提示你有神经质倾向，这种性格容易追求完美，对不完美、失败、挫折十分在意，这可能是你发病的重要原因之一。其实你与同事发生矛盾，这是一件很正常的事情，人与人处久了难免在一些事情的看法上有分歧，甚至是有矛盾。有了矛盾，人家在背后讲几句也是可以理解的。如果你能这样理解，不过分在意，很快就会淡忘此事。但事情已经过去几年了，你仍耿耿于怀，不愿见这位同事，甚至不愿见所有人，试图用这种方法去消除见人时的紧张、恐惧感，消除人家对自己不好的看法。但是结果如何呢？"

患者："他们也不主动和我说话，除非工作中不得不说。我觉得大家见到我很尴尬，是不是我的表情不自然让他们尴尬？"

医师："你照镜子的时候，如果发现镜子里的那个你看着自己表情很尴尬，那说明什么？"

患者："那说明我表情是尴尬的？"

医师："这种可能性很大。你特别在意别人的眼光和看法，这并没有错，既然没有错就不必在意。你在意别人的眼光和看法，说明你不希望给别人留下坏印象，也可以说你是希望别人对你有好印象，那你为什么不去为了这个希望去努力呢？"

患者："我也不想这样，但我控制不住，见到人就禁不住紧张，就想躲。"

医师："看来你还有情绪本位的倾向，就是以情绪的好坏、以自己的好恶为行动的准则，不喜欢的事不管是否需要都不去干，可这往往是一种幼稚的行为方式，或者说是不正确的行为方式，你继续这样，你的状态就难以改变。"

患者："情绪本位有什么不好？"

医师："比如你不喜欢做某事，即使领导让你去做，你也不愿意去做，那你就可能得不到领导认可，就难以升迁，影响前途。你不喜欢与人交往，就不交往，那么就会越来越孤独。又比如说你喜欢吃肉或者喜欢吃零食，就总是没有节制地吃，那你就容易发胖，逐渐出现高血压、高血脂、高血糖，容易患心脑血管病。就是说，过度执念于以自己的好恶左右自己的行动，可能会对自己带来难以挽回的负面影响。"

患者："那怎么做才好呢？"

医师："人应该以自己的目的或目标的实现为行动准则。为了实现自己的生活目标，即使会吃苦，即使不愿意，也应该向着目标前进。只要继续这样做下去，最终达到目的，实现目标，就会苦尽甘来。你现在虽然不愿意见别人，见到别人不想打招呼，但这样的你也很痛苦，所以你才来求治。既然你想治好这个病，为了达到这个目标，你该和别人打招呼的时候就打招呼，需要交流时就交流，心里舒服不舒服，表情自然不自然，不去管它。坚持下去，就形成习惯了，慢慢就变得自然了。"

患者："我懂得这个道理了，可估计我还是很难做到。"

医师："世上做什么事都是有困难的，遇到困难就躲，什么事情也不能做好。你既然希望治好自己的病，这就是一个目标，实现这个目标需要你像个正常人那样去接人待物，你就尽量去做。开始这样做你可能有些不习惯，甚至心慌、紧张，这都没有什么不正常，慢慢就好了。而且医师还给你服了药，会减轻你在交流时的不适感，慢慢在人际交流中就不那么别扭了。关键是，把以往纠结的事放在一边，让它顺其自然，然后按照一个正常人应该有的行动方式去工作、生活、社交，不管这个过程有多难、多么不习惯、多么痛苦，只要坚持下去就会成功。"

【半个月后复诊】

患者："这些天我按照您说的去做了，可还是不行，还是见人紧张，不自然。"

医师："是和以前一样，一点进步都没有吗？"

患者："进步还是有一点，一开始不自然，心突突地跳，想躲，可是我记住了您的话，需要和谁说话我就说，紧张就紧张，没有多久，慢慢发现好多了，没有原先那么紧张了，但是紧张还是有的。"

医师："不可能在半个月之内就全都好了，有进步就可以了，这样继续做下去，加上服药，一定会好起来的。不过通过你的汇报发现你负向思维明显，因为你汇报的都是还剩下什么症状，说明你看问题爱看负面，看不到正面和好的方面。治疗以后本来有进步，你却没有高兴的感觉，一见面就汇报说还不行，还紧张。回去以后要训练看到事物好的一面，如总结自己、家人、同事、朋友的优点。"

【治疗结果】

半年以后患者基本恢复了正常人际交流，SSTN 减到 35 分（42 分以下是正常范围）。虽然在人际交流中不是很积极、主动，但是已经不在意别人的眼光和看法了，也没有痛苦的感觉和躲避的现象了。帕罗西汀改为每日 10 mg，巩固服药治疗 2 年。

【病例讨论】

该患者在神经质的基础上（完善欲强，追求完美，害怕失误、挫折、批评），遇到人际关系冲突的精神刺激，逐渐在意别人眼光、看法（注意开始关注别人的眼神、表情），认为自己可能使人尴尬、别人可能对自己有看法（思想矛盾），引起自己紧张，越紧张就越不敢接触别人（精神交互作用），为了排斥、减缓这种紧张，采取躲避的方法（症状受容低下），越是躲避人际交流，思想越是离不开这件事，似乎无时无刻地都在关注是不是有人看着自己，自己眼神会不会让人家尴尬（注意固着），影响了人际交往（社会功能低下），陷入被束缚状态。不打破这种被束缚状态，就不容易改善这种人际交往的紧张、恐惧和回避社交状态。

接受心理治疗以后，患者慢慢可以按照医师指导的去实践了，与同事该说话就说话，尽管有些紧张，反复实践，放弃了围绕"死的恐惧"的行动，变成了围绕"生的欲望"的行动，提高了症状受容性、停止了排斥紧张的躲避行为，就减少了精神交互作用及对人际交流时紧张感的关注。注意固着在人际交往中的恐惧的程度也随之减轻，随着人际交流的不断改善，社会功能提升，被束缚程度减轻。

治疗中服用帕罗西汀减轻了焦虑、紧张，也有利于按照目的本位去行动，放弃了情绪本位。

要求患者进行正向思维训练，学习发现自己和周围人的优点，可以改善负向思维，同时可以减少关注症状，如见人紧张。这样的结果会给患者带来信心，获得成就感，形成良性循环。对人际紧张的不良体验没有了精神能量的支持，也就慢慢不再在意了。

帕罗西汀在本例治疗中起到了缓解患者紧张、焦虑、恐惧症状的作用，与森田心理疗法合用互相加强，形成良性循环，加快了心理治疗打破被束缚状态的效果，减少了药物剂量，改善了患者的生活质量。

第三节　强迫症森田心理疗法案例分析

【相关病史】

患者，女，32 岁，图书管理员，已婚，妊娠 4 个月。既往有洁癖，对卫生十分关注，办公室和家都整理得十分干净，谁要是碰了自己的东西，十分反感、在意，甚至为此吵架。办事特别认真，1 年多以前工作出了点小差错，被别人埋怨。以后经常反复确认说过的话，一句话反复问周围的人很多遍，经常反复关门，反复检查煤气和水龙头开关，反复洗手，洗澡时间很长。自觉多余，但是控制不住。近几个月怀孕反应很大，休息在家，上述症状加重，为此来诊。

【体格检查、实验室检查及精神检查】

体格检查、实验室检查无异常，妊娠 4 个月。精神检查：意识清楚，接触可，有自知力，强迫思维、强迫行为。SCL-90 重度强迫，中度焦虑、恐惧、人际关系敏感，其余轻度。EPQ 神经质。SSTN 70 分。

【诊断】

强迫症。

【药物治疗】

妊娠不宜使用抗抑郁药物，因此以心理治疗为主。

【首次森田心理疗法治疗过程】

医师："你怕办错事，怕门没有关好丢东西，怕煤气没有关好有危险，怕手没有洗干净患传染病，这些都没有错，但是你用反反复复确认、检查办过的事去设法消除自己心中所有的怕是不明智、不正确的，即使你这样做了也不一定会完全避免你所怕的事情，那么你现在做的所有事情不就是白搭、做无用功吗？既然是无用功为什么还要去做？"

患者："我控制不住呀。我也知道不必反反复复去做这些事。"

医师："首先你知道了没有必要反复去做这些事，这很重要。没有必要反复做，不等于不需要做，必要时该做时还是可以做的。但是如果做好之后还是想做，这时你已经知道不需要做，那就一定不去做、不去确认了，也不要找任何理由去做、去说。"

患者急着问："那我控制不住怎么办？"

医师："不要给自己找理由、找借口，上述反复确认，做重复动作，慢慢形成了习惯，越是这样做就越难以改变，做了还想做，做过了又后悔，那就从现在开始，不做就是不做，即使再想、再难受也坚决不做。这时不只是忍住不做，而是赶紧去做一件其他的事情，用做其他的事情来代替这件事。你不是怕做错事吗？就仔细认真地做事。你不是怕损失了财产吗？就去上班赚钱。一般来说，女职工怀孕都是产后休产假，产前还是需要上班的。"

患者："那我强迫自己不去做吗，痛苦怎么办？"

医师："我没有要求你强迫自己不去反复确认、不去做重复动作，而是要求你去做该做的事。分清生活中哪些是大事、重要的事，先去做这些事，把小事、不重要的事放在后面或者放在一边。你放下大事而去纠结小事或根本无用的事，才是出现问题的关键。到了闲暇没事的时候最容易不由自主地去想那些强迫症状的事，这时一定不是屈服它，不能随着想法去强迫，也不是去与强迫思维作对，不是告诉自己别强迫，而是再去干另一件应该干的事，不要以为一点也不付出就可以治好自己的强迫症，做什么事都是要付出代价的。既然你想治好病，痛苦就痛苦吧，按照医师的指导去做你该做的事，慢慢地你的痛苦就会越来越少了。"

患者："有的时候不由自主就去强迫了。"

医师："那说明你没有不由自主地去做该做的事，比如下班以后先买菜做饭，然后学习一些育儿知识，准备二孩出生以后需要的用品、衣物，还要把大孩子养育好。你有很多事情要去做，做得越好，强迫就越少。"

患者："好的，我一定试着去做。"

【1个月后复诊】

患者："大夫，我尽量按照你说的做了，可还是有强迫症状。"

医师："治疗刚开始1个月，强迫不可能全部消失，所以还有强迫症状没什么奇怪的，难到一点改善都没有吗？"

患者："这一个月我好是好些了，不像以前有那么多的重复问、反复做同一件事了。我也去上班了。"

医师："这不就是进步吗？你说还有强迫，都是怎么强迫了，哪些动作重复了？"

患者："比如一句话还想重复问一次，锁门要反复拉两三次，洗手比别人时间长等。"

医师："不是重复问就一定不对，不是锁门后拉两次就是错的，几次是对几次是错没有严格界限。关键是不纠结在这些小事上，而是把工作、生活、人际关系等比较大的事情优先做好。"

患者："工作也不累，家务也不多，我也不爱交朋友。"

医师："不是你想不想交朋友，愿不愿把工作和家务做好，是如果你想从目前的强迫走出来，你就要主动地把心思全部铺在这些方面，还有准备孩子出生后的物品等。你越是全身心地做这些事，你的强迫就越容易减少。不要关注自己又问了几次，重复了几次动作，而是关注你的工作、生活、人际交往、孝敬父母、教育孩子、身体健康等方面还有什么没做好，你闲暇时还需要经常训练自己，总结自己、周围人的优点，下次要向医师汇报的就是上面说的这些方面做得怎么样，总结了什么。"

患者："好的，我试着去做。"

【产后 8 个月复诊】

患者："大夫，我按照你的方法一样一样地去做，好不容易在没有服药的前提下减少了强迫症状，总算顺利地把孩子生下来了。不过我还是很痛苦，有时控制不住胡思乱想，一乱想老毛病就犯了。我还是吃点药吧，孩子 8 个月了，断奶也可以了。"

医师："既然孩子断了奶，服药确实可以帮助加快取得疗效。建议服舍曲林每日 2 片（100 mg）。现在孩子也出生了，怀孕生孩子后体重增加了不少，给你一个新的任务，每天下班或休息日去走路、跳广场舞，节假日白天抱孩子到外面晒太阳，注意饮食调整，争取把怀孕期间增加的体重减下来。"

【治疗结果】

以后 2 周复诊一次，取药，接受医师指导。3 个月后强迫症状明显改善，生活、工作状态良好，每天坚持步行 30 分钟以上，不再关注和纠结强迫症状了。服药一年后 SSTN 39 分，舍曲林改为每日 1 片，以往的洁癖也明显改变，虽还是喜欢整洁，但不太在意别人动自己的东西了，工作、做家务、育儿，生活充实。

【病例讨论】

该患者既往有洁癖，办事过于认真，说明完善欲极强，这种性格对于失败、错误容易过分在意，因此在出现此类问题时容易引起过度关注，越来越怕出错（精神交互作用），认为万一不注意就可能出错（其实就是高度注意也不一定不会出错，可是过度注意造成疲劳反而更容易出错，所以，总是高度关注能不能出错也是思想矛盾或偏差）。患者想通过反复确认、反复检查等方法使自己不出错，使自己安心（症状受容低下），思想控制不住、不由自主地关注此事（注意固着），严重时其他什么事也不想干（身体社会功能减退），患者陷入了被束缚状态。患者初诊是在怀孕期间，无法用药，按照医师指导的方法去做了，让强迫症状顺其自然，自己为所当为，激活了"生的欲望"，这样可以减少精神交互作用和对症状的关注（减轻注意固着），减少了对症状的排斥，减轻了被束缚状态的程度。但是，患者有负向思维倾向（即使症状有所改善，可是见到医师不是报喜，而是主诉剩余的强迫症状），而且强迫症状是有张力的，就像有一种力量在拉患者去强迫，以消除内心的不安和恐惧。怀孕和产后的这段时间，活动受到一定限制，没有药物的帮助，强迫症状没有彻底改善也是预料之中的事。正式开始抗抑郁药物配合森田心理疗法治疗时，让患者扩大行动范围，增加活动量，多走路、注意调节饮食、多带孩子晒太阳，让患者把精力放在重要的事情上。这样在时间和空间上都减少了对强迫症状的关注，有利于减少注意与症状之间的精神交互作用，减少对怕失误的排斥（提高症状受容性），减轻了注意固着和被症状束缚的程度，减少了向强迫症状注入精神能量，加上服用舍曲林可以减轻强迫的痛苦，减轻强迫症状，容易建立良性循环，最终使患者强迫症状逐渐改善，生活、工作越来越充实。

第四节　神经衰弱森田心理疗法案例分析

【相关病史】

患者，男，18岁，高三学生。小学、初中、高中都刻苦学习，经常学习到半夜，早上很早起床，课间时间还要看一会儿书，节假日、寒暑假都不休息。高中以后学习压力越来越大，近一年来经常头痛、头胀，对声音敏感，睡眠表浅，容易疲劳，记忆减退。为此到医院做各种检查都没有发现异常，但是觉得学习越来越吃力，心有余而力不足。到某医院心理科诊断为神经衰弱，给予帕罗西汀、阿普唑仑等治疗，症状有所减轻，但是时好时坏，患者很烦恼。为此来诊。

【体格检查、实验室检查及精神检查】

体格检查、实验室检查无异常。

精神检查：意识清楚，接触可，易紧张焦虑、易疲劳，易激惹。SCL-90 轻度躯体化。强迫、焦虑、恐惧、其他。EPQ 神经质。SSTN 59 分。

【诊断】

神经衰弱。

【药物治疗】

帕罗西汀，早晨 10 mg，口服。

【首次森田心理疗法治疗过程】

医师："你目前的症状与你的性格有一定关系，你过于追求完美，所以上学时拼命学习，希望成绩最好，但在你特别注重学习的同时却忽视了健康，忽视了学习方法。因此你的学习方式就像以短跑的速度去跑马拉松一样，慢慢身体就受不了了。"

患者："马拉松？"

医师："3 年初中加上 3 年高中就像马拉松一样，不能松劲，要努力，但也不能跑得太快，不能像跑短跑一样拼命，否则身体就可能顶不住了。学习要有张有弛。现在你节假日、寒暑假可以休息的时间都做什么了？"

患者："补习，看书，看电视，玩玩游戏机。"

医师："你知道学习是怎么带来疲劳的吗？怎么身体就受不了了？"

患者："是呀，我也觉得纳闷呀。得病以后我也增加了休息时间，寒暑假、假日都增加了睡眠时间，减少了学习时间，也看看电视、小说，适当休闲了，但是症状改善不明显。"

医师："你也注意到自己过于努力，可能劳累过度，但是你也没有干体力活，你的累、疲劳从何而来？"

患者："睡得太少、休息得太少了吧。"

医师："你原有的生活模式几乎是不停学习，课间时间、节假日、寒暑假都用同一种模式，有点时间你又补习、看书、看电视、玩游戏机，这些休息时做的事与学校的学习虽然内容不同，但模式是一样的。你的这种生活模式每天身体几乎不活动，持续注意集中、精神高度绷紧，因为学习时注意不集中和精神松弛是学不好的，补习、看书、看电视、玩游戏机时注意不集中也是进行不下去的。这种紧绷状态长期持续下去会怎样呢？做个小实验，一条皮筋拉紧几个星期不放松，结果会怎样？"

患者："会断。"

医师："应该是先失去弹力，放松下来也缩不回去了，要是再拉就会断了。你说是不是呢？"

患者："是的。"

医师："你的状态像不像这条久拉而不放松的皮筋呢？你想休息但是睡不实在，想学习但是学不进去，这样状态持续久了，头痛、头胀、对声音敏感不就可想而知了嘛！"

患者："那我就没办法了吗？"

医师："对于你来说，足够的睡眠虽然重要，但不是你想睡就能睡得着、睡得好，也不是睡几天就可以把你目前的状态改变过来的，当务之急是改变目前的生活模式。尽可能多进行身体活动。"

患者："可我哪有时间去运动啊！"

医师："把课间、看电视、玩游戏的时间，寒暑假和节假日中可以利用的时间都利用起来，慢跑或者快走，上学、放学不坐车而是步行。如果上学路太远那就来回各走一两站路，其余坐车。"

患者："这样我的学习会不会受影响？"

医师："起码这样有益于症状的改善和身心健康的恢复，有益于提高你的学习效率。"

患者："我一定努力去做。"

【半个月后复诊】

医师："最近的情况怎么样？"

患者："睡眠好多了，也有精神了，原来的头痛、头胀、疲劳也减轻些了。"

医师："每天都做什么了？"

患者："按照医师说的去做了，学习以外尽量活动，每天上学放学各步行公交车两站地，多活动身体以后，确实有效果。"

医师："你这种生活模式要坚持下去，同时注意饮食营养平衡，不能偏食，把身体素质搞上去，学习效率会进一步提高。"

【治疗结果】

以后每个月家属来取一次药，患者学习成绩稳步提高，顺利考上名牌大学。上大学后帕罗西汀减到每日 5 mg，大一下半年 SSTN 38 分，症状完全消失，停止服药，一直坚持锻炼，症状没有反复。

【病例讨论】

患者追求完美，全身心地把所有精力投入到文化课的学习中，而忽视了自己生活模式的不健康，而且这种模式是当今全社会的问题。工业文明不断发展，飞机、汽车、高铁、电梯等交通工具增加，电视、手机广泛使用，给社会生活带来便利、舒适的同时，也使人们身体活动的机会变得越来越少。这种生活方式使身体特别是头颈部肌肉容易僵硬，并逐渐出现疼痛、不适感，不及时改变这种生活方式，头疼、躯体不适会逐渐加重。很多人以为是睡眠不足导致，甚至以为患了严重疾病（思想偏差），非常关注头痛和躯体不适，越关注症状就越加重（精神交互作用），到处就医、增加睡觉时间，想极力排除症状（症状受容性低下），脑子里总是想着躯体不适（注意固着），精力下降，注意不集中，学习效率下降（身体、社会功能下降）。这种被束缚状态即使增加睡眠、减少读书、单纯用药治疗也很难彻底改变，因为患者每日身体不动的生活模式没变。因此病情逐渐加重，不能继续读书。

为打破这种被束缚状态，首先需要让患者改变每日身体不活动的生活模式。只要患者认真去做了，就可以改变思考问题的方式和看问题的角度（纠正思想矛盾），放弃排斥症状（提高症状受容性），对躯体不适症状顺其自然，自己为所当为了（切断精神交互作用）。注意由关注躯体不适改为关注改变不正确的生活模式（减轻注意固着于症状的状态），这样就有利于打破被束缚状态。随着被束缚状态程度的减轻，躯体症状亦随之改善，形成良性循环，逐渐改善神经衰弱症状。

虽然根据医师的指导，患者身体活动的时间有所增加，但是由于患者没有休学，运动量小、思想高度集中的生活模式还在继续，所以小量抗抑郁药物的应用可以帮助患者改善焦虑和躯体不适，这也有益于减轻被束缚状态。症状完全消失以后，由于生活模式改变，即使停药也没有出现症状复发。

第五节　躯体形式障碍森田心理疗法案例分析

【相关病史】

患者，女，77 岁，主妇。于 45 年前开始经常胃痛，为此反复就医，查不出器质性病症，仍奔走于各大医院，采用各种药物治疗效果不佳。因此不能上班，家务做得少，十分关心躯体出现的各种不适症状，25 年前在某医院诊断为胆管囊肿，手术切除胆囊，此后仍觉胃不适。此期间丈夫身体不好，需照顾丈夫，因此就医减少，但身体不适也没有太显著。17 年前开始自觉心里不舒服，乏力、心慌、气短，到医院检查未查出异常，又到其他医院反复就诊，每年都要住院几次。诊断为冠心病。但是按此病反复治疗，效果不佳，症状时轻时重。但是自从心脏出现不适症状以来，患者不再治疗胃病，也听不到其述说胃难受了。半年前自觉食欲减退、乏力、走不动路、心慌，再次住院。

心理科会诊时诊断躯体形式障碍，给予西酞普兰每日 40 mg 半年，上述躯体不适略改善，效果不满意来诊。

【体格检查、实验室检查、影像检查及精神检查】

体格检查：心肺听诊无异常。神经系统检查：无病理反射。头部CT、心电图、血液生化检查无异常。

精神检查：意识清楚，接触可，表情忧郁，痛苦，焦虑，情绪低沉，注意高度关注躯体不适，对其他事情漠不关心。SCL-90 重度强迫、焦虑、恐惧、人际关系敏感、躯体化，轻度抑郁、偏执。EPQ 神经质。SSTN 68 分。

【诊断】

躯体形式障碍。

【药物治疗】

阿普唑仑，早晚各 0.4 mg；帕罗西汀，早晨 20 mg 口服；维生素 B_1 早晚各 30 mg，口服。

【首次森田心理疗法治疗过程】

医师："你的身体不适症状还真是不少。"

患者："是呀，浑身都是病，一年到头总是吃药，就是看不好。"

医师："原因是你一直没有找到身体不适的原因呀。"

患者："您能帮我找到原因吗？我是真有病，可没有神经病啊，有没有神经病我还是知道的。"

医师："你对身体不适十分关注，说明你十分希望身体健康，但是你没有为了使身体健康进行比较多的努力。而你对身体的过多关注不但对改善身体不适没有任何帮助，反而会使得身体症状更加敏感。"

患者："我也没特意关注呀，身体难受，我才不由自主地就想到身体上去了，控制不住。我该怎么办呀？"

医师："为身体健康、提高身体素质做点贡献，建议每天公园散步2次，每次半小时以上，如果能比医师要求的时间长一些就更好，累了可以随时休息一会儿。适当做一些力所能及的家务。"

患者："这样行吗？我试试。"

【治疗结果】

2周后复诊，每天基本按照医师说的去做了，开始时是被动的，需要家属督促。逐渐越来越主动去做，自觉以往的食欲减退、乏力、走不动路、心慌等症状有所减轻，继续治疗。2个月后，上述症状基本消失，阿普唑仑、维生素 B_1 逐渐减量。4个月后阿普唑仑停药，半年后症状全部消失。SSTN 降到 35 分，帕罗西汀减半，维持治疗 2 年。治疗以来没有再次住院，没有因躯体不适到各医院检查。

【病例讨论】

患者神经质性格，家庭主妇，兴趣爱好少。平素很在意家里卫生，有时即使不吃饭也要把卫生打扫干净，每天打扫卫生花费很多时间，稍有不整洁就烦恼（完善欲强）。一旦身体出现一点不适就害怕得不得了，认为自己得了大病（思想矛盾），非要到医院检查治疗，把精力都关注在躯体不适上，越关注身体越觉得严重（精神交互作用），于是又到其他医院检查，却没有发现相应病理改变。患者不甘心，几次三番转到各个大医院（存在思想矛盾，认为自己有大毛病没有被检查出来，可能是医师水平不行或医院太小），不断求治，尽量不干家务，多休息，试图通过这种方法改善症状（症状受容性低下），期间家务料理困难（身体社会功能减退），每天关注的都是躯体不适，逢人就述说躯体不适感（注意固着），形成被束缚状态。可是当丈夫患病后，患者在很长一段时间里积极照顾丈夫，其关注焦点转向外界，被束缚程度减轻，躯体不适也随之减轻，不再去就诊，等于放弃了排斥症状（症状受容性提高），也没有因为冠心病而住院。缓解了几年后，胸部又出现了不适症状，而以往的"胃病"不再受到关注和重视，也再没有出现胃部不适，而心里不舒服、乏力、心慌、气短等症状由于受到关注而愈加严重（精神交互作用），以为一定是心脏出现了毛病（思想矛盾），反复求医，反复检查治疗心脏不适症状（症状受容性低下），不能料理家务（身体社会功能低下），形成新的被束缚状态。

　　患者虽被怀疑患冠心病，但是多次住院治疗无效，且症状越来越重，提示心脏病以外还有其他因素存在，所以住院期间经心理科会诊，诊断为躯体形式障碍，但是给予抗抑郁药物治疗效果不理想。分析其原因可能系没有打破这种被束缚状态，患者高度关注躯体不适症状，什么也不做，不爱动，围绕死的恐惧在继续行动，精神能量倾注于死的恐惧和关注躯体不适症状之中，使其不断得到加强，所以难以治愈。医生让患者每天散步、做一些力所能及的家务。患者也从被动做逐渐过渡到主动、认真地做，减少了对症状的排斥（提高症状受容性）和关注（减轻注意固着），注意和躯体不适感觉的恶性循环减少（减少精神交互作用）。给予帕罗西汀容易改善焦虑等引起的心里不舒服、心慌等症状，使不适症状进一步减轻，这有益于改变患者对此病的看法，认识到自己心理确实存在问题，这样就改善了原有的思想矛盾。一旦症状减轻，患者做家务、进行身体活动就变得积极起来（身体社会功能改善），被束缚状态程度减轻，形成良性循环，最终使症状明显改善。

第九章 森田心理疗法对神经症
以外疾病的治疗尝试

第一节 失眠症

【相关病史】

患者，男，48岁，工程师，失眠8年。患者是单位技术骨干，工作劳累、操心，经常失眠，逐渐加重。3年前开始在多家医院就诊治疗，服用过米氮平、艾司唑仑、阿普唑仑、佐匹克隆等药物，效果不好。患者以往有饮酒习惯，感到饮酒后睡眠会好一些，可是随着睡眠越来越差，每天到晚上就发愁，希望睡好又怕睡不好，但越怕睡不好就越睡不好，于是不断加大饮酒量。每晚每醒来一次就喝一点酒，最多一晚要喝八两白酒，晚上把环境刻意安排好，生怕有一点声音或光线影响睡眠，早早上床，可是起码要到12点才能入睡，早上不想起来，上班经常迟到，白天精力不足，迷迷糊糊。患者喝酒少了怕睡不着，多喝酒又怕喝坏了身体。为此来诊。

【体格检查、实验室检查及精神检查】

心肺听诊无异常，神经系统无病理体征，腹部脂肪堆积，体重78 kg。肝胆B超提示脂肪肝。血液生化、血常规检查无异常。

精神检查：意识清楚，接触可，易焦虑，失眠恐惧。

【诊断】

睡眠障碍。

【药物治疗】

曲唑酮，每晚 50 mg；艾司唑仑，每晚 1 mg；舒眠胶囊，每晚 3粒；维生素 B_1，早晚各 30 mg，口服。

【其他治疗】

每天晚饭后散步 1 小时。

【首次森田心理疗法治疗过程】

医师："睡眠是一个很复杂的问题，失眠其实只是一个'标'，就像发热一样，发热的背后有很多原因，比如感冒、脑炎、肺炎等，治疗时候只是退热是不行的，有时会耽误大事。失眠也是一样，可能由很多原因造成，要根据不同的原因采取不同的对策。这个一句两句说不清，我的网站有一篇关于怎样应对失眠的文章（见下文），你仔细读读，然后按照它里面的方法去做，再按照我说的去吃药才会有效。"

患者："好的。"

1. 正确对待睡眠　首先，计划的睡眠时间不要超过 8 小时。在床上的时间短了，开始可能不习惯，甚至有些难受，但是坚持下去很重要，习惯就好了。早上 6 点起床，那么应该晚上 10 点以后再睡觉。睡前的几小时里该做什么就做什么，千万不要等待睡眠，等待、盼望困意。注意离开"想睡"这两个字，让睡觉变成一件自然而然的事，即顺其自然。有人晚上读一些枯燥的书，读着读着眼皮就抬不起来了。早上醒了以后不要赖床，尽快起床，起床后最好进行身体活动。

2. 养成良好的生活习惯　由于该患者的工作性质是脑力劳动，看电脑时间较长，生活中也习惯于长时间读书、看报、写字、用电脑、上网，加上工业文明的发展（比如出门就坐汽车）等原因使每天身体活动时间越来较少，几乎长期保持一种坐姿，久之影响血液循环，导致头颈部逐渐僵硬，容易疲劳。这种生活模式引起的疲劳会严重影响睡眠，表现为睡眠表浅或入睡困难，即使是睡得再多也不能消除疲劳，没有睡眠满足感，这种疲劳的积累和不良生活模式的延续，反过来又成为失眠难以治愈的原因。现代人的生活模式与失眠的高患病率的内在联系值得认真思考。增加身体活动机会、延长活动时间是改善现代失眠的最佳策略之一，认真纠正不良的生活习惯，是保持良好睡眠的重要方法。本案例中，患者失眠时用反复喝酒来助眠，这种方式虽可以使部分人改善睡眠，但是喝酒对人的负面影响是大于正面的，酒喝多了会影响肝功能，影响血糖，造成神经系统、性功能改变等。所以用药物逐渐替代酒，对身体具有保护作用。

3. **睡眠习惯**　该患者极其向往能睡个好觉，自觉近些天乃至长期以来都睡眠不足或失眠，需要好好补充睡眠，因此把环境刻意安排好，生怕有一点影响睡眠，每天晚上早早上床等待困意的到来。但是越是这样，等于越是关注失眠，反而越事与愿违（精神交互作用），更加睡不着，使他们产生矛盾心理。一方面迫切想睡觉，另一方面又害怕睡觉，怕受到入睡困难的煎熬，醒来以后再也睡不着了。这种矛盾和恐惧心理会消耗大量精神能量并进一步加剧失眠，形成一种恶性循环，使之越来越严重。困意是有生理性节律的，不是盼就能盼来的，越盼反而会使人越清醒。正确安排就寝和起床时间，重新调整睡眠节律是改善失眠的重要一环。白天想睡就睡、晚上睡太早、早上迟迟不起床都是不好的睡眠习惯，改正这些不良睡眠习惯是治好失眠的重要一环。

4. **药物治疗**　如果长期失眠者靠各种方法调节都不能够改善，可以考虑药物治疗。药物治疗的优点是可以起到立竿见影的效果，但也容易给我们造成错觉，好像只要有了药物就什么都解决了，其实上面说的因素不解决，药物也往往起不到更好的效果，导致药物越用越多，一旦停药睡眠状态会重新恶化，所以，药物治疗的同时一起应用上述心理治疗方法的话，就会起到减少药物应用、增加疗效的效果。由于每个失眠者的情况不同，药物治疗方案也会有所区别，所以用药应因人而异。

【两周后第一次复诊】

医师："这些天睡眠怎么样了？"

患者："停了其他药，只吃你给的药。白酒从每晚八两减到每晚一两半，睡眠明显改善，仍有从睡眠中醒来的情况，但是还能睡着。"

医师："你看了我的文章后是怎么做的？"

患者："早上一定不睡懒觉，白天和下班以后尽可能多走路，晚上不再刻意准备睡眠、等待睡眠，也不早早上床了。"

【治疗结果】

第3周开始，减到每晚不到一两白酒，但继续减酒困难，仍不敢断酒。半年后，药物逐渐减到曲唑酮每晚 25 mg，艾司唑仑每晚 0.5 mg，舒眠胶囊晚 1 粒，维生素 B_1 每日 40 mg。自觉睡眠良好，每天至少步行 1 万步，体重减轻 5 kg，继续维持治疗。

【病例讨论】

该患者以往应用多种药物，但是效果不佳，说明单纯的生物医学治疗还是有局限性，应考虑心理社会因素。患者在生活、工作中压力较大，身体疲劳。这种长期从事脑力劳动、平时身体不活动造成的疲劳如果时间久了，仅仅通过睡眠是难以改善的，需要通过不断的身体活动才能改善。而患者不了解这一点，过度夸大了增加睡眠对恢复精力的作用（思想矛盾），越是关注疲劳带来的身体不适，不适感就越是被不断放大。身体不适被放大后很容易影响睡眠质量，而睡眠质量的下降必然再次引起关注（精神交互作用）。这样反复循环，容易成为失眠的导火索，使用各种方法排除失眠，如刻意想减少声音、光线对睡眠的影响，刻意早睡，喝酒（症状受容低下），每天把睡眠当成头等大事，不断关注睡眠问题，思想无法离开这个问题（注意固着），经常上班迟到，白天无精打采（身体社会功能下降），陷入了被束缚状态，使失眠不断加重。而纠正睡眠习惯，改变饮酒习惯，改变对睡眠的态度，增加运动时间的目的是让患者减少对睡眠的关注，提高症状受容性，切断精神交互作用，改善对睡眠过度关注的状态，锻炼身体可以减轻终日不运动导致的疲劳，睡眠质量也会随之改善。这样就会改变以往对睡眠的认识（思想矛盾的纠正），身体状态改善、睡眠改善就会使身体社会功能改善，被束缚状态的程度有所减轻，对失眠的恐惧感减轻，逐渐形成良性循环，客观上起到改善睡眠的作用。本例在打破被束缚的同时配合药物治疗，首先大大减少了酒的用量，减少了饮酒对身体的损害，同时由于森田心理疗法治疗的介入，药物剂量也比以往大大减少，而临床效果却显著增加。

第二节　心身疾病

案例一

【相关病史】

患者，男，35 岁，小学教师，结肠炎。近 3 年经常腹痛，每日大便 3~4 次，便稀，无脓血。到本市及国内多家医院检查，肠镜检查提示结肠炎，各种药物治疗效果不佳。易紧张、纠结，不断网上搜索相关信息，越看越害怕，怀疑自己得了不治之症。有医师建议到心理科就诊，但是患者十分排斥，随着疾病的进展，患者痛苦不堪，经人介绍来心理科就诊。

【体格检查及精神检查】

躯体检查无明显异常。精神检查：意识清楚，接触可，焦虑，感觉过敏，易激惹。平素少动，不愿与外界接触，把大部分精力放在纠结躯体不适上。SCL-90 重度焦虑、人际关系敏感、强迫、躯体化，其余轻度。EPQ 神经质。

【诊断】

焦虑综合征。

【药物治疗】

黛力新（氟哌噻吨美利曲辛），早晨、中午各 10.5 mg；舍曲林，早50 mg；维生素 B_1，早晚各 30 mg，口服。

【首次森田心理疗法治疗过程】

医师："你患的病是躯体疾病。这个病与心理因素关系密切，而且随着疾病加重，你的焦虑也随之加重，焦虑与躯体不适交互影响。这类疾病的发生、发展受心身交互影响的疾病称为心身疾病。心身疾病不仅需要治疗躯体症状，也需要心理方面的治疗，否则很多患者很难治好。"

患者："那我应该怎么办呢？"

医师："不仅需要服药，更重要的是改变各种不良习惯。比如，改变不爱动、吃完就睡、容易紧张、爱生气、不停查相关信息或不停想胃肠病的事等。"

患者："这习惯可不是那么容易改的，而且胃肠不舒服才不由自主地去想它的。"

医师："做什么事容易呢？做什么事情不付出就能收获呢？你既想治好自己的病，又不想克服这些可能影响自己情绪和胃肠的不良习惯，不想着怎么配合医师治疗，那怎么能治好呢？"

患者："那我试着去做吧，不过一定很难。"

医师："首先，利用一切可以利用的时间，尽可能多外出活动，如走路、慢跑等，特别是晚上饭后一定要出去走走。其次，外多去看事物或人的正面、优点而不是负面、缺点，这样对改善心情有好处。"

患者："我一定尽量做。"

【治疗结果】

以后患者每半个月复诊一次，上述症状不断改善。3个月后出现一次症状反复，询问其原因，是因为症状缓解后，患者自认为病已痊愈，又不出去活动了，断断续续服药，以往暴饮暴食、饭后躺在床上的习惯又慢慢恢复。症状重新出来后又去各医院消化科就诊，吃了药也没有改善，才想起来可能还是心理方面的毛病还没有治好，再次来诊。这次再次强调按照医师以往的指导去做，恢复以往的药物治疗方案（黛力新，早晨、中午各10.5 mg；舍曲林早50 mg；维生素B_1早晚各30 mg，口服）。2个月后上述躯体和心理症状改善，半年后上述药物减半，一直巩固治疗，至今1年胃肠症状一直没有复发。

【病例讨论】

该患者确实身患躯体疾病，查到器质性改变（结肠炎）。然而由于躯体症状迟迟不能得到治愈，明显影响心理健康，出现显著的焦虑症状，这种心理症状反过来给身体带来压力，影响躯体疾病症状，使其加重（精神交互作用），治疗难度加大。由于治疗效果不好，使患者更加猜疑自己患了不治之症（思想矛盾），因此到处就医，尝试各种治疗（症状受容性低下），并且不断搜索与此病相关信息，不由自主地想这件事（注意固着），工作生活受到影响（身体社会功能减退），患者陷入被束缚状态，因此心理的焦虑症状与躯体的不适交互作用，互相加强，恶性循环，使症状难以治愈。

开始森田心理疗法治疗以后，患者把注意重点转向改变不良生活习惯，加强运动，这等于改变了注意关注的方向（注意固着改善），切断了注意与症状之间的精神交互作用，改善症状受容低下的状态，加上抗抑郁药物使焦虑得到改善，患者对医师的指导信心增强，承认了医师的判断，改变了自己原有对疾病的判断（改善了思想矛盾），被束缚状态减轻，躯体不适也逐渐减轻。在这种切断焦虑与其他不适交互恶性循环，心理压力减轻的背景下，躯体通过自然恢复力（这是人固有的能力），逐渐恢复正常。

目前，医学上还有很多疾病是没有特效药的，充分利用自然恢复力是十分重要的。但是，躯体症状减轻以后，患者一度放松，没有继续把注意关注在改善不良生活习惯，加强运动方面。闲暇时间一多，就恢复了以往暴饮暴食、不运动的习惯，又出现胃肠不适症状，使注意焦点转向躯体不适，症状复现。而再次按照上述指导方法去行动以后，再次出现症状改善。提示在服药期间仍需要督促患者把注意焦点转向身体健康的增进，纠正不良生活习惯，并且不能松懈，有助于防止症状复发和减少抗抑郁药物剂量。

案例二

【相关病史】

患者，女，45 岁，初中教师，功能性胃肠疾病。近 6 年来经常腹胀、腹痛、食欲减退、消瘦、睡眠差、入睡困难。见人就述说胃肠不好的事，不停查资料，到本市及省内外多家大医院求治，但除胃炎以外，各种检查结果均未显示其他异常。采取各种药物治疗，效果不好，一直不能上班，也曾到某精神病院接受治疗，按照轻度抑郁症给予度洛西汀，每日 60 mg，治疗半年效果欠佳，来诊。

个人史：患者的工作是教师，对工作十分认真，过分追求完美，因此心理压力较大，容不得自己的班成绩下滑。

【精神检查】

SCL-90 重度焦虑、躯体化、中度强迫、抑郁、人际关系敏感、轻度敌对、恐惧、偏执、精神病性、其他。EPQ 神经质。

【诊断】

功能性胃肠疾病。

【药物治疗】

舍曲林每次 50 mg，每日 2 次，维生素 B_1 每次 30 mg，每日 2 次，口服。

【第一次森田心理疗法治疗】

医师："从你的检查来看，你的胃肠问题与心理问题有直接关系。"

患者："我心理真没问题，要不是肚子难受，我开朗得很。"

医师："你有明显的神经质倾向，过于追求完美，对不完美就十分在意。因此心理压力就会比别人大很多。"

患者："这倒是真的，不过这与胃肠问题有什么关系呢？"

医师："其实胃肠也可以理解为是体现情绪反应的器官。"

患者："这是什么意思？"

医师："情绪高兴愉快，胃肠功能就好，人就吃得香，消化得也快。而人在不高兴、压力大的时候，胃肠功能也容易减弱，吃东西不香，胃肠也不消化。"

患者："那我胃肠不好，怎么能高兴得起来呢？"

医师："你胃肠不好所以高兴不起来，我能理解。但是你终日纠结肚子胀痛的问题，愁眉苦脸，你的病就好了吗？"

患者："没好。"

医师："也就是说，你的思想总是围着胃肠病在转，你也基本是围着胃肠的好坏来做事。结果病非但没好还越来越严重，并且影响你的情绪，对你的胃肠病起到了负面影响，胃肠功能也越来越差。"

患者："那我该怎么办呢？"

医师："胃肠的问题虽然使你很烦恼，可是你的心理问题更需要尽快解决，因为它可能是造成你胃肠症状的原因。"

患者："我也吃抗抑郁药了呀。"

医师："吃药只是治疗心理问题的一个方面，还要你进行配合治疗，为了尽快恢复胃肠的功能，你需要对生活习惯做一些调整。每天三餐饭后，你要出去散步，帮助消化，尽量避免饭后就睡觉，对消化有不良影响。另外，你平时好生气，肯定影响胃肠功能。"

患者："生气是控制不了的啊。"

医师："尽量不过分追求完美，要知道任何人或事物都是有不足的，过分在意不足和缺点，就会将其放大，导致自己生气，还会忽视事物好的一面。其实只要人和事的主流是好的，你关注到这些主流，就不会太在意那些缺点和不足，就会少生很多气。"

患者："工作压力大也可能有关系。"

医师："一方面你过于追求完美，一旦遇到了自己或学生不如别人，就受不了。你认为是自己的班成绩下降了，其实未必，也许是别的班级学生成绩上升了，你总不能不让别人进步吧。"

患者："压力大肯定也有关系。"

医师："对压力，有时要看你怎么去看待它。你把压力当好事，压力就可能变成动力，你把压力当成坏事，那么它就真的会影响到你。"

患者："压力怎么还是好事？压力还能变成动力？"

医师："压力往往是与回报联系在一起、呈正比的。压力越大的事，如果我们做好了，那么得到的回报一般也会越高。压力是怎么变成动力的呢？比如，考试前压力很大，很多人反而学习更卖力了，也不觉得苦和累，因为他们希望通过考试得到好成绩，实现自己的理想，也让自己、家人、老师高兴，他们看清了承担这个压力的有益之处，就不感到压力那么大了。努力完成学习任务，取得好成绩，就等于把压力变成了动力。有人希望当校长，当上校长以后，以前的工作还要兼任，工作量增加了一倍，他也照样高兴地做而不觉得有压力；而另一个人突然被提拔当了主任，感到压力很大，看不到压力的有益之处，很消极，久而久之竟然患了抑郁症。"

患者："看来我对工作压力的理解有问题。"

医师："你看问题比较负面，所以才会感到压力大，这是你承受压力的能力较差的原因之一吧。"

患者："好的，我按照医师说的去做。"

【治疗结果】

患者以后每半个月复诊一次，能够按照医师指导去生活。腹胀、腹痛、食欲减退、睡眠问题逐渐改善，体重恢复至以往水平。3 个月后，上述症状基本消失，舍曲林减至每日 50 mg，开始上班工作，1 年后舍曲林减至每日 25 mg，维持治疗 2 年。

【病例讨论】

该患者具有神经质性格，极其追求完美，所以工作中承受的精神压力较大，导致自主神经紊乱，胃肠功能失调，因此这时的胃肠症状（包括结肠炎）属于心身疾病范畴，即心理因素所致的躯体疾病。忽视心身疾病的因素，没有及时调解心理压力，只是单纯重视胃肠不适症状，治疗效果会受到影响，这可能是最初几年都没有改善胃肠不适症状的主要原因。越是治疗效果不好，就越是认为自己胃肠可能患了不治之症（思想矛盾），思想负担较大，精神压力由工作带来的压力又叠加了躯体不适带来的压力，压力越大胃肠症状就越加重（精神交互作用），为了消除胃肠症状不断到处就医（症状受容性低下），无明显疗效，因此进一步增加心理压力，每天关注腹部不适症状（注意固着），不能工作（身体社会功能减退），陷入被束缚状态，就是说这类疾病发展到一定阶段也会产生被束缚症状，从而加重躯体不适症状，提高了治疗难度。开始对此病的治疗完全以生物医学模式进行药物治疗，忽视了心理压力带来的负面影响，因此无论是胃肠药物，还是抗抑郁药物疗效都不好。采用森田心理疗法以后，要求患者饭后散步，一方面可以改变饭后不久便睡觉的习惯，饭后活动在增加胃肠蠕动同时可以促进消化功能，另一方面增加身体活动有益于缓解精神压力，减少对胃肠不适的纠结，有利于切断精神交互作用，同时提高了症状受容性（减少饭后关注和排斥胃肠不适），使注意固着减轻。药物治疗给予舍曲林可以减轻强迫、抑郁、焦虑等症状，缓解精神压力，减少不由自主关注胃肠不适，进一步减少精神交互作用。这样的良性循环使胃肠不适感减轻，认为自己可能患了不治之症的想法就会动摇（思想矛盾减轻），被束缚状态的程度就会降低，情绪改善，形成良性循环。所以，改善胃肠功能不能仅仅盯着胃肠症状本身，打破患者的被束缚状态，改变不良生活习惯都有利于胃肠功能的恢复。

第三节　抑郁症

【相关病史】

患者，女，35岁，职员。结婚8年，儿子6岁。3年前不慎从楼梯上滑下来，右胳膊摔伤，在某医院行手术治疗。术后右臂可伸直但不能弯曲，无法接受这一事实。经常什么事情也不做，躺在床上后悔，胡思乱想，失眠，心情不好，一直休息在家。去年1月恢复上班，话少，每天愁眉不展。3个月前因心情不好，工作中与同事发生冲突。平日易发脾气，发生过几次生气时大吼大叫的情况，同时伴有胸口难受、想吐等症状，头痛，失眠，不想动，对什么事情都没有兴趣，下班回家就躺着，孩子都不想管，觉得活着没意思。2个月前开始不能上班。某医院神经科诊断为头痛，给予养血清脑颗粒治疗。1周前头痛加重，想吐，失眠，胡思乱想加重来诊。

体格检查：心肺无异常，神经系统无阳性体征。

精神检查：意识清楚，表情愁眉苦脸，话少，情绪低沉，悲观。SCL-90极重强迫、人际关系敏感、抑郁、焦虑、敌对、恐惧、偏执，其余重度。EPQ神经质。

【诊断】

抑郁症。

【药物治疗】

舍曲林，早晨、中午各50 mg，口服。

【首次森田心理疗法治疗过程】

医师："那次外伤对你的打击很大，特别是你的左手臂还留下了残疾，这是你不能接受的，对吧？"

患者："对，我现在手残废了，你说那次我要是注意点，不出事故，哪会残废呀，我这辈子完了。"

医师："你没有注意到你是很幸运的吗？"

患者："我都残废了，怎么还很幸运呢？"

医师："因为和你一样发生事故的人，有些已经死了，给家人心里留下永远的伤口；有些变成植物人了，一辈子需要家人照顾；有些傻了，吃什么都不香了；有些胳膊腿断了，肢体出现了残缺；有些外伤后不断抽搐，继发癫痫，不知什么时候就发作；而你只是左上肢关节弯曲困难，与他们比起来，你不幸运吗？"

患者："你要这么说，也是这么回事，可我就是控制不住地往最坏的方面想，越想越难受。"

医师："你的最大问题是无法接受外伤这个事实，无法放下这件事。"

患者："怎么可能接受和放下呢？你愿意接受手残废吗？"

医师："是啊，没有发生的时候，世界上任何人都不愿意接受这个事，可是这个事已经发生了，已经是事实了，就是说不管你愿意不愿意接受，这个事实已经无法改变了。那么对于无法改变的事，最好的办法就是承认事实，接受事实，然后放下这件事，重新开始新的生活。这样才会降低损失，像你这样不接受事实，经常想着这件事，后悔，懊恼，时间就会倒流？这件事就会不存在了吗？"

患者低头默认，不语。

医师："举一个例子吧，一个男孩掉进河里，再没有上来，已经过去了1个小时了，肯定已经活不成，太可惜了。此时却有一个人不甘心，不愿接受这个事实，非要跳进河里去救，结果男孩没救上来，还把自己淹死了，你对这个人的做法怎么看？"

患者："做法欠考虑，甚至有点傻。"

医师："这和你胳膊受伤的事不是一样吗？尽管怎样这个事实已经存在3年了，无法改变，不接受也得接受，不想放下也得放下了，你为什么还是在不停地后悔，什么也不想干，总是躺在床上，总是想着这件事呢？"

患者："我也不想这样啊，但是我控制不住，怎么做才能放下呢？我也烦死了。"

医师："所谓'放下'以往的'放不下'，是虽然脑中还想着这件事，但行动上不再围着这件事转了。白天不再睡觉，不再整日躺在床上胡思乱想。你的左胳膊虽然不能弯曲，但不是一点也不能动了，你还可以经常训练，最大限度地活动，慢慢进行康复训练，继续照顾、教育孩子，料理家务。每天抽时间到外面散步，增强体质。"

患者："我试着尽量去做吧。"

【治疗结果】

以后半月一次复诊，1个月后上述症状明显改善，能按医师说的去做了。2个月后症状消失，恢复了正常生活，开始上班。舍曲林减至每日50 mg（1片），维持治疗。

【病例讨论】

该患者具有神经质性格，抑郁症的发病形成一定的精神刺激，外伤打乱了患者的生活，给她造成身体伤害，并且留下了一定程度的残疾。由于无法接受这一事实，患者把身心沉浸在排斥这一事实的后悔之中（症状受容性低下），胡思乱想，认为自己倒霉，"完了"（思想矛盾），越想越难受（精神交互作用），思想离不开这件倒霉事（注意固着），逐渐不能工作（身体、社会功能低下），陷入被束缚状态之中，易发脾气。患者具有被束缚的特点，只不过是情绪低沉更明显，悲观厌世，身体社会功能低下，躯体不适更显著，无法适应工作和正常生活，按照医师指导服药治疗和行动以后，开始恢复做家务，照顾孩子，社会功能有所改善。由于活动增加，胡思乱想减少，精神交互作用减轻，注意由原来只关注左胳膊变成关注家庭、孩子、锻炼身体、功能训练，注意固着逐渐减轻。随着被束缚状态、躯体不适的减轻，患者的悲观念头、思想矛盾减轻，加上舍曲林药物作用使心情明显改善，进入良性循环，加速了抑郁症的恢复。森田正马认为，神经症具有被束缚精神病理，作者观察到一部分抑郁症患者也具有一定程度的被束缚状态，打破这种被束缚状态有利于治愈抑郁症。

第四节　偏执状态

【相关病史】

患者，女，46 岁，小杂货店老板。既往性格敏感多疑，本人长得很漂亮，丈夫也是个帅哥，结婚 22 年，儿子 21 岁。婚后夫妻十分恩爱，患者与丈夫一直形影不离，经营一家小杂货店，丈夫负责进货，做店里的杂活，自己负责卖货。近 10 年，患者自觉一天天变老，而丈夫还是那么英俊潇洒，越来越有魅力，因此越来越不放心他，怕他有外遇。患者在经济上控制丈夫，不许他兜里的钱多于 50 元；很在意丈夫与别的女人说话；夏天开着屋门，观察丈夫是不是在看对面屋中的女人；丈夫出去一会儿就打电话联系，如果不及时接电话就不停地打电话，回来还要反复询问丈夫去向；动不动就与丈夫吵架，是不是和哪个女人鬼混去了；经常检查丈夫手机；不许丈夫穿太好；家里安装了摄像头，经常检查是不是有人进来。杂货店的工作一直能坚持，但近 2 个月经常找茬与对面屋的女人吵架，骂得不堪入耳，经丈夫、孩子多次反复劝说才来就诊。

【体格检查、实验室检查】

体格检查无异常，头部 CT、血液及生化检查无异常。

精神检查：意识清楚，接触可，无自知力，嫉妒妄想，易激惹，容易冲动。SCL-90 重度偏执、人际关系敏感、敌对，精神病性，轻度躯体化、强迫、抑郁。EPQ 精神质。

【诊断】偏执状态。

【药物治疗】

黛力新，早晨、中午各 10.5 mg，口服。

【首次森田心理疗法治疗过程】

医师："我要先表扬你，一直能坚持工作，没有因为不放心丈夫而中断工作，这是非常值得表扬的事。但是看来你对丈夫很不放心呀。"

患者："不是我不放心他，是他真有事。我还不了解他？"

医师："你找到他外面有人的证据了吗？"

患者："他那么聪明，怎么能让我抓到证据呢。"

医师："能不能是你出了问题，判断错了，你丈夫并不是像你想的那样呢？"

患者："不会错的，我和他生活了这么多年，他什么样我还不知道吗？"

医师："你看到自己的心理检查结果了吗？这个检查结果显示你的性格是有问题的，心理方面也是有问题的，而且还不轻。这不是我说的，是实实在在检查出来的。也就是说，你怀疑你丈夫有问题，但是没证据而无法确定，这样没法确定得不出结论的状态已经几年了吧，可是心理检查是有结论的，是你有一些心理问题，这么看来，那个没有结论的问题是不是应该先放一放？因为心理有问题要比你怀疑丈夫这种不确定的事大多了吧。因此，咱们把大的问题先治一治，小事先放一放你看怎样？否则就像两人开车碰上了一样，双方都说是对方的错，交警检测后发现一方喝酒了，那么这一方就是开车没出错也会被认为是错了，对不对？所以别让其他人误解，我们先暂时放下这件事，把检测出来的问题治好了，再来讨论你们俩的事，怎么样？"

患者："怎么样才能放下呢？"

医师："暂时不再提这件事，不再天天观察、监视丈夫，不再检查他的手机或一出门就反复给他打电话。每天除了做好自己的工作以外，没事时琢磨琢磨怎么把你的小超市变成大超市，多赚点钱是不是更好？还有时间，就听听音乐，哼哼歌曲，早上店还没开门时到外面走一走，锻炼锻炼身体，一年四季天天都在店里也挺闷的，蹲监狱还有每天放放风的时间呢，不是吗？"

患者："我可不想吃药。"

医师："你不愿吃药是对的，哪个人愿意吃药呢。不过这段时间你心情挺不好，天天生气把身体都搞坏了，我给你开点改善心情的药，吃了以后慢慢心情就好起来了，生活质量也不一样了。"

患者："那就试试吧。"

【半个月后第1次复诊】

患者半个月来基本上按照医师说的去做了，纠结丈夫外遇的现象以及夫妻吵架明显减少。自述睡眠还是不太好。加阿立哌唑，每晚 5 mg，口服。

【治疗结果】

以后每月一次复诊。半年以后嫉妒妄想消失，阿立哌唑减至每晚半片，黛力新减至早1片。1年后黛力新减至早半片，阿立哌唑减至晚半片，至今3年没有复发。

【病例讨论】

患者性格敏感多疑，患者的孩子也证明母亲太多疑，太纠缠，父亲拿她没办法。患者由怀疑丈夫外遇逐渐发展成坚信，由此搞得家里鸡犬不宁，从病史和精神检查结果来看符合偏执性精神障碍诊断，但是门诊病历上如果明确写上这个诊断，很容易导致患者反感而中断治疗。患者一直能工作和料理家务，社会功能还好，本人和家属不愿送精神病院住院治疗，所以如果诊断偏执状态，治疗药物若直接使用抗精神病药，可能患者会直接拒绝，导致治疗不成立。因此，选择黛力新治疗，考虑可以缓解焦虑、抑郁情绪，黛力新中也有少量抗精神病药物成分，也对缓解嫉妒妄想有帮助作用。

心理指导的重点是如何使患者放下对丈夫的关注，把目前纠结的事缩小，把心理问题放大，让其关注自己心情不好、是不是气坏了身体，关注怎样把这些问题治好，把店开好，把身体锻炼好。对这些事情的关注多了，对丈夫的事自然关注少了。黛力新治疗 2 周后，情绪明显改善，对医师产生了信赖，每天加服 5 mg 阿立哌唑后，患者嫉妒妄想越来越少，夫妻关系、生活状态越来越好。本例中，小剂量抗精神病药能够成功缓解长达几年的嫉妒妄想，得益于指导患者分清哪个是大事，哪个是小事，放下小事，把握大事，使患者改变了以往的行动方式，每天早上去锻炼身体，更加努力地赚钱，减少了关注丈夫一举一动的时间，最后就不关注这些事了，等于减少了向嫉妒妄想症状注入精神能量，对于改善症状起到了很大作用。

第十章 森田心理疗法相关问题答疑

本章收集了一些患者经常疑惑、思考、询问的问题，按照森田心理疗法的理论原则加以回答，以期达到为患者或学习者解惑的目的。

第一节 关于强迫症状的问答

问题 1：我也知道总是胡思乱想不好，没有必要，甚至有点傻，可就是控制不住，以至于影响工作、生活，我该怎么办？

答疑：如果总是胡思乱想又自己控制不住，那么就没有必要再去控制它，因为越是控制不住还非要去控制，只能更加关注胡思乱想，使其越来越清晰，适得其反，不利于解决问题，还不如对胡思乱想采取置之不理的态度，而自己该做什么就做什么。比如做一些对自己有意义的事情，上班、做家务、锻炼身体、娱乐、养花、练唱歌、习武等。其实每个人都可能有胡思乱想的情况，比如想升官发财、安逸快活等，但在现实生活中，多数不可能立即实现，那么某种意义上就是想入非非。既然它没有什么意义，就不要去理它，而是该做什么就做什么，那么这种念头很快就会淡化，或在不知不觉中消失。如果只是偶尔或短时间的胡思乱想，只要你不在意它，该做什么就做什么，一般都会逐渐过去的。出现这种情况一般都可能由某些原因导致，比如工作中遇到困难，生活中遇到麻烦或很难解决的问题时，人难免胡思乱想。这时，我们对它是控制不了的，关注这些胡思乱想，就容易陷入纠结，所以这时干脆就不控制，不排除，把这些事先放下，不去关注，继续做其他事，慢慢地，这些胡思乱想就会自动消失。如果胡思乱想越来越严重，而且影响了生活和工作，那么不妨去找心理医师看一下了。

问题2：我现在的症状是对自己的想法和行为都要反复分析是否正常，担心自己不正常，怕自己患精神分裂症（精分）。但按很多医师所说的"真正的精神分裂症患者都不会觉得自己有病"，那我要是确定我就是强迫症，没有精神分裂症，而且也相信自己没有，那不又陷入"真正的精神分裂症都不会觉得自己有病"的怪圈里了吗？我相信自己没这个病，不正好符合"精神分裂症不觉得自己有病"的理论吗？我到底是坚信自己没"精分"，还是继续强迫怀疑下去，因为至少这样还不是"精分"？恳求医师解答。

答疑：从你的问题中可以看出你是在局部的词句中绕来绕去的强迫症状。如果你问一问周围的人，就会发现没有哪个人不怕患精神分裂症。可是别人虽然怕，却并不在意它，所以什么也不影响，也就感觉不到这种"怕精分"的情绪。其实，怕患精神分裂症就不会患上这种病了吗？不一定吧？那现在讨论就没有意义。精神分裂症患者不仅不承认自己有病，还可能有幻觉、妄想、情感和行为障碍，以及不能适应社会生活等多种症状，综合判断才能诊断，并不是你想得那么简单。所以你从是否觉得自己"有病"这点入手来判断自己是否患精神分裂症是不全面、不准确的。此外，是不是你其他的强迫症状也存在看待事物不全面的问题？其实换个角度想，你怕患精神病也是希望自己精神健康，你可以围绕着怎样使精神更健康、更快乐而努力，这样不是更好吗？

问题3：只有森田心理疗法才能最有效地治疗强迫症和社交恐惧症吗？

答疑：心理疗法的种类很多，有各自的理论体系，也有各自的方法和效果。强迫症和恐惧症是最难治的神经症，不论用哪种方法治疗都不是那么容易治好的。在心理疗法当中，森田心理疗法相对来说见效较快。当然，治疗效果与心理医师的理论水平、实践经验，患者的病情严重程度，以及患者对森田疗法的理解程度、行动力、配合治疗的情况有关。理解快、行动能力好的患者，仅仅通过几次治疗、读几本书，有的就可以出现意想不到的效果。

问题 4： 洁癖是强迫症吗？

答疑： 有的患者在强迫症发病前就有洁癖，这时的洁癖是患者的一种素质，或者说是患强迫症的素质基础。强迫症发病后洁癖仍然继续存在，这时的洁癖就变成强迫症的一部分了。

问题 5： 强迫症的家属能够为患者做些什么？

答疑： 不关注患者的症状，尽量不与患者交流关于强迫相关的问题，而是想尽办法引导患者把精力倾注到工作、正常生活、人际交往、增进身体健康、增加有意义的兴趣爱好等方面，在这方面有一点成绩就给予及时鼓励。患者的转变一定是个缓慢过程，可能是一个由被动变为主动的过程，在这个转变的过程中可能会遇到各种困难，都需要家属的支持、理解和帮助。强迫症患者对失败、挫折、批评、指责特别在意，所以尽可能不要过于严厉地批评他们，而是尽可能地鼓励他们围绕"生的欲望"去行动。

问题 6： 对已经基本丧失社会功能的强迫症和社交恐怖症患者，我们应该怎么做？

答疑： 所谓基本丧失社会功能就是把所有精力都用在了强迫与反强迫上面，而没有精力和能力去工作、交友、正常生活等。对已经基本丧失社会功能的强迫症和社交恐怖症患者不要急于求成，不要把主要精力放在消除症状方面，先逐渐恢复正常的生活自理能力，可以循序渐进，从力所能及的简单的事情开始，逐渐增加所做事情的量，延长做事的时间。不急于消除强迫是关键，不要找各种理由去消除强迫，强迫观念来就来了，不去执行就是。恐惧的感觉来了，不去理睬，把它当成是正常的感觉就是。你的事情一定要做完，因为这是在恢复你的功能，只要你坚持做了，相信你的生活功能会一点点恢复。一旦生活、社会功能恢复了，强迫症状也会随之减轻。

问题7： 我最近想到一个问题，您说当强迫症好了的时候，只要一识别出是强迫，人就会直接进入"为所当为"阶段。这里有一种情况，识别本身就是一种思维活动，凡是思维活动就有可能产生强迫，所以想在强迫治好时，完全没有思维活动是不可能的。而且，暗示对于治疗强迫有积极作用，暗示本身也是一种思维活动，也有可能产生强迫。所以，这几种情况让我感到，强迫症能否治好是要"打问号"的，只要有思维活动就会产生强迫，我一直觉得只有不进入思维活动才能真正治好强迫。那么怎样才能真正治好强迫呢，如何做到思维活动与为所当为之间的协调？

答疑： 看的出来，你的思想仍然不断地围绕着强迫在转，这样转下去的结果就你很难从中走出来，或者说如果你不把自己的强迫症状放在一边，去做你最需要做的事情，你就很难从强迫症状中走出。你要反问自己：每天在做什么？该做的事情、比目前的强迫症状更重要的事情做了没有？做得怎样？还有哪些没有做？怎样去做？如果你按照这样的思路去做，才容易从这个强迫的泥潭中走出来。按你那样的思路去推理，去治疗强迫，恐怕很难治好吧。

问题8： 我现在经常思考，到底自己做的事情有没有逃避强迫，有没有在刻意脱敏。比如，我从一间房子前经过，我可以看房子里面的风景，也可以不看，这是符合常理的。但是我现在却不知道该不该看。如果看了，可能是因为自己认为"不想看"是一种逃避，所以要求自己必须看；如果不看，可能是因为自己认为"想看"也是一种逃避，所以又要求自己不能看。我现在对于这种小事都要纠结。我觉得，现实中有些事情，当事人知道自己是否逃避，还有很多事情，当事人是随性而为的。你可以这样做，也可以那样做，没有很明显的界限，你做这件事是不是牵涉到逃避或者不逃避。对于这种事情应该怎么办？是不是做也行，不做也行？

答疑：其实花大把的时间去讨论这些无关紧要、没有什么意义的事情本身才是问题。如果一个人分不清大小轻重，是不是更大的问题？以你提到的"从房前经过，可以看房子里面的风景，也可以不看，到底是看还是不看"为例，你去认真思考，并请专家解答，说明你认为这件事很重要，但是求得答案对你的人生或者生活有什么意义？对这个疑问，能得出大家都认可的答案吗？如果无法得出，你就不罢休了吗？生活中比这更重要的事情很多，你都做了吗？如果对一件事情深入思考并没有太大意义，你为什么不去做更有意义的事？让这件小事过去，做对生活、工作、身体比较有意义的事，这样你会减少很多烦恼。"世界上很多事是随性而为的，你可以这样做，也可以那样做"，这是对的。既然这样，无论怎么做都无所谓，那为什么还要反复思考和探讨呢？还是好好规划你的人生，然后去实践、行动，这样是最有意义的。

问题 9：我在判断一个症状是不是强迫症上有点问题。如果思维总是固着在某个地方，那么这就是强迫症了。但是问题是，为什么思维固着就是强迫了呢，这是不是正确的结论呢？也许医师会说，我这样想本身还是强迫症，因为我把思维固着在注意这个结论是不是正确上面来了。那么我的问题又来了，这不是用一个不知正确与否的理论来证明自身吗？这样会有效吗？也许医师还会说，我这样想又是强迫，因为把思维固着在新的东西上面了。可是我又回到之前的问题上了，既然不知道这个理论是不是正确的，那怎么能证明自身呢？这样就一直循环下去，成了死循环。望医师给予解答。

答疑：你以自己的方式在进行着强迫，却浑然不知，你提出一个假设，然后推理下去，反反复复思考一些对于自己的人生、工作、家庭等根本不重要的事情，哪怕你的工作、学习、生活、人际关系一团糟也在所不惜。人家说你有强迫，你不服气，人家说你没问题，你思考得更欢了，全然不顾重要的事情是不是做好了，还想要别人也加入你的论证之中。明知道这是个死循环，却仍在此徘徊，这才是问题所在。你以为自己发现了新大陆，可是讨论这些对于你的人生真的没有什么重要价值。如果你讨论这个问题的目的是证明自己没有强迫，证明完了以后想做什么？想过正常的生活，是吧？那就不要绕这么大一圈，从现在开始就放下这些小事，好好想想你的工作、生活、家庭、人际关系、婚姻关系等重大问题都处理得怎样，是不是需要好好明确目标，一步一步去做，去做好，才会使自己的生活得更快乐些呢？

问题 10：强迫症痊愈后会不会再次复发？

答疑：强迫症患者之所以患病，就是因为他们存在一定性格方面和行为方式的问题，可能有些问题还没有查出来。一些强迫症患者虽然痊愈，但是如果这些问题没有全部得到解决，那么仍然就存在再次复发的可能性。

问题 11：我习惯在生活中用暗示语使头脑更冷静、清醒，以处理生活的各种状况（包括焦虑）。可是现在反倒把这些提醒自己的暗示语变成了新的强迫思维，不暗示倒不安心了。另外，我的怀疑心和好奇心很重，喜欢不停思考问题，有时想控制，又会在下一个场景中不由自主地思考，我该怎么做呢？

答疑：生活一定要有目标，农民想自己的庄稼有好收成，农产品卖个好价钱；学生想考个好大学；工人想多出好产品，多拿工资。目标的确立和调整可以思考，但我们在生活中更多的是为了自己的目标不断行动。但是你却不是这样，总是怕自己不清醒，想用暗示的方法达到目的，而不是为了实现人生目标去行动。其实你也知道自己目前的做法是不对的，没有多大意义，可是你并没有下决心改变。假如你真想摆脱这种状态，就应该马上树立生活目标，并通过行动去实现目标。其他事情、想法来了，先问自己是大事还是小事，大事可以慎重考虑和处理，小事就放过去，不论多想再纠结一会儿也坚决放过去，为了实现目标做该做的事情，渐渐养成了这样的习惯就好了。还有一件事要注意，不要总是强调自己喜欢怎样，要把重点放在为实现自己的人生目标应该怎样，这样做了才会改变目前的状态。

问题 12： 患强迫症的时间越久就越难治疗吗？

答疑： 一般来说是这样的，但是也不能一概而论。部分患者虽然病程很长，但是领悟力较好，行动力较强，一旦知道了应该怎样做就立即行动起来，仍然可以很快改善的。

问题 13： 只有患过强迫症体验的咨询师才最了解患者的感受，才能最有效地治疗强迫症患者吗？

答疑： 有过强迫症体验的咨询师的确比较了解患者的感受，对心理治疗也许有一定帮助。笔者认识的一名心理咨询师就患过强迫症。他治好了自己的强迫症以后，考了心理咨询师，并且开办了心理咨询机构，经过多年努力，现在治疗强迫症已经小有名气。但是你所说的，只有患过强迫症的咨询师才能最有效地治疗患者这个观点是不是有失偏颇？其实大多数咨询师或心理医师、精神科医师是没有患过强迫症的，但是他们受过专门的教育、训练，因此也能把握患者的心理状况，有效地治疗患者。

问题 14： 强迫症症状泛化的原因是什么？症状泛化是不是意味着治疗的难度加大？

答疑： 强迫症症状泛化的原因可能与多种因素有关，其中的原因之一是在思想矛盾的基础上，先是注意和纠结某事，围绕其进行强迫、胡思乱想，在某一契机下，注意又被其他感觉或观念所吸引，通过精神交互作用，注意有固着在另一特定事物上。强迫症状一个接一个出现，或者几个强迫症状交叉进行。例如，患者有一段时间由于怕手洗不干净患传染病，于是反复洗手、洗衣服；而另一段时间又怕煤气开关关不严造成泄露，于是反复关煤气开关；再过一段时间又怕手碰到什么东西被传染，不论走到哪总是戴手套。无论强迫症状泛化与否，强迫症状的治疗都是比较困难的。

问题 15：怎么才能走出对森田心理疗法的理论强迫？

答疑：有些强迫症患者为了治好自己的强迫症状，到处求治，自然有一部分人对森田心理疗法感兴趣，想通过学习该疗法消除自己的"怕"所导致的强迫症状，注意转移到学习理论以后，注意"怕"的精神能量被减少，症状有所减轻。因此，患者就认为是学习产生了效果，就更加努力学习。可是只学习而不行动，那么效果也不会好，一旦不再学习森田心理疗法，注意就容易再次转回到"怕"上来，于是就离不开对森田心理疗法的学习了。因此，患者就认为自己产生了对森田心理疗法理论的强迫，其实是原来强迫症状的转移。要想走出这种误区，就不只是单纯学习，而且是按照森田心理疗法的理论去行动、再行动，这才是最重要的。

问题 16：对神经症症状要不要区分是强迫症引起的症状，还是现实里的困惑引起的症状？

答疑：神经症的症状不同，原因也不一样，弄清其原因对于治疗也是有一定帮助的。但是不能陷于新的强迫之中，一定要搞清楚是哪个原因导致的症状。如果不容易分清到底是什么原因引起的，那就不如全都放下，按照生活的目标，做该做的事，该怎么服药就怎么服药，这样不管是强迫还是烦恼引起的症状，都会逐渐得以改善。

问题 17：为什么靠分析、思考的方式走不出强迫症？

答疑：有些人靠分析的方式确实走不出强迫症，但不等于其他人不行，还是有人可以靠这种方式走出来的。至于为何很多人不适合这种方式，可能是由于用分析、思考这种方式的本质还是排斥强迫，没有跳出"想排斥强迫"的圈子，注意所伴随的精神能量总是围绕强迫在转，强迫症状当然就无法真正解决。

问题 18：这两年来，我一直有强迫思维。按照森田心理疗法，我基本做到了不去与这股杂念对抗（尽管不去与它对抗，但还是很痛苦），从对抗杂念转变为让自己觉得舒服、平静，但是我还是没办法做到不去想它，不去注意它，即使是在做事也还是会注意它。请问这样不理它，继续做自己的事，时间长了杂念才会消失吗？

答疑： 森田心理疗法提倡不去对抗、排除杂念，也不去关注它，心思不围着它转，而是此时做比排除杂念更有意义的事。有人说："排除了杂念就很有意义，排除了我就安宁了。"可是你就是铆足了劲也无法真正排除杂念，反而使杂念更多，这样不是给自己帮倒忙，故意与自己作对吗？所以你去关注、去做生活中更有意义的事情，即使脑子里还有杂念，只要不去理它，继续把注意集中在做事上，杂念就会越来越少，直至消失。你总想知道多长时间杂念才能消失，每个人情况都不一样，不好一概而论，如果你特别想知道，说明你还是在关注它。其实，不要把你的目标定位在消除杂念上，而是把目标定位在不在意它上面，这样反而更容易现实目标。每个正常人也可能或多或少有一些杂念，比如看到漂亮异性时想入非非，不现实地希望自己拥有更多财富、更高地位等，但是不去在意它、不把它当回事就不会造成烦恼，生活就很快乐，你按照这样的目标去努力就容易减轻你的烦恼。

问题 19： 强迫症性格的人适合从事什么样的工作？

答疑： 强迫症性格的人特别怕出错，所以往往做事比较认真细致，也许更适合于从事对认真细致程度要求较高的工作，比如会计、设计师等。但是精细的工作往往责任比较重大，压力也相应较大，所以更需要学会调节压力，防止强迫症的发生。

问题 20： 强迫症痊愈是指症状完全消失吗？

答疑： 强迫症痊愈是指患者心情愉快，可以正常工作、学习、生活，不再被"怕"所束缚（如怕脏就反复洗手，怕煤气没关好就反复检查煤气开关，怕有重要的事被忘却，就反复思考、询问等），不再以反复重复动作或反复思考去驱除心中的恐惧。但是强迫症痊愈并不是一次也不洗手、不检查煤气开关、不检查门关没关、不思考问题，而是该做、该想的事还是要做、要想的，更主要的是心情愉快，不再为自己强迫而痛苦，可以正常地工作、学习、生活。患者说，我总是强迫，怎么能正常生活？可是正因为你不断强迫才影响了正常生活，而既然无论如何都无法摆脱强迫，不如先去恢复以往的生活。患者在纠结于强迫症状的时候，精神能量也是流向强迫症状的，而若患者按照顺其自然、为所当为的原则去生活，精神能量就会转向日常生活，那么强迫症状就会失去精神能量的支持，久而久之强迫症状就逐渐减少乃至消失。这样说来，强迫症患者对治愈的理解和医师的理解时常不太一样。经过治疗，医师让患者理解了上述道理，改变了自己行为方式，过上与患病以前相差无几的生活，就是治愈。

问题 21：我患强迫症很多年了，如今怀孕了变得更严重了，天天胡思乱想，生不如死。以前还能想办法释放不良情绪，现在什么办法都没用了。好多次想放弃宝宝，可是又不忍心。我想去看心理医师都不知该从何说起。我现在很少出门，家里就我一个人，老公经常出差，我也没什么朋友。我上网不停地查症状，把问题想得很严重，总是担心"万一"，想多了我都分不清真假，不敢假设是我想出来的，担心万一是真的怎么办。宝宝还有 3 个月就该出世了，我总在想"万一不是我老公的怎么办""如果是我出轨了，我至少知道孩子父亲是谁，可万一是不知道的人对我做了不好的事，我甚至不知道孩子是谁的"。越想越怕，直到崩溃。一旦孩子出世，这个念头可能还会一直在，最后我疯了，那孩子怎么办呀？

答题：从你叙述中看得出来，你知道自己有哪些问题（不愿出门，没有朋友，不停地上网查询负面信息，不再按照过去的方法去调节情绪），可是明明知道还不改正，能不胡思乱想吗？你是不是第一次做母亲，是不是第一次要抚养孩子？作为母亲，你懂怎样抚养和教育孩子吗？生孩子需要体力，需要满足更好的营养需求以保障孩子在腹中健康地成长，这些重大的问题不去解决，不去学习，而在那些只是"万一"的小事情上纠结，这样的人不痛苦，谁痛苦？既然不愿意这样痛苦，就马上去解决这些事吧，精力真正转到这方面，原来的问题就会越来越减少，乃至不被在意了。

问题 22：我 6 年前开始出现强迫性思维，如身体碰到某样东西时，脑子里就出现自己不喜欢的人，就觉得很不舒服，就用一个好人替代那个令我讨厌的人。时间久了，这个方法不灵了，很痛苦。怎么办呢？

答疑：赵本山在小品中说过："你踩（脚）你也麻。"我要是像你那样做，也会和你一样难受、痛苦。杂念就像无赖，你越搭理他，他就越纠缠你，你就很难甩掉他；如果你要想甩掉他，最好的方式就是不理他。杂念来就来，而你该做什么就做什么，看一看自己生活中该做的事都做得怎样，如果有所欠缺，就花时间改变过来，把生活中更重要的事情做好，做好了再更上一层楼，这样痛苦就会慢慢减少。

问题 23：我不确定自己是强迫人格障碍还是强迫症。我做什么都追求完美，如果没有达到自己的要求就非常焦虑，感觉要崩溃一样。我这个症状持续了十多年了，自己也看了不少关于森田心理疗法和强迫症的书和资料，还是走不出来。说是强迫症吧，可又没那么严重。我在百度查了一下强迫人格障碍的症状，和自己很像，主要就是方方面面追求完美。我也想改变自己，但是如果不那么做，我就很难受，总是想着这件事，感觉和上瘾似的，我怎么才能走出来呢？

答疑：强迫症多是具有强迫人格特征的，你想从强迫症状中走出来，首先要认识到追求完美对自己的不良影响。追求完美的人对不完美，对缺点、挫折、失败太在意了。世界上的任何人、任何事恰恰都是不完美的，没有缺点、挫折和失败是不容易的。你在追求几乎不可能实现的目标，其结果自然不容易实现。同时，追求完美的人不能容忍目标实现不了，就反复检查，反复确认，反复思考以达到完美，却实现不了，于是造成恶性循环，强迫症状一发不可收拾。所以，做人、做事设定的目标一定要恰当，用你的能力够得着、做得到。生活、工作、学习的目标设定太高、太完美，达不到还是白做功。你想从目前这种状态中走出来，说明你已经意识到这样不好，这就是向走出来迈出了很重要的一步。你希望自己不再过于在意事情的不完美，要获得这样的结果和获得其他任何结果一样，都是要付出一定代价的。付出什么代价呢？就是把你的目标调整到比较合理的位置，这样便于实现，不断实现这个比较合理的目标，便会不断获得满足。刚开始时，可能像你所说的会"比较难受"，可这就是你要付出的代价。即使还总想着让事情更完美，也不要管它，按照既定的方案去做。一旦你付出了这个代价，迈过去这道坎，你就会走出这种上瘾般追求完美的状态。

问题 24： 家里的煤气上面有个点火器，下面有阀门。我炒完菜后把阀门关了，火自然就熄灭了，但是我担心煤气没关严而泄漏，导致我睡觉时煤气中毒，还想反复去确认，怎么办？

答疑： 你的担心并不是多余的，如果煤气真的泄漏，确实是很危险。可你只是担心或反复不停检查就可以避免煤气泄漏了吗？不会。更好的方法是定期检查、更换老化的胶皮管。做完这些后，该做什么就做什么，那些强迫症状自然会逐渐减少，不会成为你的烦恼。生活中不只这一件事值得关注，还有很多更重要的事等着我们去做。即使你知道了这个道理还只是想反复确认煤气关严与否，说明你的强迫症状比较严重，到时这种情况，一方面可以去找医师看病，服用一些药物，同时还可以按照心理医师指导的方法去做，症状会纠正过来的。

问题 25： 有新闻报道汽车尾气含有一氧化碳，那么，一氧化碳会不会进入车内，进而导致中毒呢？这种可能性当然存在，不然的话，每年也不会有那么多人在车内因为一氧化碳中毒而死亡了。只可惜，这些事件并没有引起足够的重视。当我看到这个新闻后，感觉很多人都不知道这个常识，所以我总是反复地告诉别人，感觉这样可能对别人有帮助。可是我告诉别人时，有人显得满不在乎，还说死不了多少人。可是我不告诉他们，自己又焦虑痛苦。我一直感觉告诉别人是对的，而且多告诉一个人可能就多救了一个人。可是这样我还是担心，因为我觉得新闻媒体怎么就不重视这件事呢？汽车说明书怎么也不提醒大家一下，这可是人命关天的事情。所以我就强迫自己有时间时就找话题告诉别人，可是每当看到别人不在乎时，我真的太痛苦了。我错了吗？同时，我也想到应该没那么容易中毒，不然很多人不懂这个常识就会出现大面积的死亡。可是我如果这样想，我又担心自己有侥幸心理。我还总是困惑国家和相关部门怎么就是不宣传或提醒大家呢？我们读书时也没有学过这个知识。用心观察，每年夏天有很多人在车里睡觉，我感觉这种事故还是有很大概率会发生的。所以不告诉别人，我真的痛苦。我该怎么办？

答疑：睡在汽车里中毒死亡的事确实是有的，所以如你所说，这件事也很重要，谁家要是遇到了这样的事确实很倒霉。但是这种情况发生的概率是多少呢？你统计过吗？全世界范围内发生这种事的概率能达到几万分之一，还是十几万分一？如果是这种数量级，你认为多告诉一个人就能多救一个人吗？不是吧，也许是你告诉十万个人，而且大家都接受了你的提醒也只可以救一两个人。当然，即便如此，可以救到人也是一件伟大的事情。其实让大家都接受提醒几乎是不可能的，可是你如果一个人一个人地告诉下去，知会到十万人可能要花上大半辈子的时间，把自己的大好人生搭进去了，也不容易看到成果，还经常会被人误解，甚至影响了自己的生活，如果你真的为你目前的状况而烦恼、痛苦，还不如去找找别的方法去宣传，采取别人容易接受的方法，比如可以写文章宣传一下，做些力所能及的事。想救更多的人，这个想法很好，用什么方法能达到目的却很有讲究。比如，你可以先做一个调查，有理有据地说明这个事有多重要，发生的概率有多高，写篇文章发在微信、QQ或其他网络平台上，力所能及地宣传一下；或者你发明一种仪器，减少汽车尾气的排放或杜绝尾气泄漏，或者发明一种车内有毒气体超标的警报器等；你还可以学一些急救常识去救死扶伤；如果这些你都做不到，还可以想一想自己能做哪些有意义的事，而不是这样一直烦恼下去。

问题 26: 我还是个学生,当我上课或做作业进入强迫性思维时,该如何处理?是转移注意还是继续做后面的内容,或听老师讲课?这样算逃避吗?此外,我是个内向的人,我想稍微变得外向一点,这本身是不是没有错?第三,看到别人交流答案,我都会很难受,怕自己做的答案是错的,如果这时去做其他题目,那么明天该怎样对待同样的情况?第四,顺其自然就是不管潜意识里想什么就当做没发生,该做什么就做什么吗?第五,什么叫接纳,我自己没法理解。第六,自卑的根源是什么?第七,我很想跟女生交流,可是看到某些女生,一和她们说话就脸红,怎样解决?

答疑: 不论什么时候出现强迫思维,都不要理它,继续做自己该做的事情,这不是逃避,是对于强迫症状的"无为"。学生的强迫思维有些是学习过度紧张造成的,此时注意不集中,那么经常利用课间时间、上学和放学路上进行些身体活动,如步行、快走,一旦有休息时间不去玩游戏机而是增加身体活动,有利于减少强迫思维。

你性格内向,想外向一点没有错,只是不要单纯在理论上去想,而是要付诸行动,多增加兴趣爱好,力所能及地参加社交活动。

看到别人交流考试答案,怕自己做的答案错了有什么不对?别人的答案肯定会有不一样的地方,那一定是自己错了吗?也不一定吧。经过检查发现自己的答案确实错了,心里难受难道不正常吗?正常的事就不要关注,去查找错误的原因,弄懂了题目,今后不再错,这样对待就行了。

顺其自然一般是有所指的,在某种情况下,你关注、干预、参与、排斥某件事,却反而得不到好的结果,甚至适得其反,那就最好不去理它,顺其自然,做你该做的事情,这样反而更好。对于强迫观念,你即使排斥、对抗也无法改变这个事实,最好的方法是接纳它,也可以理解为不对抗、不排斥或放下它。

自卑,换一种说法是不自信,自信其实是靠努力争取来的,你越是努力地去做一件事,对于这件事就越是有自信,反过来你在哪方面没有自信往往说明你在这方面努力得不够。另一方面，自信还与自己的完善欲有关。过于追求完美，就会不论多么努力也不轻易满足，也就不容易自信（或容易自卑）。如果是这样，就需要不断调整生活目标。

处于青春期的男孩想接近女生很正常，看到某些女生，一说话就脸红，也不是异常。既然不是异常，你就不需要特殊处理，该怎样就怎样行了，那么慢慢就会适应，就不那么紧张或者脸红了。

问题27：我处理强迫的时候，一般是这个思路，先判断是不是强迫，然后再用顺其自然疗法来处理。但是我现在有个致命的问题，就是我总在怀疑某些想法或行为是不是强迫。我想医师会说："我这种证明强迫的想法就是在强迫。"那我就会冒出另一个念头："医师到底是不是这样说的，或者医师说的是不是对的？"为了平复自己慌乱的心情，我又会想："以前用顺其自然的方法不是都治好了吗，那么就说明是可行的。"然而又一转念："以前真的用这种方法治好了？是不是真的好了？"其实这就是事实，但是我总是用想法代替事实。于是我还会换种想法："医师不是说要学会在不确定中生活吗？"一转念又成了："如果'学会在不确定中生活'本身就是谬论怎么办？"总之，各种想法都会在我的脑海中冒出对立的念头。医师说我"归根结底是完美主义"。在确定是不是强迫症上，我总是很执着，认为必须让自己信服是强迫才可以。治疗强迫症最重要的是实践，苦口婆心说教还没有实践来的有效，可我就是不敢迈出实践的步伐。我有时也劝自己，就算不知道效果怎么样，先试一下总可以吧，然而还是不敢实践，心里的抗拒太强大了。

我现在最应该改进的是哪一块？我也知道森田心理疗法该怎么操作，但是却不敢尝试，是不是当前我急需改变的是追求完美的性格？最需要坚守的是事实为真的信念？请问如何去做呢？是不是治疗到我这一步就会遇到这种瓶颈？是不是森田心理疗法的最终目标是改变一个人的性格？

我觉得解决这个问题的办法就是要学会在不确定中生活，就是坚持事实唯真，而不是以自我想法为准。学会在不确定中生活，要有敢于承担错误的勇气和模糊思维的能力。如何培养自己在不确定中生活的本领，除了暗示告诫自己这种办法，还有没有其他的？如何最终改变自己追求完美的性格？

答疑：从你提问中可以看出，你知道得很多，也知道毛病出在哪里。尽管如此，你还是有问不完的问题，因为无论是想辨认还是想消灭强迫，你的思想总是围着强迫症状在转，而越是这样，你的强迫就越多。就是说，你在做对自己不利的事，在做对治疗强迫不利的事却浑然不知。我要是回答了你上述所有问题，你就会彻底释怀了吗？你的强迫症状就可以治愈了吗？没那么容易，你一定又会派生出新的问题，陷入无穷尽的循环往复和烦恼之中。

但是你没有发现吗，你反复思考的这些对于人生目标的实现有什么意义吗？你的人生目标或生活目标是什么？你是否希望实现这些目标，并为此做过什么？付出过什么努力？你现在不遗余力做的事比你这些人生目标还重要吗？你用一句"太难了"，轻描淡写地敷衍过去，然后重新开始对你认为重要的问题的探索，越陷越深，这样做不但不会有结果反而会把自己搞得更痛苦，这样做明智吗？反过来想，难到别人不费吹灰之力就可以实现自己的理想和目标吗？正因为费力，做到了的人才会脱颖而出。你想真正消除目前的烦恼，就把那些纠结、对实现目标没有意义的小事都放下，为了目标而努力。哪怕先从小目标做起也行，自己会做饭、洗碗、扫地，自己赚钱养活自己，一步一步向前走，一定会实现一个又一个生活目标。等你做到、做好这些以后，回头再看那些你原来以为很重要的、让你长期以来冥思苦想的问题，其实并不那么重要了。

问题 28：我有文字强迫症，总想人为什么会认字，而且对一个字看久了就感觉不认识了。我努力告诉自己不要担心认不认识字，可越这样想越紧张，更不认识字了。我现在已经不敢看书了，我想知道怎么才能解脱？

答疑：不管是谁，如果看书时不是看书的内容，而是眼睛盯着某些字，脑子胡思乱想，那会怎么样？时间久了，当然对书的内容没有深刻的理解和记忆，甚至不知道刚才看到哪了。因为脑子完全被别的事吸引，刚才看到的是哪个字都想不起来，这也不奇怪。这是注意不集中、胡思乱想的结果，而不是真的不认识了。你想通过告诫自己"别担心"的方法去消除担心，当然没有用，因为"过去认识的字一下子变得不认识了"，确实是值得担心的事，所以你并不能消除这种应该有的担心，于是你就更担心。所以，正确的做法是不去消除不认识字的担心。如果你看书时走神或连字都认不清了，可能说明你太疲倦了，需要调节一下。人的注意有效持续的时间长短是不一样的，一般在 1 小时左右就需要休息一下，否则注意就低下，最好的调节方法是到外面运动一会儿，因为长时间看书等于长时间身体姿势固定不动，肌肉容易僵硬，血液循环会变慢，产生不适，引起注意分散，那么全身活动以后这种状况就会改善，再看书就不容易走神和胡思乱想了。

问题 29：我害怕自己无意之中做错事情或者伤害别人，最近还总是强迫回忆刚刚发生的事情，通过回忆确保自己没有做错或者伤害别人，如果不回忆，就怀疑自己是不是做错了什么事情，然后就很焦虑。我该怎么办？

答疑：怕自己无意之中做错事情，或者怕伤害别人，难道错了吗？如果没有错，为什么会这么在意呢？人们一般对正常的事是不会在意的，只会在意被认为做错了的事。你的问题是你在意的事其实没错，但你却十分在意，好像只要一不留神就真有错误发生一样，所以你才时时刻刻保持警惕。可是这种方法使人十分疲劳，如果这样下去反而容易出错。时刻警惕"别出错"也难免不出错，那还要这样继续，这不是徒劳吗？你怕做错事说明你想把事情做好，怕伤害别人说明你善良，那你就尽可能把事情做得更好，设法对别人更好，表现得更善良。如果你做事好得谁也比不上，善良得人人伸大拇指佩服，你的目标不就达到了吗？

"人非圣贤，孰能无过"，一生中就算你办事再认真也不可能一次错也不犯。你总不能为了一次错也不要犯就一辈子不做事吧？

问题 30：我曾经得过恐惧症，但感觉已经痊愈了，虽然有时还会紧张，但已经明白了那是正常的、自然的心理，于是再也没有评判过恐怖、紧张这种感觉了，反而因为知道了自己的不足而更加勤奋。那强迫症的痊愈也类似吗？我想问一下，强迫症痊愈到底是怎样的，是患者不再出现强迫观念，还是可以把强迫观念转移到正事儿上？

答疑：是的，强迫症痊愈以后，并不是一次也不洗手、不检查门窗锁没锁，不是不再胡思乱想，而是能积极地生活，把自己的大部分注意和精力（精神能量）都转移到有意义的生活、工作、学习、人际交往等方面，会觉得生活很快乐、有意义，而不是整日烦恼、纠结于强迫症状。

第二节　关于恐惧症状的答疑

问题 1：见到异性就脸红、心跳怎么办？

答疑：见到异性没觉得脸红、心跳，这很正常，但是见到异性就脸红心跳就不正常了吗？其实这种现象并没有可什么奇怪的，也不属于不正常的现象，没有必要当回事，如果你不在意这件事，脸红就脸红，心跳就心跳，该怎样就怎样，该说话就说话，该办什么事就办什么事，一般来说慢慢也就适应了，见到漂亮的异性即使脸红、心跳也没有什么不正常，脸红、心跳的感觉也就逐渐减弱了。但如果你太在意，注意高度集中在这种脸红、心跳的感觉上，那么这种感觉就会通过精神交互作用变得越来越强烈，就容易影响人际间的正常交往。

问题 2：本人 30 岁，女性，害羞、胆怯时容易脸部潮红，希望能通过治疗得到改善，希望进行有效果的治疗或手术等。

答疑：你认为"害羞、胆怯引起脸部潮红，希望通过治疗得到改善"，说明你认为这种现象是不正常的。你从来没有怀疑过你的想法是不对的吗？害羞或胆怯是每个人都会有的情绪反应，只不过反应程度不一样。有些人感到心跳加快，有些人感到紧张，而有些人脸部潮红。上述任何一种反应都不属于病态，既然不属于病态，也就不需要治疗了。既然害羞时的反应是正常的，那么潮红就潮红，心跳就心跳，该怎样就怎样，一会儿就会平静下来了。对于你来说，需要通过心理治疗使你逐渐改变，不再过于在意脸红，不再不由自主地关注这件事，脸红的事就解决了。因为越关注这件事，脸红、心跳就会越加重，是帮倒忙的。

问题3：可是脸红这件事已经影响我的工作和生活了，领导会觉得我放不开，能力有限，朋友也时不时被我的脸红搞得很尴尬，我该怎么办？

答疑：你如果希望让领导看到你的能力，就要把精力放在怎样增长自己的才能和将其展示出来的行动上。你要经常检查自己是不是这样做了。你如果不希望让朋友尴尬，就不要总和脸红作斗争，而是想办法和朋友相处好，你做到了吗？影响你生活和工作的主要原因是你把精力关注在脸红上，其他方面的很多事情就没有精力去做了，自然受到影响。

问题4：听了你的话，我感觉茅塞顿开。可是领导突然跟我说话的时候，我还是会突然不自然。我在心里告诉自己不要脸红，可是还是脸红。男朋友的父母跟我说话，我也会脸红，怎么办呀？

答疑：领导突然跟你说话的时候，你可能由于没有心理准备而表现得不自然，这有什么不对吗？既然没有什么不对，为什么在意呢？正常人对正常事是不需要在意的。领导与你说话，你要做的是什么？是回答领导的提问。怎样能表现出你的才能就怎样回答，至于自然不自然与表现才能关系大吗？既然这对于表现才能不是主要的方面，为什么把注意和精力放在这上面呢？总是在心里告诉自己不要脸红才是问题所在。因为你越是这样，就越在意和关注脸红，脸红就会越严重，这不是自己给自己帮倒忙吗？男朋友的父母跟你说话，你应该怎样表现最好？你展现出自己的优秀是不是更重要？怎样表现才能给对方留下好的印象？难道脸不红就可以了吗？

问题 5：您的回答让我很受用，可是我在实际生活中还是会遇到这样或那样的情况，让我感到害羞、胆怯和不自信，让自己尴尬，也怕也让别人尴尬。有时我觉得自己很没用，非常恨自己，讨厌自己。可是生活还是要继续，别人都觉得生活美好，可是我这个脸红的毛病却让我感到生活不是我想努力变好就能变好的。在饭桌上，不太熟悉的朋友给我敬酒，我都能脸红，真是太没用，太没出息了。男朋友的朋友跟我说话我也会脸红，真不知道我什么时候才能改掉这个毛病。怎么办啊？真想大哭一场。

答疑：你认为"自己很没用，非常恨自己，讨厌自己"，理由是自己容易脸红，是吗？但我想告诉你，你的这种认识是不完全正确的，你把脸红当做毛病，而你所有的烦恼都是这种认知所致，因为脸红是人在尴尬、不自然、不好意思、高兴等情况下应该出现的反应，是一种反映上述情绪的正常功能，你要是想让自己不脸红，就等于让自己别"尴尬"、别"不自然"、别"不好意思"、别"高兴"。如果真的这样，你就缺少了几种情感反应，少了几种功能，反而是不正常的了。

所以，想"改掉脸红"本身就是不明智的，在一些情绪反应下脸红，就像热了要出汗，冷了要发抖一样，是天经地义的事情。人怎么可能控制自己热了不出汗、冷了不发抖呢？你的身体不会因为你讨厌脸红就可以改变或去除这个功能。就好比你讨厌放屁，但是你不能不放屁；你讨厌肚子咕咕叫，但是你饿的时候肚子还是会咕咕叫一样。既然你怎样想排斥或改掉这些"毛病"都无济于事，最好的办法就是随它去，而你该做什么就做什么。

"不太熟悉的朋友给你敬酒"，你表现不太自然——没错，不自然就会脸红，这很合乎情理，怎么就成了"太没用，太没出息"了？不熟的人跟你说话你会不自然，不自然就会脸红，这是很正常的事，但你却得出结论："真不知道什么时候才能改掉这个毛病""怎么办啊，真想大哭一场"。你知道自己为什么这样痛苦吗？因为你的想法错了。你一定要记住，正常人对正常事是不应该过度在意的，就像鼻子长在脸正中间，耳朵长在脸两侧，这是正常的，你从来也不会在意，而类似的事还有很多。只要你把不正确的认识纠正过来，就不会产生新的烦恼，就不会在意这件事，而是做自己该做的事，做让他人对你刮目相看、得体大方，让自己和亲人都高兴的事。这些成功会使你产生成就感、幸福感。所以，改变一下行为的方向吧，你一方面强烈要求给予指导，另一方面对这些指导不去深入思考和实践，思想和行动不断围绕自己的症状在转，这是问题的关键，这样是不容易改善自己的症状的。

问题 6：我有社交恐惧，与人交往只关注自己有没有紧张，并且压制紧张，已经形成习惯了。我也知道不应该这样，应该接受它，去关注外面的世界，可是好难做到啊，怎么办？

答疑：正因为你关注和压制自己的紧张，才会导致目前的社交恐惧。人在某些情况下、某些场合中会紧张甚至有恐惧感都是正常的。如果你把它当做异常，不断使用各种方法排除这种紧张和恐惧，如躲避或减少与人交往等，这样一来人际交往能力不易提高，更容易紧张恐惧，往往就像你说的"很难改变"了。

与人交往的时候紧张甚至感到恐惧，多是由于怕说错话、出丑，怕给人留下坏印象引起的。如果能给人留下好印象、被人高度评价会使你感到高兴，为什么不向着这个方向努力呢？不管多难都朝这个方向努力，一定会收到效果。另外，你一定不要把自己当做"神"，因为只有神才不会出错，是人就有可能出错。与人交往也是如此，在众人面前说句错话，虽然尴尬，可是开句玩笑或道个歉，什么也不会受到影响。这样实践下去，就会改善你对人际交往恐惧的状态了。

问题 7：我从小就对死很恐惧，长大后只要看到身边有人患病就很恐惧，担心自己也会患那样的病，经常去医院做健康体检，虽然每次检查的结果都很正常，却不能让我的内心平静下来，甚至担心医师会因工作疏忽没有检查出我的病。这样的担心搞得我身心疲惫，我该怎么做才能摆脱这种疑神疑鬼的阴影？

答疑：你怕死、怕生病，这没有什么不对的，其实我们每个人都怕死，也怕生病。可是无论我们多么怕，死亡和疾病也是无法避免的事情。就是说，你所有的害怕、担心、疑神疑鬼都是在做无用功。怎样才能摆脱这个阴影呢？其实，怕死就是想活，怕病就是希望健康，你现在的心思和行动都围着怕死、怕病在转，而如果你想好好地、健康地活着，你的心思就围绕着怎样能健康生活来考虑问题、做事就行了。为了这个目标怎样努力都不为过，做得越好，"怕"就越少，因为你对"怕"已经不在意了。不要总是想等你"不怕了"再去实现这个目标，而应该鼓起勇气，为了实现这个目标积极行动，你一定会慢慢地从恐惧中的阴影走出来。

问题8：我对疾病特别恐惧，当初做过一次"人流"，就特别担心自己患囊肿、月经不调、盆腔积液之类的疾病。听说某人患妇科癌症去世了，我就更加恐惧，去医院做这方面的检查。即使只发现了小问题也会胡思乱想。昨天，我听一个朋友说她的婆婆是患子宫癌去世的，去医院查出过盆腔积液，还对我说这种积液是没法治的。我一听就感到非常害怕，怎么办？

答疑：哪个人不害怕患病呢？特别是那些无法治愈的、危及生命的病。可是，你害怕它就能预防疾病，与患病绝缘了？如果你做的所有想消除患病恐惧的努力（在网上反复查询，反复去医院检查，找人咨询等）都是徒劳，是在做无用功，为什么还要做？如果想改变目前的状态，应该放弃徒劳的行动，做有利于健康的事情，如适当运动、调整饮食，搞好家庭关系、人际关系以达到身心愉悦；好好工作，拥有足够的资金保障健康。这些目标到达到了，你对疾病的恐惧就会逐渐减少，乃至越来越不在意它了。

问题9：我小时候性格比较内向，和关系好的人在一起才能稍微开朗些。初三时，我喜欢上同桌的女同学后成绩直线下降。在中考复习那年，为了考上市重点，我非常努力，不准自己玩，逼迫自己一心学习，不准想感情上的事。某天，在经历过高强度的学习后，我的头脑突然出现一个念头：你怎么不脸红呢？大脑中总盘旋着这个想法，于是我开始变得容易脸红。某天，我突然用余光注意到一个物体，于是我又开始关注自己的余光。最后，余光与容易脸红的问题经常折磨我，尤其是在公共场合，很容易爆发，我这是什么情况？

答疑：你的症状表明，你是余光恐惧、社交恐惧。初中生正处在青春期阶段，对异性感兴趣是可以理解的，当你知道这个事影响了学业和成绩，马上努力改变，一心学习，这是理智的。可是你不知道的是，即使你把精力用在学习上了，异性对你的吸引也并没有结束。异性在旁时，你的余光被吸引过去，这本是正常现象，但是你对此很紧张，于是在精神交互作用下，你的紧张被不断加重，你就受不了了，用自己的话说是"爆发"了。另一方面，你的身体对于高强度学习的承受力也是有限度的，不去适当调节，超过这个限度，会导致大脑过度疲劳，注意分散。这个时候，周围的异性就更容易吸引你。一旦你被异性吸引，经常脸红是理所当然的。

每个人都有余光，我们在需要的时候可以用余光注意周围的人和物，这是一种正常的功能，没有必要因此烦恼。就算你不由自主地用余光关注到了喜欢的异性，这有什么问题吗？就像一个人几天没吃饭，看到旁边有人大吃大喝，不由自主地用余光瞟了一眼，难道不正常吗？就是咽了一口口水也没有什么不对吧？我们对正常的事是不在意的，也就不会出问题，否则，你越是在意就越是紧张，甚至紧张得身体僵硬，慢慢就无法正常学习了。

你目前可以做的就是，脸红就脸红，有余光就有余光，这都是正常的，不用去在意它，该学习就学习，累了就去跑跑步，活动活动身体，适当休息一下再学习。如果确实无法改善，就去看心理医师，配合药物治疗会比单纯的心理治疗效果好些。

问题 10： 造成读书恐惧的原因是什么，怎么用森田心理疗法来治疗？

答疑： 每个患者的情况不同，不能一概而论。这种问题的产生无非是因为患者从书中知道了某些自己恐惧的事情或无法忘怀的恐怖事件，产生恐惧的联想，怕这些事情发生在自己身上，让所有的行动围绕"排斥恐惧"来进行。可是，越是排斥就越恐惧。森田心理疗法对于这种患者的治疗是，首先放弃围绕排斥恐惧的所有行动，把恐惧当正常情绪，同时激活"生的欲望"，把患者更多的时间都引导到围绕"生的欲望"去行动上。需要提醒的是：不要以为围着生的欲望行动之后就能立竿见影，一下子就不恐惧了，事情是没那么容易实现的，患者需要坚持很长一段时间。所以不要找理由不去行动，只要坚持围绕"生的欲望"行动下去，就可以慢慢不在意读书恐惧了。

问题 11： 我的脑子里充满了"万一"，无论做什么事都在担心这个"万一"。我也知道做事完全不出差错、身体完全不出问题是不可能的。但是，道理我虽然明白，就是做不到不去担心。所以，面对"万一"，我到底该怎么做才能消除内心的担心不安？

答疑： 人一定要做力所能及的事，如果力不能及还非要去做，大多等于自寻烦恼。就拿这个"万一"来说，你说得很对，无论做什么事都可能出现差错（也就是你说的"万一"），因此，你想消除"万一"给你带来的不安是不太可能的，也是我们力所不能及的。如果你放着9999种安全、没问题事的不做，整天围着万一可能出问题、有危险而担心，做事停滞不前的话，结果只能会自寻烦恼。如果你不想自寻烦恼的话，就针对那些所谓"万一"发生的事情采取一些预防措施，然后就放下来，把主要精力放在更大的事情上，冒一点风险也是值得的，因为百分之百安全、一点错也不出的事并不容易找到，难道你找不到这个百分之百就不做事了吗？你既然明白这些道理，就不要再找理由拒绝行动了。万事开头难，即使再怕，只要你迈出第一步，就会发现用这样的方式做事对自己更有利、更安全、更快乐、更轻松。

问题 12： 我真的受不了在人前总感到莫名其妙的恐惧了。我以前只是比较容易紧张，现在已经发展成让人讥笑的那种恐惧和胆怯了。有时，我站在那里像个傻子一样，有怒气又不敢发作。我尝试着接受这种感觉，但是自尊心又让我无法接纳这种在人前抬不起头的样子。尽管我做了很多让别人知道我并不是这种人，至少基本的做人的气质还是有的。但是，每当一些毫不相干的路人看你这样，做出挑衅甚至蔑视的行为，而他们大多是一些家境、学历、外貌都不怎么样的人，我就感到很无语，甚至到了仇视他们的地步——我心里不服啊！每当这种感受涌上来，我就想让他们明白，我不是这样的人，我是调整不了我的恐惧，不然，一个路人，一个衣冠不整、猥琐的小人，我怕你做甚？！有时候想到这里，真的希望他做点什么，好让我打他一顿，但是我立刻又想到，打了他会给家里添麻烦，有可能被抓，为这种人不值得。我为此感到生不如死，我该怎么办？

答疑： 每个人都体验过紧张，你越是讨厌它，它就越严重，逐渐发展成恐惧，这都是你与紧张、恐惧对抗的结果。因此，你没必要把原因都归结于外界或他人，即使把恐惧的原因归结于别人，也没有使自己的恐惧减轻，反而使症状加重。其实，紧张的另一层含义是对眼前使你紧张的事重视，比如考试紧张是重视考试，面试紧张是重视面试，讲话紧张是重视讲话，在别人面前紧张是重视别人对自己的看法等。那么，既然重视，为什么不全力以赴地做你重视的事呢？

所以，改变目前状态的最好的方法不是消除恐惧，而是不理会紧张和恐惧，做好每一件自己重视的事。记住，不是要等到自己不再紧张、恐惧的时候才去做事，而是即使感到紧张和恐惧也继续做。把你眼前的事情做得越好、越投入，你就会越发不在意紧张和恐惧。不是这样做一次就可以达到这个目标，而是要经过很多次实践才能实现。

问题 13： 我有艾滋病恐惧，已经持续 8 年。我的恐惧来自专家对艾滋病知识的不同解读。比如，我的牙龈经常出血，我很担心和别人一起吃饭的时候，别人的牙龈也会出血，如果他有艾滋病，共用餐具后，食物上的血会不会造成交叉感染？还有，我住酒店，身上有个小伤口，碰到了床上的污染物，如果污染物是艾滋病者的精液，会不会传染艾滋病？我提到的这些，网上和专家都没有统一、准确的答案。所以，我在生活中如履薄冰。我该怎么面对这些担心？

答疑：你的担心并没有错，因为每个人都怕患艾滋病。你到处咨询不同的专家，如果每个专家的说法都一模一样，你就不再害怕了吗？不同的人思想不一样，看待问题的方式也不一样，网上没有统一的答案是必然的。而你的问题不是"怕"，你的所作所为提示你是在不断消除这种"怕"，却并没有注意到这种"怕"本来就是正常人该有的情绪，又怎么能消除掉呢？既然你所做的都是徒劳的，那么应该怎么面对这些担心？不知你是否调查或计算过，你日常担心的那些情况导致人感染艾滋病的概率究竟是多少，是否能达到万分之一？如果确实概率有万分之一，就意味着在一万种情况下，可能有一次导致了艾滋病的感染，而剩下的九千九百九十九次是不可能出现这种事情的，那么，你愿意相信哪一种可能？如果相信那个万分之一的概率，你这辈子恐怕就只能生活在恐惧之中了，因为谁也无法保证这个"万一"不会发生。而如果你不想生活在这样的恐惧之中，那就该做什么就做什么，不再像现在这样到处去咨询、调查、担心这件事，你的烦恼也就慢慢被化解了。

问题 14：我对自己的阴茎短小很恐惧，去医院泌尿科检查时医师说很正常，但我还是不敢去公共浴池洗澡，也不敢和朋友一起小便，担心别人会笑话我。最近我上网查到的资料说，通过某阴茎延伸术，可以增长阴茎。我该做手术还是做心理治疗来解决恐惧阴茎短小的问题？

答疑：你觉得自己阴茎短小，希望它再大一点，这并没有错。可是人到了一定年龄后，阴茎的尺寸就固定不变了，也就是说很难通过自己的努力改变这个现状。你说可以通过手术解决，而手术会有两个结果，一种情况是如你所愿，但是也可能手术失败，造成后遗症，还不如维持现在的状态。如果你选择手术就要承担手术失败的风险，如果你只是希望成功却不愿承担风险，还不如加强锻炼，把身体素质搞好，努力提高性生活质量更现实些。

问题 15：我不知道自己是恐高症，还是有什么别的病，就是不敢住高层，住在高层就有跳楼的冲动。如果是外出开会，住宿被安排在酒店高层，我会主动调到低层，如果不能调换，我就焦虑到失眠的地步，我这个是病吗？

答疑：是不是患病了要看这件事是否影响你的正常生活、工作，是从小就这样还是近几年、几个月才变得这样，是不是还有其他症状等。不过可以肯定的是，你的胆子比较小，现在即使还算不上患病，但是从你目前的状态来看，已经具备了神经质的素质，是有可能患病的，所以应该学会正确对待恐高的事情。其实在高层有跳楼的冲动是挺可怕的一件事，可是避免跳楼不仅从高楼层换到低楼层住可以解决，不在高层楼的阳台或开着的窗户探出身子往楼下看也可以避免，而你习惯选择前者，回避高层，久之就不习惯住高层，因此才会出现你说的现象。如果你不得不经常住在高楼层，那么焦虑就焦虑、失眠就失眠，在室内时该干什么就干什么，经过一段时间慢慢是会习惯的。

问题 16：高中时，老师让我回答问题，我会害怕得声音沙哑；人多时，我总感觉别人在看我。现在我参加工作了，每当办公室很安静的时候，我都很害怕打电话，也害怕出丑，心跳加速。领导让我当众演讲或主持会议是我最难过的时候。我的失败经历让我没有自信。我有电话恐惧和演讲恐惧，害怕成为大家关注的焦点，我一直逃避，不敢面对，请问我怎么才能改变这种恐惧的状态？

答疑：其实你的这些害怕并不一定就是异常的，你却偏要把它们当做异常。被老师提问、在众人面前讲话感到紧张，人多时感到大家在看自己，这些都是正常的心理现象。如果在办公室很安静的时候，你不顾打扰别人就大声地打电话，难道就是正常的，反之就不正常了吗？我们对正常的事是不需要在意的，如果你学会反问自己，得到的结果应该是自己没有什么不正常的，你的感觉一定会变得不一样，你的恐惧感也就没有那么严重了。另外，你一直用躲避的方法去消除这种恐惧，只能使自己暂时安心，但并不能带来真正的安心，恐惧的心理反而越来越强烈，恐惧的范围也会越来越广泛。所以，不把恐惧当敌人，把它作为我们本就具有的一种正常的心理状态，不去过度关注，做好每一件事，一切顺其自然，往往能收到更好的效果。

问题 17：我们班有一个同学有"狐臭"（臭汗症），而我是一个比较敏感的人，现在觉得自己也有"狐臭"，甚至发现自己的腋窝确实有味道，于是只要一出汗，就怕别人能闻到自己身上的味道。其实我也知道自己并没有"狐臭"，却一直害怕自己有，逐渐觉得自己肯定有"狐臭"了。我该怎么办？我是否应该把自己当做狐臭患者去接受治疗？

答题：害怕自己得狐臭有错吗？没有错。那为什么还要这么关注这件事？你本来知道自己是没有狐臭的，可是由于过度在意这件事，一直害怕，逐渐觉得自己肯定有狐臭了。实际上，这只是你自己的主观感受，而并不是真的患了狐臭，你把自己当狐臭患者去接受治疗，能治好吗？肯定治不好。你根本就没有狐臭，却怕狐臭怕得要死，怎么也消除不了这种"怕"。既然这件事这么难解决，还不如先放下它，放弃与"怕狐臭"的对抗，怕就怕了，该做什么就做什么，好好学习，锻炼身体，保持个人和环境卫生。

其实，人体都是有气味的，也应该有气味，因为身体每时每刻都在新陈代谢，放屁、打嗝、脚汗都是有味道的。当我们出汗或者几天不洗澡之后，身体也会有气味。我们也许可以闻到这种气味，即使闻不到，也不能否认味道的存在。因此，有味道并不奇怪，对这个事实我们不接受也得接受。当你在思想上不再对抗这件事，对它的在意就减少了，把注意引到学习和其他更重要的事情上去，慢慢地也就不再为此烦恼了。

问题 18：我长期在外地，不敢回家乡，也不敢和老朋友见面，因为我觉得要丢人就丢在外面,何必要破坏以前的熟人对我的好印象。但我感觉自己很孤独,没朋友,我应该怎么做才是对的呢?

答疑:你怕丢人、怕被熟人瞧不起,说明你很要面子。可是,你可能并不知道面子是从哪里来的。面子是躲出来的吗?自闭、不交朋友就有面子了?在陌生人面前,你一无所长、穷困潦倒就不丢面子了吗?面子和其他东西一样,是可以靠付出获得的。你想获得面子,就要为之付出努力,有足够的付出才会有丰厚的收获,面子也会随之而来了。比如,你在外面拼命赚钱,回家乡给父母买套房子或买台汽车,你一定会感到很自豪,觉得在家里、朋友那里有面子。而你总是在外面躲避、纠结,还希望给别人留个好印象,那几乎是不可能的。

第三节 关于焦虑症状的答疑

问题 1:我总想排除焦虑,但是做不到,怎么办?

答疑:正常人在一些场合和情况下是很容易出现焦虑不安的,比如在做重要的事情之前,见重要的人时,在异性面前,在众人面前讲话,这是由于如果在这些情况下出了问题,会给自己造成一定的不良影响,丢面子等。所以这种焦虑不安不算是病态,不需要排除它。但是它确实使人烦恼、不快,尽管如此,靠自己的力量是不容易排除焦虑的,越是想排除往往会更焦虑。既然这种焦虑是正常的,也无法排除,那就不排除、不对抗、不在意它,而是专注于自己当前应该做的事,那么这种焦虑就会在不知不觉中减轻乃至消失。

问题 2:我曾经在新闻中看到,菲律宾台风致万人死亡,网店店主夜间猝死,就会联想,由此引发恐慌、焦虑。每天各种网站总是弹出很多负面信息,我总是不知不觉对号入座。为什么别人听到这些没有太大感觉,我却一听到这类信息就恐慌?我该怎么办?

答疑:其实每个人都怕死,多数人都会同情死者,听到与死有关的信息的时候，大家都会产生程度不同的难受感。既然大家都会这样，那这就是一件正常的事了，反过来，如果你听到此消息兴高采烈那才是不正常呢，既然是正常的事为什么那么在意呢？你认为自己这么恐慌是不对的，这是一种认知偏差，这种偏差导致了目前的状态。如果你难过之余该做什么做什么，不在意此事，就不会这样难过了。至于为什么不同的人对此类负面信息的反应差距那么大？因为并不是每个人都关注与死亡相关的负面信息，不关注的人对此就没什么感觉，而一部分对此高度注意的人就会特别敏感，也更容易恐慌。这部分人越是排斥这种恐惧、焦虑，等于越是关注此事，精神能量就越集中于此，也就越无法消除。其结果是导致自己更加容易紧张恐惧，生活质量下降。其实你无论多么怕这些恶性事件发生，该发生的事情还是要发生，不该发生的也不会发生。所以你的担心、害怕是多余的，是在做无用功。既然这样不如在怎样能够活得更好、更健康、更有意义的方面多下功夫。生活目标改变了，对负面信息的关注就会减少，心理状态自然就会随之改变。

问题 3：既然恐惧、焦虑等症状是正常人也可以有的，为什么我那么痛苦呢？

答疑：正常人对于正常的现象是不在意的，也就不会引起情绪反应。而你十分在意恐惧、焦虑，说明你认为这些情绪是不正常的，才会十分痛苦。例如，哪个人不怕死呢，怕死是一件正常的事，大多数人都没有在意它，也就不觉得自己怕死有多么可耻或多么痛苦。哪个人参加重大考试或遇到重大场面不紧张呢？大家觉得这是应该的，就不会觉得很痛苦，而你正相反，所以才会痛苦。

提问 4：每当我在大、小考试前，或考试当中，或遇到一些重要的事情，总是很紧张，晚上甚至失眠，我应该怎么办？

答疑：考试前、考试中或遇到重要的事就紧张，说明你对这些事很重视，生怕考试失败、出错，这属于正常现象，一般人在这种情况下都是有些紧张的，适当的紧张反而有利于认真处理这些重要的事情。问题是，有些人遇到这种情况过于紧张，过于在意紧张的出现，觉得自己不应该紧张，于是排斥紧张，告诉自己"别紧张"，结果反而更加紧张，就容易影响考试或重要的事。一般来说，你可能存在神经质的性格，过于追求完美，才会对于失败、出错特别害怕，容不得半点失误，才更容易紧张。这种情况需要适当降低标准，事前认真准备，做到胸有成竹，考试或办重要的事时多给自己鼓劲以增强信心。不要刻意排除紧张，不去关注它，而是继续努力完成这些重要的任务，就会减少对紧张的过多在意，就能慢慢适应重大事情发生时出现的紧张了。

第四节　与其他神经症相关的答疑

问题 1：神经症需要系统治疗吗？在实践当中，很多患者都选择症状严重时做一次心理治疗，当症状减弱时就不做了，这样好吗？

答疑：对于神经症，我们最好是采取比较系统的治疗，一两次治疗不一定能明显改善神经症的症状，时间间隔久了容易使症状出现反复。

问题 2：我担心自己口袋里的钱包丢了，因此不断看口袋，可是我也知道没丢，不看又不舒服，真不知道怎么办。

答疑：你担心钱包丢了，怕财产受损失，这没错。可是，你把钱包放在安全的地方不就行了吗？一般人是不这么关注钱包的，因为你越是紧张地关注钱包会不会丢，别人就会越认为你的钱包一定有很多钱，你就更容易被偷。另外，是否关注钱包的前提不是关注之后舒服不舒服的问题，而是需要不需要关注的问题。觉得需要时摸一下是可以理解的，但是明知没有必要关注，为了心里舒服而去看就错了，因为这样只能安心片刻，很快又想看，因为只有看了才安心、舒服，慢慢就形成强迫症状了。所以，错了的事一定要纠正过来，开始纠正时不舒服，过一段时间就习惯了。其实你怕钱包丢了和属于自己的钱不断地在增加相比，你是不是更希望后者的局面出现？那你应该把更多的精力放在努力赚钱方面，功夫是不负有心人的，即使是你的钱没有很快增加，但这样你关注的事情就不一样了，就会逐渐改变目前的状态。

提问 3：我总感觉脖子有问题，就是脖子向后仰特别吃力，感觉里面有磨损。但是我去医院拍了片子，也做了颈部磁共振检查，还是查不出问题。但是实际上我可以很明显地感觉到脖子有异样，虽然我有点疑病吧，但是事实摆在我眼前，不得不承认啊！这件事让我很苦恼，您是如何看待这种情况呢？

答疑：你感觉脖子有异常，去医院检查，这是正确的，但是什么毛病也没有查出来，你非但不高兴，反而很苦恼，这就有些问题了。这个时候你应该注意的是自己在日常生活中是不是做了很多对脖子不利的事情，比如是不是经常长时间看电脑、玩手机、低头看书、写字等。改变这些不良生活的习惯，会对脖子起到保护作用，与此同时，减少对脖子的关注，不适感就会减轻。

问题 4：我最近上课、写作业总是注意不集中怎么办？

答疑：注意集中困难有很多原因，如疲劳、烦恼、精神疾病等。如果患了精神疾病需要请医师诊治，而如果因学习、工作、娱乐用脑过度，应减少进行上网游戏、打麻将、打牌、下棋、看电视这类身体不动的活动，减少长时间、不间断高度集中注意的情况。如果需要连续看电脑、看书、学习，尽量每隔 1 小时就适当活动一会儿身体。哪怕每次只做 5 分钟的全身活动，也比连续几小时不动要好。尽可能利用饭后、节假日等时间到公园活动身体，如跑步、打拳、跳舞，增加身体活动的时间和活动量，有利于提高注意的集中。

问题 5：我经常头晕脑胀，身体检查和各种化验检查都没查出问题，该怎么办？

答疑：身体检查和各种化验检查没查出问题不一定就没有问题，比如精神疲劳、饮酒、药物反应、生气、郁闷、心理疾病等都可以出现你说的症状，可以具体情况具体分析。针对原因来采取措施，比如少饮酒，适当休息，如果是精神疲劳则需要多运动，如果是药物反应则应适当调整药物剂量，如果有心理疾病则需要到医院就诊，请医师来治疗。

问题 6：医师确诊我有神经症，建议我吃药，听说"是药三分毒"，我不想吃药怎么办？

答疑：如果是没有病，哪个人愿意吃药呢？所以不想吃药这个想法没有完全错，一般的药物都可能有一定副作用，担心药物副作用也可以理解。得了病，如果能够通过自身调节可以治愈那当然好，但是哪有这么容易？在没有更好的办法的情况下，吃药也是没办法的事，如果能够通过心理治疗等其他办法加快病情改善，减少用药量，也能达到一定治疗效果，还没有副作用的话，那是不错的选择。

问题 7：我不想运动，不愿与人交往怎么办？

答疑：不想运动是可以理解的，近年来人类运动量确实有越来越少的倾向，因此糖尿病、高血压、高血脂、肥胖的人越来越多。如果你希望身体健康，或者已经出现上述"三高"，身体急需锻炼，提高体质，那么尽管你不愿运动，也要去运动，形成习惯也就好了。同样，你虽然不愿与人交往，但是你要看自己的工作、生活中是不是需要与人交往，如果需要，那就不管愿意不愿意都要去做，因为这样对你有利，慢慢习惯也就好了。由着自己的性子来，久而久之就会更难改变。

问题 8：疑病比实际出现的疾病更痛苦，真是这样吗？

答疑：对多数疑病者可能是这样，他们把怀疑出现的病想象得比实际上的病还要可怕，所以才会更痛苦。

问题 9：明明知道自己的想法是不合理的甚至是荒唐的，可为什么还是挥之不去呢？

答疑：越是想去除自己的想法就越关注这种想法，精神能量越容易聚集在此，这种想法就越难去除。

问题 10：我是个神经症患者，我发现有个很奇怪的现象，就是当一种躯体不适症状特别严重时，过去我认为的其他比较严重的症状就淡化了，为什么会这样？我该怎么对待当下最严重的症状？

答疑：神经症的躯体不适症状往往与关注的程度有关。你对当前的症状关注越多，这个症状的感觉就越严重，当你特别关注当前的症状时，自然对过去的症状关注减少，倾注在过去的症状上的精神能量也会减少，对症状的感觉就会减轻，症状自然就被淡化了。你知道了这个道理，就该知道如何对待当前的症状了。你如此关注躯体不适，说明特别希望自己健康，那么你把精力投入到促进健康的各项活动中不是更好吗？这样你投入到目前症状上的精力就会减少，症状就可能随之减轻乃至消失。

问题 11：我每做一件事总是联想它的严重后果，进而非常害怕。我想问，对一些自己联想到的可能发生的令我非常害怕的事，如果我去接纳并带着它去工作，肯定会很痛苦、很焦虑，难道是我接受一段时间之后就不再害怕了吗？我怎么总觉得，心里害怕的东西没解决的话，还是会害怕的呢？

答疑：从你的提问中看出，你有严重的负向思维倾向，看事物总是想到它不好的一面，才会出现这样的结果。世界上的任何事物都有好的方面和坏的方面，事物向好的方面发展就是可喜的，向坏的方面发展就是可怕的，这两种可能性都有。可你总是放弃好的方面，偏要关注坏的一面，不断联想事情可能出现的最坏的结果，你当然会痛苦。如果你不改变这种负向思维方式，而只是对抗你的联想，还是会出现负面联想和随之而来的可怕的联想结果。所以森田心理疗法提倡放弃抵抗你的症状（因为抵抗了也没用），症状有就有，在就在，不去理它，但不是告诉自己"别想别想"，而是该做什么就去做什么。最应该做什么呢？除了正常生活、工作、学习以外，你要做的是建立正向思维模式，经常训练自己按照正向思维方式去思考问题，经常去观察事物好的、优秀的、可喜的一面，思考怎样做事才会使事物向好的方向发展，在做事的过程中没有对抗症状，不就是等于接纳症状（在这里的症状是不断负面联想）了吗？这时即使还有痛苦，也是不满足自己负面联想的痛苦，而不是负面联想造成的痛苦（因为你去做其他事的时候就会想着其他事，人的精力有限，"一心不可二用"，所以负面联想就可以相应减少），减轻了之前负面联想带来的痛苦，不就是有效果了吗？至于负面联想得不到满足的痛苦，这是必须忍受的，如果不忍受就无法中断这个症状。随着你负面联想的减少，带来的痛苦逐渐减轻，这种喜悦会抵消你的不快，慢慢形成新的思考模式，并逐渐替代旧的思考模式，症状自然会慢慢改善。

问题 12：听说手淫会对智商产生不可逆的影响，我有手淫的习惯，有时昏昏沉沉，记忆力和理解力也不如别人。我觉得他们说得很对，但是我怕自己恢复不了，就这样下去了，我该怎么办？

答疑：任何事情都有两面性，既有好的一面又有不好的一面。手淫也是如此。手淫过频，沉迷于此，负面影响会出现；但是反过来，如果完全没有这类活动，未婚男女受到性压抑，也有负面影响。调节自己，达到平衡才是重点，而不是让自己纠结在目前的负面影响中。

问题 13：我有时候去公园溜达，却根本享受不到那份轻松和愉悦，就感觉自己现在待的地方不是最好的地方，想去寻找一种最理想的状态。但是，走了半天，我还是找不到让我特别满意地方，其实我知道可能又是我的症状在作怪了，可是我就是根本控制不了，那种想法特别强烈。就拿听歌来说，我听的都是以前喜欢的流行歌曲，内心却还有一种想法，觉得自己是不是应该听点当下流行的歌？总而言之，我就是对自己正在做的事情不认可，不敢相信自己内心的想法，总是很自责，很矛盾，这该怎么办呢？

答疑：其实每个人都或多或少有一些毛病和问题，及时发现，纠正过来就可以了。你的问题是，发现自己有些地方不如意，却不知道应该怎样去修正。如果真的不知该怎么办，可以把这些事分一下大小、轻重。对于小的、不重要的事情先放一放，先解决大的事情。

你上面说的事情似乎都是不太重要、不值得深入思考的，而你的工作、家庭、人际关系怎样？你对父母孝敬得怎样？儿女教育得怎样？身体是否健康？把精力放在这些方面是不是更有价值？

问题 14：我是医生，却不能医治自己的心病。我 35 岁了，到现在还独身，女朋友大都以我不成熟为由和我分手。我对出现的任何问题都表现得优柔寡断，不敢下结论。我还特别注重自己的形象，很害怕吃饭的时候被人看到牙缝里有菜叶，所以会不时地用小镜子偷偷看一下，如果不看就很焦虑。另外，我会很在意自己说出去的话是不是会伤害别人，每天下班后就会像放电影似地回忆。我几乎对工作和生活中可能损害自己形象的问题都会十分谨慎和敏感，活得很累。我不想这样，但又控制不住自己，我该怎么办？

答疑：从你的介绍中可以看出，你过于追求完美，因此才特别怕不完美，怕失败、错误，所以才会优柔寡断、犹豫不决。你的这些问题，看起来是为了谨慎而谨慎，怕自己办错事，其实反而因小失大。你虽然不那么容易出错，但也不容易有大成就，因为你的办事效率极低，而且由于不被别人理解，常导致恋爱失败，因为一般人是无法接受你的行为方式的。这样你不是因小失大吗？你怕让人家看到牙齿上有菜叶并没有错，但是不停照镜子会让人觉得你"不正常"，和你交往的人也容易因此而拒绝你，造成你至今单身的结果。你怕说错话、办错事也没错，但是把大部分精力放在"担心办错事、说错话"上是不明智的，所以你才会很累，其实你不就是希望事事办得漂亮，给人家留下好印象吗？那你何不为了把事办好，提升自己的才干和技能而努力呢？这样自然会给别人留下好印象。

总结起来你应该做三件事：一是不要再追求完美了，世界万物都有两面性，只在绝对好、绝对安全时才肯做决定是不现实的，看问题要看主流、看大方向，大方向对就可以去做；二是做事应先分清大小、主次、轻重缓急，不要轻重不分。我们应该抓住主要、重要的事情去做，比如提高自己的技能，从而也就能够获得大家的尊重和敬佩，对于那些小的事，能放就放过去；三是工作之余，你应该把业余精力放在更重要的事情上，如交友、做家务、学习技术等，而不是无休止地回忆往事。

问题 15：我家买的商品房隔音效果很不好，我对楼上的声音很敏感，特别是在睡觉的时候，很怕楼上会发出声响，以至于我在睡觉时心里特别紧张，总是提心吊胆，害怕自己被吵醒，影响睡眠，因此精神高度集中，总是关注楼上的动静，导致睡眠质量很不好，请问我该怎么办？要解决这个问题，除了平时在生活中为所当为，晚上睡觉时我到底怎么做才能消除这种对声音的过度敏感？比如，我睡觉时注意总是会集中到楼上，一想到楼上可能发出声音影响到我的睡眠，我就会很难受进而失眠。请问，我该转移注意力还是采取别的方法？

答疑：其实，不是商品房隔音效果不好，而是你过于关注楼上的声音，假设你搬到了最顶层，估计你还是会关注到邻居或者楼下的声音；你搬到别墅去住，也会听到远处的声音。只要你细细观察，就会发现这个世界到处都是有声音的，因此，有声音是正常的。对于正常的事，我们一般是不会在意的，而你的问题是把正常当成了异常。当然，确实有个别家庭可能由于有淘气的孩子等原因过于吵闹，但这都是个别现象，可以通过沟通加以改变。而你自己应该把更多的精力放在生活、事业、人际交往、身体健康等方面，这样就不会在意楼上的声音了。你对声音敏感的另一个可能的原因是睡眠不好，如果你设法把睡眠调节好（本书中有对失眠治疗的介绍），就会对减轻对声音的敏感。

第五节　关于森田心理疗法的答疑

问题 1：森田心理疗法来自日本，它能适合中国人吗？

答疑：森田心理疗法虽然来自日本，但是它与中国的老庄哲学思想有着很深的渊源和密切的联系，森田心理疗法的重要理论"顺其自然"其实与老庄的"无为"思想异曲同工，因此完全适合中国人。只不过这一心理疗法从日本引进过来以后，由于文化的差异，引进过程中其理论可能并没有被完全地、贴切地翻译过来，因此让治疗者和学习者在理解上存在偏差，需要不断修正和改进。本书就是基于这一情况，对森田心理疗法进行了深入解析，力求让学习者更容易学习、学懂森田心理疗法的理论。

问题2：用森田心理疗法治疗时需要停药吗？

答疑：森田心理疗法治疗神经症，既可以单独治疗，也可以配合药物治疗，两者合用时往往会增加疗效、缩短疗程，所以采用森田心理疗法的过程中不需停药。有人可能会说，两者合用，到底是药物的疗效，还是森田心理疗法的疗效？其实，在两者合用之前，很多患者已经单独应用过药物治疗或其他心理治疗，效果不理想才采取合用的方式，如果合用后出现了效果，应该理解为是合用带来的结果。另外，药物治疗往往起效较慢，一般在服药半个月左右生效，而森田心理疗法生效较快，所以可以从生效时间来间接判断是哪种方法的效果。有的患者刚见效就停药，停药后就出现症状的反复，说明以往的治疗中药物是有作用的。有些患者病情缓解后又回到了以往的生活模式中，症状又加重，这说明以往的治疗中，改变生活模式是有益的。这些方法都可以鉴别出两者合用的效果和停用后的反应。

问题3：如果心理咨询师只精通森田心理疗法，而对别的疗法都不甚了解，能很好地帮助患者吗？

答疑：其实每种心理疗法都有其独到之处和独特的理论基础，能够把各种疗法灵活应用，可能会有一些意想不到的效果。单独应用森田心理疗法也能很好地帮助患者，但并不是说可以帮助所有的患者。其他心理疗法也是一样，对一部分患者有效，而对另一部分患者效果比较差。这也是各种心理疗法都有自己的治疗对象的原因之一。

问题4：只要坚持用森田心理疗法治疗就一定会产生顿悟吗？是否每个人都有产生顿悟的可能？没有顿悟就不会痊愈吗？

答疑：森田心理疗法治疗中，某个理论一下子被患者理解，就可能产生顿悟，然后迅速转化为行动，治疗效果也会随之出现。可是每个患者对森田心理疗法的理解能力、行动力不同，产生的治疗效果也会有所差异，因此并非每个人都有产生顿悟的可能。可是，森田心理疗法与其他疗法不同的地方在于，即使没有顿悟，只要按照森田心理疗法所指导的内容去行动，也一样会痊愈。但是，这种治愈不能按照患者自己的观点去判断。很多情况下，患者可能会尝试排除一种本不需要排除的症状，只要没有按照他的意愿排除掉，他就认为没有治愈。而森田心理疗法是使患者不再在意那些本就该存在的现象，比如考试时候会紧张，余光可以看到人，见到漂亮的异性就心慌、脸红等。经过治疗，患者可以不去在意这些现象，进而能够健康快乐地生活、工作、学习，恢复以往的能力。

问题5：森田心理疗法治疗失眠恐惧症的秘诀什么？

答疑：失眠恐惧症的患者不是真睡不着，而是怕睡不着，越怕就越睡不着，造成恶性循环。治疗时，我们不是告诉患者"不要怕""这有什么可怕的"，而是把患者的睡眠节律调整到正确的方向上来，把生活、工作安排好。比如，一个失眠恐惧症患者，每到傍晚就害怕今天睡不着，于是想尽一切办法，比如把钟表停下来，把可以发出声音的电器关闭，把耳朵堵上，早早就上床等待困意的到来。这样一来，由于高度关注睡眠，生怕自己失眠，反而精神会高度集中在失眠恐惧上，反而更加睡不着了。森田心理疗法是把睡在床上的时间就定为8小时，其他时间都在工作、生活、锻炼身体或娱乐，关注其他事情的时间多了，关注失眠的时间就会减少，睡眠恐惧会减轻。对于严重的失眠恐惧患者，在上述心理治疗的同时，配合一点抗抑郁、抗焦虑药物，可以减少恐惧和焦虑，促进睡眠。

问题6：杂念来的时候转移注意是违背顺其自然吗？

答疑：胡思乱想的念头来了，越是对抗就越加重，转移注意力是正确的。但是这句话太笼统，很多人还是不知道怎样转移注意力。转移注意就是不理胡思乱想的念头，做与这件事无关的事，做自己该做的事，做对自己、家庭、社会有益的事。这种方式对杂念来说就是顺其自然。

问题 7： 所有的心理疾病都适用森田心理疗法吗？

答疑： 森田心理疗法适用于神经症、部分抑郁症、一些心身疾病和部分恢复期的精神分裂症，但是对其他的心理疾病就不一定适合了。

问题 8： 森田心理疗法有需要补充和完善的地方吗？

答疑： 森田心理疗法在理论方面还不够完善，很多人仍然不能完全理解它的理论，需要更加系统化，对发病机制、治疗机制进行研究和补充，需要对治疗的操作方法进行充实，对各种方法进行整合。

问题 9： 选择用森田心理疗法咨询，网络咨询和线下咨询在效果上有区别吗？

答疑： 如果是同一咨询师，在网络咨询和线下咨询的差别应该不大。不过由于网速和声音系统的质量等原因，网络咨询多少会与面对面咨询有些不同，会多少逊色一些。

问题 10： 森田心理疗法咨询和森田日记指导结合，是不是更有利于患者的尽快康复？

答疑： 森田心理疗法最主要的治疗方法是让患者进行作业疗法，改变不良的行为习惯。日记疗法也是治疗方法之一，如果患者的文化水平允许，能够同时进行日记疗法，当然可以加快康复的速度，因为患者可以将更多的精神能量转变到正确的轨道上。比如患者之前所有行动都围绕着对死的恐惧，可以通过日记疗法把每天的行动记录下来，医师也可以通过日记了解到患者有哪些改变，对于好的及时给予肯定，对于不好的予以忽视，这样一来，好的行为方式就会得到发扬，建立良性循环，斩断恶性循环。

问题 11： 森田心理疗法在治疗抑郁症方面效果如何？

答疑： 森田心理疗法对多数抑郁症的治疗效果还是不错的。抑郁症患者往往不爱说话、不爱活动，负向思维明显，越是这样，症状就越加重。所以尽管患者不愿活动，还是应该需要动就动，虽然活动会很累，但是如果每天坚持下去，时间长了，体力和精力会慢慢恢复，身体就会逐渐轻松起来，形成良性循环，逐渐打破恶性循环，更容易辅助药物治疗，提升治疗效果。活动的同时也会减少胡思乱想，有利于减少负性思维，同时也容易放下以往的"放不下"，加快抗抑郁效果。

问题 12：如何才能选择一个满意的森田心理疗法咨询师为自己治疗？

答疑：这个需要多关注其他有治疗经验的患者的介绍，并且通过各方面渠道了解信息，互相沟通。另外，学术会议、书刊等也是可获得相关信息的来源。

问题 13：顺其自然，到底顺的是什么？怎么顺？

答疑：不能只从字面理解"顺其自然"，怎么"顺"，怎么"然"。森田心理疗法的顺其自然就是对于那些我们无法通过自己干涉、排斥、躲避、纠结来解决的症状、烦恼、痛苦，采取放置不管，对其不加干涉、不抵抗、不排斥的方法，腾出手来做其他该做的事情和更重要的事情。这样做从表面上看，对我们烦恼的症状没有直接干涉，但是其结果反而比干涉、抵抗、排斥、纠结的结果更好，这就是我们对待症状要采取顺其自然方针的原因。

问题 14：我觉得我已经熟悉和掌握了森田心理疗法的理论，为什么却还是走不出症状？

答疑：走不出来就说明还没有真正掌握森田心理疗法的理论。如果真正掌握了，就一定知道怎么去行动。如果把心思真正用在行动上，其结果一定是不一样的，只是停留在理论层面，而不是改变以往的不良行动方式，不是采取顺其自然、为所当为的行动原则，效果自然不会理想。

问题 15：森田心理疗法强调不去干涉症状，为什么这样做，症状会自然地缓解或消失？

答疑：神经症的症状靠患者自己用理论去干涉很难出现效果，有的反而还会加重，因此森田心理疗法提倡不干预症状，而是把精力放在激活"生的欲望"，围绕"生的欲望"去行动。这样，由于不再关注症状，精神能量就会转移到与"生的欲望"相关的行动上来。由于症状不再受到精神能量的支持，感觉就会逐渐减弱，症状就可能自行缓解或消失。

问题 16：在中国，做网络森田生活发现会的网站很多，地面（线下）却很少，在中国做地面发现会的必要性和可能性有多大？

答疑：互联网比较灵活，五湖四海的人都可以简单地通过网络见面，不需要交通费，而且由于参加者本身处在自己的空间，所以更不容易紧张；线下发现会则需要场所，参加者需要通过各种方法（坐车、步行）来到现场，这些活动有利于患者走向社会。地面生活发现会面对面交流的气氛可能更好，促进社交的效果也会更显著，只不过地面生活发现会需要经费支持，采用 AA 制或者收取一定的会议场地成本费用，组织地面生活发现会是有可能的，也是有益的。安徽森田心理咨询有限公司张建军主任、笑脑心理咨询中心的钟庆芳理事长就在定期举办地面的生活发现会，反响很好。

问题 17：带着症状的痛苦去生活可以理解为是对症状的接纳吗？接纳的难点和对策是什么？

答疑：带着症状的痛苦去生活可以理解为是对症状的接纳，或者是放下对症状的抵抗，因为无论怎样想消灭症状、排斥症状，都无法达到这个目的，反而由于过分关注症状，使对症状的感觉被加强，所以不如放下对症状的抵抗，接纳症状。这种方式可能有些消极、不容易被理解，所以可以理解为理论上是接纳，实际上是放下与症状的对抗，做该做的事，这就达到了接纳症状的目的。接纳的难点是口头上接纳而行动上仍然围绕着症状，而不是围绕着"生的欲望"去行动。

问题 18：有人说森田心理疗法是人生的哲学，那么这个人生哲学体现在什么地方？

答疑：现代医学强调治病，森田心理疗法更强调治人，改变其不良生活习惯，不良行为模式，改变错误的人生方向、思维方向、情感方向、行为方向。其实这两者并不矛盾，心理疾病也是发生在人身上，说明这个患病的人某些方面出了问题，这些问题不解决，所患疾病也很难治好。通过森田心理疗法治疗，改变了人的行为方式和不良行为习惯等，进而也有利于改善神经症的病症，那么这种可以改善不良行为模式、人生前进方向的方法，的确可以称之为人生哲学。

问题 19： 日本目前森田心理疗法开展的情况如何？中日在这一领域是如何合作交流的？

答疑： 日本是森田心理疗法的发源地，每年都召开一次日本全国的森田心理疗法学术交流会，生活发现会遍及全国，活动频繁。日本有一本国家级森田心理疗法杂志，每年发行两期。日本全国有几十家医院开设了森田心理疗法门诊，但是因为现代精神医学药物研究发展很快，药物配合森田心理疗法可以解决各种疑难疾病，所以经典的住院森田心理疗法已经比较少了。中日森田心理疗法学术交流比较密切，中国的森田疗法学术会议每次都有日本专家参加。近几年，芜湖市第二人民医院主办了多次中日森田心理疗法论坛，进一步促进了中日森田心理疗法学界间的学术交流。该院还计划筹办中日森田心理疗法理论技术培训班。随着森田心理疗法被更多的人理解和接受，相信森田心理疗法将会更加普及和发展。

问题 20： 自救（自我治疗）可以看什么书？完全通过自己阅读森田书可以走出强迫症吗？

答疑： 所有相关的书都可以看，也有单靠自己阅读森田心理疗法的图书走出强迫症的实例。但是看书只是治疗的一部分，最主要的还是按照书中所说的方法去行动，不断去行动才有可能走出强迫症，你的行动做得越好，走出强迫症也相对比较快，而无论怎样，这个过程也是需要一定时间的，行动了几天没有改变就灰心放弃，一定不能走出来。

问题 21： 怎么才能做到任其不安而后安呢？

答疑： 在很多情况下，人们都会产生不安，比如在众人面前讲话，见到大领导，参加重要的考试、面试等，既然遇到类似场面大家都会产生不安，说明这不是异常现象，就没有必要在意。不安就不安，不与不安对抗，该做什么就做什么。由于不去关注不安，而是关注了别的事情，比如怎样把话讲得更好，怎样向领导汇报，怎样考出最高水平等，精神能量转到了眼前关注的对象，让不安得不到关注，相伴随的精神能量支持自然会减弱，也就达到任其不安而后安的目的了。

问题 22：为什么用背诵口诀"顺其自然、为所当为"等方式没有治疗效果？

答疑：顺其自然、为所当为只是一个指导患者怎样对待症状、怎样去生活和行动的指导思想，而不是可以排斥症状、对抗症状的绕口令。你只是把它当做口诀，而不是按照这个原则去行动，当然效果不好了。

问题 23：内观疗法和森田心理疗法是异曲同工吗？

答疑：内观疗法和森田心理疗法的共同之处就是不直接围绕着怎样消除症状去治疗。内观疗法让患者关注别人曾经怎样有恩于自己，自己是不是给予了回报，回报了多少，自己给别人添了多少麻烦，通过这种方法使患者把注意转移到应该怎样回报别人的恩情，不给别人添麻烦，以达到减少负性情绪、减轻对别人的仇恨的作用。森田心理疗法让患者通过各种作业活动把注意转移到自己已经失去了的功能的改善，比如去改变不能上学、不能上班、不能做家务、不能进行正常人际交往，通过改变患者注意的方向，进而改变精神能量运行的方向，达到缓解症状的目的。两种心理治疗确有相似之处，但是治疗对象有所不同，前者多适用于酒精依赖、逃学、儿童逆反心理、人格异常、罪犯改造，以及学生和各种人群心理成长教育等，后者适用于各种神经症、抑郁症、康复期精神分裂症等。

问题 24：切断精神交互作用的主要方法是什么？

答疑：改变对症状的关注，把注意转移到生活、工作、学习方面。比如，越想着自己的病，心里越难受、害怕，可是又无法控制自己不去想，把注意转移到其他地方，但是医师说为了配合治疗每天散步 1~2 小时，再把力所能及的家务活做了，虽然不想做，但是还是按照医师说的做了，注意就在做这些事的时候转移过来，等于减少了对症状的关注，这样的事情做得越多，精神交互作用就越容易被切断。

问题 25：森田心理疗法强调带着症状生活，可我已经带着症状生活 5 年了还是感觉很痛苦，是不是森田心理疗法对我没有效果啊？

答疑：不知道你过去有什么症状，当你无论如何都无法甩掉神经症症状的时候，不如就不甩了。过去，你一心想去除症状的时候，把精力都用在这方面，一定会影响你的生活、工作、学习和社交；现在，你不在乎症状有没有了，只在乎能不能正常生活，结果你这 5 年能够和得病以前一样地生活，这不就是巨大的进步吗？怎么看不到呢？你有这样的想法，说明你还存在负向的思维模式，看事物只看负面不看正面，这是急需解决的问题，否则你很难有幸福感、快乐感，就像你只会哭不会笑一样。但是你说：我已经带着症状生活 5 年了，还是很痛苦，这说明你没有像以前一样全身心地投入正常生活中，或者没有改变不良生活习惯，当然效果也要打折扣，而不是森田心理疗法对你没有效果。

问题 26：我现在的男朋友是离过婚的，有个小孩。之前一直是我带孩子，现在我身体不舒服，改由小孩的姑姑带着。不知为何有时我会怕自己打小孩，而且头痛、胸闷、气喘，不想和孩子在一起，怕伤害他。还担心自己会生病，每日每夜都会去想，比如我生病了，家人怎么办之类的事情。越想越纠结，越难受，越无法摆脱，我也去医院检查过身体，结果都无异常，但还是会纠结，怎样摆脱这种想法？

答疑：你能帮男友带小孩，说明你是善良的人，你怕打孩子、怕伤害孩子也是善良的表现，这难道有错吗？人都是对错误的事在意，没有犯错为什么会在意这件事，而不想和孩子在一起？再问你一个问题，怕生病有错吗？哪个人不怕生病？既然没错，为什么在意？你之所以没完没了地纠结，是因为产生了错误的认知才这样的。所以你的问题是把正常的事当成异常的事来对待。如果你同意我的说法，怎样摆脱目前的局面应该知道了吧，不去在意这些想法，该做什么就做什么，怕得病说明希望健康，那就经常锻炼身体，充实生活，寻求生活的乐趣，处理好与男友的关系，对孩子好。完成这一转变可能需要一个过程，只要坚持做了，就一定能从上述纠结中走出来。

问题27：我在空闲时总是喜欢看关于森田心理疗法的书籍，但最近我却不敢看了，因为我感觉看书其实也是在找方法对抗症状。但问题在于，我自己通过看森田心理疗法的书才使症状好了很多。森田心理疗法对我帮助很大，这是事实。所以我一方面想看，因为确实有帮助，另一方面又担忧看书是在对抗和关注症状。请问我该怎么做？

答疑：你怕关注症状和对抗症状，这有错吗？没有错的事为什么在意？而你看森田心理疗法的书也没有错，如果你真的理解了森田心理疗法的理论，看了书以后应该按照其指导的方法去实践有建设性意义的生活，把每一天过得更充实，而不是又在纠结一个新的问题。

问题28：我一直在看森田心理疗法的书，看完后在实践中不断好转同时又在不断反复。最近又陷入经常性的紧张中。越怕自己会紧张，就越时不时"提醒"自己"会不会紧张"，于是在日常生活中总是心慌意乱，呼吸都觉得不顺畅。之前建立起来的自信又被摧毁了，很痛苦。接纳症状说起来简单，做起来好难，紧张感来袭的时候，告诉自己别管它，可是好像反倒更关注了它，变得更紧张了。然后就觉得挫败、自责，陷入了新一轮的紧张。我该怎么办？

答疑：紧张是一种让人不舒服的感觉，但它也是人人都应该有的一种感觉。做重要的事或见重要的人物时很多人都会紧张，不管你喜欢不喜欢、怕不怕它，它都会出现，所以你提醒自己也好，告诉自己别管它也好，这种排除紧张的做法会导致对其更加关注，反而更紧张。所以你提醒、告诫自己别紧张是错误的，会帮倒忙。森田心理疗法提倡接纳症状，其实质是不对抗、不排斥紧张症状，紧张就紧张，不去在意它，把它放在一边，做你该做的事，你把注意放在做事情上，多次重复就会习惯，就不在意紧张了。

问题 29：我曾经因感冒患上气管炎，请假去医院打点滴，没去上班。回家后妈妈就跟我吵，我们发生了肢体冲突。从此，我每次感冒就会非常焦虑，怕那个结果再次出现。看了森田心理疗法的书后，我不再理会感冒后的焦虑，忍受焦虑。但是如此循环，我因感冒而产生的高度焦虑的问题一直没有得到解决，我确实是忍受不了了，我也不知道我运用森田心理疗法哪里出问题了？

答疑：感冒也是病，得病了心里有些焦虑是可以理解的，不需要对抗和排斥，可你似乎不希望感冒后出现焦虑，一直在对抗，当然无法摆脱焦虑。你看了森田心理疗法的书后，暂时不对抗了，这只是做到了第一步，同时还要为所当为，即使是感冒了，生活中该做的事也要去做，而不是全神贯注地关注焦虑。你有没有注意到，你为什么会比别人更容易感冒，是不是你的体质比别人差？如果是这样，你就要经常锻炼身体，同时加强饮食的营养平衡，提高体质，这样才会减少感冒的次数，也就减少焦虑源，这个问题就容易解决了。

问题 30：许多心理专家认为，有心理问题的人倾诉是有益的，建议其倾诉，而森田心理疗法是采取不问疗法，不建议患者尽情倾诉，为什么？

答疑：森田心理疗法治疗神经症是采取不问疗法，不是不问患者病情，是不让患者过多关注自己的症状，因此只要了解了患者病情和必要的信息，就不让其尽情地反复倾诉症状，因为如果反复倾诉会使患者更加对症状关注，关注越多，精神能量就会越倾注在症状上，症状就可能越加重。但是对于一般的心理问题，而非神经症，那要根据情况而定，而不是单纯地按照不问疗法原则去对待。

问题 31：森田心理疗法强调要忍受痛苦，为所当为，可是当痛苦、焦虑来了，真的无法忍受。我已经忍受 10 多年了，可还是老样子。

答疑： 神经症的痛苦也是痛苦，你不愿意忍受也可以理解，可是你有办法去除它吗？你越是纠结、对抗、关注症状，症状就越严重，你就越痛苦。你已经忍受 10 多年可还是老样子，为什么呢？因为 10 年来，你恐怕并没有真正放弃对抗症状，没有真正为所当为。比如纠正不良生活习惯（有什么不良习惯只有自己最清楚）、建立良好生活习惯（增加运动、增加兴趣爱好、改善饮食习惯、改善睡眠习惯等），改善人际关系等，你做了吗？做好了吗？如果没有做好，那么焦虑、痛苦自然会不断来骚扰你。当然，治疗神经症，很多人是需要按照医嘱服药的，在药物减轻症状、减轻痛苦的同时，你去围绕"生的欲望"去做有建设性的活动就容易得多了，如果做到了，并且能够持之以恒，痛苦也就容易减少。

问题 32： 有专家说，森田正马本人只是有神经衰弱，有些强迫思维，并没有严重的神经症，他的方法对于一些症状较轻的神经质症患者有效，对强迫行为和重度神经症并没有好的效果，是这样吗？

答疑： 对于森田心理疗法，很多人的看法是不一样的。一些治疗效果差的人，其效果之所以不理想，其原因之一还是对森田疗法的理论尚没有完全理解，因此对于这些人来说应用起来就不得心应手，所以才会如此评价森田心理疗法。还有一部分人仅仅限于对理论的理解，或者是热衷于对理论细节的学习和理解，缺乏按照森田理论去实践的行动力，其实不仅对于轻度神经症，就是严重神经症，只要医师指导得当，患者配合的行动力良好，经过反复实践仍然可以有效。而对于极其严重的患者，住院森田心理疗法是行之有效的治疗方法。

问题 33： 能不能只顺其自然，不为所当为？我近半年一直顺其自然，感觉只要顺其自然就不焦虑了，接下来该做什么自然就会做，但一直没有完全走出来。我总感觉是自己没坚持，那到底是方法错了，还是没坚持呢？

答疑： 森田心理疗法的顺其自然是指患者在干预、纠结、排斥某些事或某些症状的时候，为了治疗疾病或改善症状烦恼而让患者对于症状或烦恼所采取的行为原则，是对于这件事或症状、烦恼采取无为的态度，是放弃干预、排斥、纠结的意思，这样就有利于从原有的干预、纠结、排斥中解脱出来，既然解脱出来了，你就要投入到病前正常的生活、工作、学习中，即使是已经对以往的生活、工作、学习陌生了，也要去做，慢慢就会习惯，这就是为所当为。如果不去为所当为，你的精力就容易被原来的症状重新吸引，容易再次陷入原来纠结之中却浑然不知，就不容易走出来，也许你的问题就出在这里。

问题34：看了森田理论的患者大部分都能理解其内涵，但为什么有些患者治不好呢？理论终归是理论，不是你把它理解得多透彻就能好的，它的内涵在于按照这种理论去实践，说白了，森田的理论就是要你忍住痛苦、忽视痛苦、转移你的注意，把大部分的精力用在努力生活上，它是需要你去行动的。当你感觉自己无法从强迫的泥潭中走出来时，你扪心自问一下："你是把大部分的精力用在对抗症状上了？还是用在去努力生活上了？"这个网友说得对吗？

答疑：基本上可以这么理解，这么去做。但是忍住痛苦这句话有些悲观，不完全是忍住，是不再去关注、不再去设法对抗或排斥目前的痛苦，而是做更应做的事，这样做的结果反而比原来排斥痛苦的结果好。比如一个头痛患者不断检查身体，即使检查结果无异常也无法安心，不断关注头痛也无法改善头痛。如果这位患者不再关注、不再检查，该做什么就做什么，不该做什么就不做什么，克服一些不良的生活方式如经常长时间玩游戏，长时间低头做事，过度饮酒等，这些行为习惯都可能是导致头疼的因素，那么就纠正过来，增强运动，改善体质，这样做反而会比对抗症状更容易减轻头痛症状。

问题35：如何应对理论强迫和对立性思维？每次要做某件事，比如做作业、认真学习，脑海里就会有一个声音在说"你不可能做作业，不可能认真学习"，从而让自己感到很焦虑，无法行动；关于理论强迫就是告诉自己要"活在当下，为所当为"，可是又会有对立性思维在说"你无法做到为所当为"，从而又陷入了焦虑，请问如何应对？

答疑：目前你还没到分不清对错、好坏、轻重、主次、大小的程度，那就优先做正确的、好的、主要的、大的事情，不做、不关注与之相反的事。如果它们硬是闯进脑海，不用理会，而是继续做你认为正确的事情。比如上面说的脑海里有一个声音说"你不可能做作业，不可能认真学习"，可是无论它怎么说，你都不理它，把作业认真完成好就行了。这种对立性思维的确很烦人，可你越是把它当回事，它就越是来打扰你，你不理它一直努力做你该做的事，把该做的事做好，接下来再做下面的事。又比如，你告诉自己要"活在当下，为所当为"，可是又会有对立性思维说"你无法做到为所当为"，这时你只需要挑对的去做，做下去就对了。此时如果不理那个对立性思维会有些痛苦，痛苦就痛苦，为了治好病，这点代价还是要付出的。这样持续下去，慢慢地就可以减少原来的情况，可以做作业了，这就达到目的了。如果此时做什么事情的心情都没有的话，那就出去跑步，跑不动那就快走、打球、唱歌都可以，只要你做下去了，那些杂念就慢慢减少，你做事情就顺利多了。

参考文献

中村敬，施旺红，李江波，等．抑郁症的森田疗法．西安：第四军医大学出版社，2015：1-184.

李耳，若愚．道德经．北京：中国华侨出版社，2015：1-408.

李江波，刘培培，戎伟，等．中文版神经症被束缚自评量表信度、效度，中国健康心理学杂志，2016，24（6）：897-900.

吴文源，刘美兰，李春波，等．综合医院就诊病人抑郁焦虑症状及其治疗，中华医学杂志，1999，79：509-511.

何艳玲，马弘，张岚，等．综合医院就诊者中抑郁焦虑患病率调查，中华内科杂志，2009，48：748-751.

汪西莹，李江波．门诊森田疗法联合抗抑郁药物治疗躯体形式障碍3例，现代医药卫生，2016，32（20）：3256.

若愚．庄子详解．北京：北京联合出版公司，2015：2-410.

魏艳艳，王高华，王慧玲，等．门诊森田疗法联合舍曲林治疗躯体变形障碍3例报告，中国健康心理学杂志，2015，23，（5）：664-666.

12地区精神疾病流行学调查协作组．国内12地区精神疾病流行学调查的方法学及资料分析，中华神经精神科杂志，1986，19：65-69.

中山和彦．特定不能な精神疾患．東京：星和書店．1996.

中村敬．不安障害．東京：星和書店，2007，267-307.

牛島定信．境界性パーソナリティ障害の人の気持ちがわかる本．東京：

講談社，2007.

北西憲二，藍沢鎮雄，丸山晋，他．森田神経質基準をめぐって．日本森田療法学会雑誌，1995，6，（1）：15-24.

戎伟，何思忠，万承龙，他．恐怖性不安障害、強迫性障害とらわれの精神病理（その1），研究助成報告集，2013，24：103-107.

戎伟，何思忠，万承龙，他．恐怖性不安障害と強迫性障害のとらわれ精神病理に関する研究（その2），研究助成報告集，2014，25：139-143.

戎伟，何思忠，李江波，他．恐怖性不安障害と強迫性障害のとらわれ精神病理に関する研究（その3），研究助成報告集，2015，26：125-130.

戎伟，汪西莹，吴胜娟，他．神経症性障害の発症に関するとらわれの病理生理機制，研究助成報告集，2017，28：161-164.

李江波，王躍生，李樹中，他．SSTN による神経症性障害のとらわれ精神病理に関する研究，研究助成報告集，2009，20：63-66.

李江波，盐路理恵子，中村敬，他．治療に対して抵抗の強い神経症性障害患者のとらわれを打破する工夫，日本森田疗法杂志，2014，25（2）：151-157.

李江波，黄挙坤，久保田幹子，他．神経症とらわれの精神病理に関する検討，日本森田療法学会雑誌，2001，12.（2）：137-142.

李江波，黄挙坤，久保田幹子，他．神経症とらわれ自己評価スケールの有用性に関する研究，日本森田療法学会誌，2003，14.（2）：167-176.

李江波，黄挙坤，中村敬，他．森田療法と他の精神療法との共通面に関する検討，日本森田療法学会雑誌，2000，11.（2）：315-319.

致　谢

感谢北京大学崔玉华教授拨冗为本书作序。对多年来培养、教育、帮助过我的齐齐哈尔市第二机床厂中小学和齐齐哈尔医学院各位老师，齐齐哈尔市第一神经精神病医院的原院长殷祖成主任医师、原院长陈宝颂主任医师，东京慈惠会医科大学的牛岛定信教授、中村敬教授、中山和彦教授，鹿儿岛大学的乾明夫教授、浅川明弘准教授，以及第三届中国心理卫生协会森田疗法应用专委会主任委员路英智教授、副主任委员施旺红教授、副主任委员张海音教授，上海交通大学王祖承教授，芜湖市第二人民医院院长孙礼侠主任医师，日本黄举坤博士、呼和朝鲁博士等表示衷心感谢！还要感谢为本书出版提出许多宝贵意见的北京大学医学出版社药蓉副编审、王霞编辑！

李江波